Edith Kellnhauser

Eine außergewöhnliche Pflegekarriere

Edith Kellnhauser

Eine außergewöhnliche Pflegekarriere

hpsmedia

CIP-Kurztitelaufnahme der Deutschen Bibliothek: Edith Kellnhauser – Eine außergewöhnliche Pflegekarriere

Die Deutsche Bibliothek verzeichnet diese Publikation in der deutschen Nationalbiografie. Detaillierte bibliografische Angaben sind im Internet unter http://dnb.d-nb.de abrufbar.

2. überarbeitete Auflage 2012
hpsmedia, Hungen

hpsmedia
Reihe Pflegewissenschaft
An den Hafergärten 9
35410 Hungen
www.pflege-wissenschaft.info

Titelfotos aus dem persönlichen Archiv der Autorin. Von links nach rechts: Al Ashar Moschee in Kairo, Buddha von Kamakura, Eingang zum großen Tempel von Abu Simbel, Krokodil an einer der Pyramiden von Teotihuacan, Sphinx mit der großen Pyramide von Gizeh.

Layout&Satz: hpsmedia
Herstellung und Druck:
Books on Demand GmbH, Norderstedt
ISBN 978-3-9814259-8-7

Inhalt

Ihr glücklichen Augen,
was je ihr geseh'n,
es sei, wie es wolle,
es war doch so schön!

Goethe, Türmerlied

Danksagung

Für die anspornende Anregung dieses Buch zu schreiben danke ich Gisela Kapp-Steen.

Außerdem danke ich Uta und Dietmar Hüttner für ihre interessierte Anteilnahme und vielseitige tatkräftige Unterstützung bei der Fertigstellung des Manuskripts.

Mein Dank geht auch posthum an Ingrid Zube für ihre ansprechende optische Darstellung des Gesamttextes.

Vorwort

Als ich 1933 in einem kleinen bayerischen Dorf geboren wurde, war nicht vorauszusehen, dass ich in meinem Leben jemals weit über das Dorf hinaus kommen, geschweige denn jeden der fünf Kontinente besuchen und kürzer oder länger dort bleiben würde. Meine Kindheit war überschattet vom 2. Weltkrieg und den gesellschaftlichen Wirren und materiellen Entbehrungen der Nachkriegszeit. Trotzdem habe ich mit meinen Geschwistern eine größtenteils frohe Kindheit verbracht, bei der bayerische Traditionen richtungweisend waren für individuelle Lebensgestaltung und das Zusammenleben der Dorfgemeinschaft.

Nach einer minimalen Grundschulbildung wurde mir an einer Internatsschule ein für mich hoch interessantes immenses Spektrum von Wissen erschlossen. Gleichzeitig wurden meine intellektuelle Neugierde und meine Lust auf Lernen geweckt, die mich beide lebenslang begleiteten.

Meine Ausbildung zur Krankenschwester an internationalen Standorten, verbunden mit dem Erlernen der Landessprache, ermöglichte es mir in verschiedenen Ländern beruflich zu arbeiten, wobei mein Durchhaltewillen und meine Selbstdisziplin des Öfteren auf eine harte Probe gestellt wurden. Interessanterweise barg der Arbeitsalltag neben so manchen ungewöhnlichen pflegerischen Herausforderungen auch emotional bewegende Momente und kuriose menschliche Situationen. Neben meiner Berufstätigkeit konnte ich faszinierende Kulturen, gelebte Traditionen und fremdartige Lebensführungen über längere Zeit beobachten und schätzen lernen. Beobachtungen und Erlebnisse waren während meiner großen Reisen durch Südamerika und Japan zeitlich verkürzt kompakt, jedoch bildungsmäßig nicht minder bereichernd.

Meine akademischen Studien waren zunächst ein bedeutender Faktor in meiner persönlichen Entwicklung. Als ich später im akademischen Bereich der Pflege tätig wurde, konnte ich nicht nur wissenschaftlich fundierte pflegerische Theorien sondern auch meine über viele Jahre international erworbene Berufserfahrung und vielseitige kulturelle Kenntnisse an Studierende weitergeben.

Was meine Erinnerungen an meine Kindheit in einem kleinen Dorf betrifft, möchte ich diese als ein sozio-politisches Zeitzeugnis verstanden wissen, für eine Lebenswelt, wie es sie so heute nicht mehr gibt. Ähnliches gilt für meine Berufsausbildung, die geprägt war von beruflicher Disziplin und einer der Ernsthaftigkeit des Berufes angemessenen Verhaltensweise.

Überdies möchte ich jungen Menschen aufzeigen, dass der Pflegeberuf eine interessante, herausfordernde und befriedigende Profession ist, die lebenslang immer wieder neue Tätigkeitsvarianten bietet. Zudem ist es in dieser Profession relativ leicht international zu arbeiten und nebenbei die Welt zu sehen und zu erkunden.

Edith Kellnhauser

Mainz, im Sommer 2011

1.

Die Kindheit

Vor dem zweiten Weltkrieg hatte Bayern zahlreiche kleine ruhige Dörfer, in denen das Leben der Einwohner sich nach der Landwirtschaft und den Klimaverhältnissen der Jahreszeiten richtete. Die Bevölkerung verblieb gewohnheitsmäßig im Dorf und hatte wenig Kontakt mit der Außenwelt. Mein Heimatdorf war einer dieser ruhigen ländlichen Orte.

1.1

Das Dorf

Mein Heimatort Wolkering war und ist bis heute ein kleines Dorf mit vierhundertsechs Einwohnern und ist etwa zwölf Kilometer südlich von Regensburg. Es wurde bereits im 8. Jahrhundert als Waldkeringen urkundlich erwähnt. Der Ort liegt in einer Mulde umgeben von Feldern und Wäldern. Die Hauptstraße verläuft in dieser Mulde in einer Ost-West-Achse. Am östlichen Ortseingang zweigt eine Seitenstraße nach Süden ab und führt am Dorfende durch einen Wald zum wenige Kilometer entfernten Dorf Thalmassing. An dieser Straße ist am Ortsausgang auf einer Anhöhe die katholische Dorfkirche, umgeben vom Friedhof und einer hohen Friedhofsmauer.

Ungefähr in der Mitte des Dorfes gehen von der Hauptstraße rechts und links zwei Seitenstraßen ab. Die südliche Seitenstraße mit ihren wenigen Häusern führt zu den umliegenden Feldern und zum Ort Weillohe. Die nördliche Seitenstraße verläuft entlang Häusern, am Ende des Dorfes durch Felder und endet in einiger Entfernung im Wald. In meiner Kindheit schlängelte sich im südlichen Teil des Dorfes mit vielen Windungen und tief hängenden Weidensträuchern, bevölkert von Enten und Gänsen, der Dorfbach, der wegen seines Treibens eines Mühlrads auch Mühlbach genannt wurde, bis er Anfang der 1940er Jahre durch einen gradlinig gestalteten Wasserlauf ersetzt wurde. Keine der Dorfstraßen war asphaltiert. Nach Regenfällen waren die zahlreichen Pfützen reichlich mit Wasser und Schlamm gefüllt. Da war es für uns Kinder im Sommer ein Riesenspaß barfuß durch die Pfützen zu waten und den warmen Schlamm zwischen den Zehen durchzuquetschen. Im Winter waren die Pfützen zugefroren und eigneten sich in idealer Weise mit Anlauf drüberzuschleifen.

Im Dorf lebten hauptsächlich Bauern mit ihren Kindern und Dienstboten. Die Kinderzahl in einer Bauernfamilie war meist zwischen acht und zwölf. Bei einer Anzahl von zwölf war zu erwarten, dass aufgrund der hohen Kindersterblichkeit gerade mal vier bis sechs das Erwachsenenalter erreichten. Dann kam der Krieg und hat auch noch diese Zahl dezimiert.

Die Anzahl der Dienstboten richtete sich nach Größe des Hofes. Die Mägde waren für den Kuhstall und Schweinestall zuständig. Sie mussten in der Hauptsache füttern, melken, misten, den Kühen beim Kalben beistehen und auf dem Feld arbeiten. Die Knechte kümmerten sich um die Pferde und Ochsen. Sie schufen das Futter für alle Vierbeiner herbei. Das hieß im Sommer, dass sie spätestens um fünf Uhr mit ihren Sensen auf die Kleefelder gingen, dort den Klee mähten, mit einem Pferde- oder Ochsenfuhrwerk das Futter zum Hof brachten und verfütterten. Im Winter, wenn kein Frischfutter verfügbar war, wurde das im Sommer gemähte und getrocknete Gras den Tieren als Heu vorgeworfen. Die Pferde wurden täglich gebürstet und im Sommer in der Dorfschwemme gewaschen. Die Knechte waren außerdem für den Zustand der bäuerlichen Arbeitsgeräte verantwortlich. Zum Beispiel haben sie manchmal stundenlang gedengelt (die Einkerbungen in der Sense ausgeklopft). Im Winter waren sie mit dem Abholzen von Bäumen und deren Zerkleinerung für Brennmaterial beschäftigt.

Ein großer Tag war für Mägde und Knechte Maria Lichtmess, der 2. Februar. An diesem Tag wurden treue Dienstboten von der Bäuerin oder vom Bauern für gute Dienste beschenkt. Es war aber auch der traditionelle Tag des Stellenwechsels. Üblicherweise blieben die bäuerlichen Dienstboten mindestens ein Jahr in der gleichen Dienststelle.

Die Bauern bearbeiteten ihre Felder und Wälder mit Pferden und Ochsen. Sie hatten große Ställe mit vielen Milchkühen und Kälbern, gut gemästeten Schweinen, einen Hof voll gackernder Hühner, die in den Stadeln (Scheunen) voll Heu und Stroh in bestimmten kleinen Mulden ihre Eier legten. Nach der Ablage spazierten sie über den Hof und riefen etwa zehn Minuten lang lautstark, was sich für uns Kinder anhörte wie: „Gacka, gacka Nest, gacka Nest." Wir glaubten, sie wollten uns anzeigen, dass sie eine „Nest-Leistung" vollbracht hatten. Dutzende gurrender Tauben nisteten unterm Stalldach und kamen nur bei der Hühnerfütterung in den Hof herunter um an der Körnervertilgung teilzuhaben. Die zum Hof gehörenden Enten und Gänse watschelten morgens über die Wiese zum Dorfbach und blieben bis abends dort. Die Nacht verbrachten sie meist im Schweinestall. Ein, je nach Witterung, in sich ruhender oder dampfender Misthaufen vor dem Stall rundete das Bild eines traditionellen bäuerlichen Anwesens ab. Der angekettete vor seiner Hütte liegende Hofhund übersah das Geschehen und meldete eindringlich ankommende Fremde. Die Katzen waren irgendwo selbstversorgerisch zwischen Scheunen und Ställen unterwegs.

Das Wohnhaus war meist an den Stall angebaut. Vom Flez (Hausgang) aus kam man in die Stub´n (Wohnzimmer). Die dominierenden Möbel darin waren ein großer hölzerner Esstisch mit rundum vielen Holzstühlen und ein Kanapee (Sofa). Der Eichenholz-Esstisch und der hölzerne Fußboden wurden wöchentlich gescheuert. An den Wänden waren Tellerbehälter montiert. Von zentraler Bedeutung war der große mit Holz und Kohlen befeuerte Küchenherd, der durch den zweimal täglich durchgeführten Kochvorgang das ganze Zimmer heizte. Seitlich davon hingen die Kochutensilien an der Wand. Über dem Herd wurde im Winter Wäsche getrocknet. Vom Flez führte eine Holztreppe in den ersten Stock zu den Schlafzimmern.

Generell gab es weder Bad noch Toilette im Haus. Meine Tante sah ich öfters mit Waschschüssel und Handtuch zum Waschen in den Saustall gehen. Mein Cousin Hans ging im Sommer mit Handtuch zum Dorfgraben. Der Abort (Toilette) war ein Holzhäuschen mit einem Holzsitz hinter dem Haus. Der Besuch dort war im Sommer eklig wegen des Geruchs und der vielen rumschwirrenden Fliegen. Im Winter war es bei den monatelang tief unter null herrschenden Temperaturen ein eisig kaltes Unternehmen. Von Geruch war zu dieser Jahreszeit nichts festzustellen, weil die unter dem Sitz sich auftürmende Pyramide bocksteif gefroren war. Der Inhalt der Toilette wurde einmal jährlich im Herbst geräumt und als Düngung im Gemüsegarten verteilt und umgegraben.

Es war Aufgabe der Bäuerin den Familienangehörigen und Dienstboten täglich zwei warme Mahlzeiten aufzutischen. Vor den Mahlzeiten wurde im Stehen gemeinsam laut gebetet. Gewöhnlich aß die Bauernfamilie mit den Dienstboten zusammen an einem Tisch. Was die Lebensmittel betraf, waren die Bauern autonom. Sie erzeugten alles dafür Nötige das ganze Jahr über selbst. Grundnahrungsmittel waren die Erdäpfel (Kartoffeln). Erdäpfel wurden täglich für die Großfamilie und für die Schweine gekocht. Für die Großfamilie wurden daraus Kartoffelsuppe, Kartoffelgemüse, Kartoffelschmarrn, Reiberdatschi (Reibekuchen), Kartoffelmaultaschen mit Greml (gerollter Kartoffelteig mit Fettstückcheneinlage) und Kartoffelknödel gemacht. Dazu gab es meist Schweinefleisch aus dem eigenen Stall. Es wurde ein bis zweimal jährlich am Hof geschlachtet. Entweder tat dies der Bauer selber oder er holte sich einen Metzger hinzu. Das ganze Tier wurde zerlegt. Teile davon kamen in ein Fass mit Salzlauge zum Einpökeln. Andere Teile wurden in die Räucherkammer im Kamin zum Selchen (Räuchern) gehängt.

Die Gedärme wurden gewaschen und entweder mit zerkleinerter Leber oder Blut mit Speckwürfelchen gefüllt und mit den restlichen Fleischkleinteilen in Wasser gekocht. Daraus entstand eine köstliche Brittsuppe (Fleischsuppe), die besonders gut schmeckte, wenn ein paar Würste beim Kochen geplatzt waren. Außer Schweinefleisch gab es zu Kartoffelspeisen auch mal ein Huhn. Im Herbst waren die Enten dran und an Weihnachten gab es eine Gans, die gleichzeitig die Federn für die Betten lieferte. Essensbeilagen waren die im eigenen Garten herangezogenen vielerlei Gemüse, Salate und Küchenkräuter. Nachtisch gab es üblicherweise keinen. Allerdings trugen im Sommer die vielen unterschiedlichen Obstbäume im eigenen Garten reichlich Früchte, von denen sich jeder bedienen konnte. Außerdem gab es Johannisbeeren und Stachelbeeren. Im Winter wurde statt Gemüse das selbst hergestellte Sauerkraut aus dem Fass geholt.

Die Prozedur der Sauerkrautherstellung war folgende: Die frischen Krautköpfe wurden mit einem Krauthobel klein geschnitten. Eine erste Lage wurde auf den Boden des Sauerkrautfasses gelegt. Dann kam ziemlich viel Salz drauf. So wurde Lage um Lage Kraut und Salz in das Fass gelegt. Zwischen den Lagen musste jeweils eines der Kinder barfuß das Kraut niedertreten. Nachdem das Fass voll und die Lagen festgetreten waren, wurde es mit einem Holzdeckel geschlossen. Schließlich wurde das Fass an einem kühlen Platz im Haus abgestellt.

Zu trinken gab es Wasser aus dem einige Meter tiefen Hofbrunnen, Milch, und auch Bier. Das traditionelle Frühstück bestand aus einer großen Tasse „Blümchen-Kaffee“ mit Milch und darin eingebrocktem Schwarzbrot.

Zur Brotzeit am Nachmittag wurden Brot, Butter, Eier, Geselchtes (geräuchertes Schweinefleisch) und im Sommer Rettich, sowie Wasser und Bier angerichtet.

Während der Ernte wurde das Essen meist von Kindern auf das Feld getragen. So konnten die Wegezeiten des Heim-und-Wieder-Hinaus-Gehens gespart werden. Die Erntearbeiter aßen gemeinsam im Schatten eines Baumes.

Als Handwerker spielte besonders der Schmied für uns Kinder eine interessante Rolle. An sein Wohnhaus schloss sich an der Vorderseite die Schmiede an. Der Eingang dazu war immer offen und bei seinem Bearbeiten des Eisens sprühten die Funken, sodass wir gespannt darauf warteten bis etwas anbrennen würde. Wir sahen zu beim Beschlagen der Pferde und konnten es nicht glauben, dass ihnen dies nicht weh tat.

Der Bäcker hatte sein Haus direkt neben der Schmiede. Im hinteren Teil war die Backstube, in der jeden Morgen um vier Uhr sein Arbeitstag begann. Im vorderen Teil des Hauses war ein kleines von seiner Frau geführtes Lebensmittelgeschäft, in dem auch die Backwaren, hauptsächlich Schwarzbrot, Bretzen (Bretzeln) und Semmeln (Brötchen), verkauft wurden.

Der Wagner war ein alter Mann, der hölzerne Wagenräder fertigte und reparierte. Er war etwas eigenbrötlerisch und wurde von den Dorfbewohnern etwas misstrauisch als „Hellseher“ beäugt. Mit seiner Prophezeiung zu Anfang des 2.

Weltkrieges: „Das Blut wird in Strömen fließen, wie in unserm Dorfbach das Wasser", sollte er auf schmerzliche Weise recht behalten. Sein Nimbus als Hellseher war gefestigt.

Der Küfer machte Holzfässer, in die im Winter Fleisch eingepökelt und Sauerkraut eingelegt werden konnte.

Der Schuster arbeitete auf einem Podium im Wohnraum seiner Familie. Während des Krieges machte er Schuhsohlen aus Holz, worauf er das Oberteil aus Leder oder Segeltuch befestigte. Sein Haus stand auf einer Anhöhe an der nach Norden führenden Querstraße. In seinem Obstgarten hielt er Bienen in Bienenkörben. Er fungierte außerdem als Mesner. Dabei bestand seine Aufgabe darin, eine bestimmte Kirchenglocke bei Tagesanbruch um fünf Uhr, um zwölf Uhr mittags, und bei Tagesende – je nach Jahreszeit verschieden – zwischen siebzehn Uhr und neunzehn Uhr zu läuten. Bei Todesfällen betätigte er die kleinste, vor Beginn der Gottesdienste die großen Glocken. Er assistierte dem Dorfpfarrer bei der Ankleidung zur Messfeier und zündete die Kerzen an auf den Altären.

Die Mühle lag etwas außerhalb des Dorfes am Mühlbach. Das ganze Jahr über brachten die Bauern ihr Getreide zum mahlen. Von Weizen und auch Roggenmehl unter zu Zuhilfenahme von Sauerteig backten die Bäuerinnen Brot für die Großfamilie in ihrem auf dem Hof stehenden Backofen.

Das Wirtshaus am östlichen Dorfeingang an der Hauptstraße gelegen wurde von den Männern des Dorfes regelmäßig, von manchen täglich, besucht. Es war ihr Kommunikationszentrum. Denn nur wenige Dorfbewohner hatten ein Radio. Manche bezogen regelmäßig die Zeitung und erfuhren so die regionalen und überregionalen Nachrichten. Aber die unmittelbar örtlichen Neuigkeiten wurden mündlich bei einer oder mehreren Maß Bier weitergegeben. Im Wirtshaus wurden auch das Dorf betreffende Entscheidungen und Absprachen getroffen. Der Bürgermeister brachte aktuelle Probleme und Aufgaben zur Sprache. Darüber wurde von den Anwesenden diskutiert und mehrheitlich entschieden. Politische Versammlungen fanden immer im Wirtshaus statt. Das einzige Telefon des Dorfes war in der Poststelle, die mein Vater leitete.

Frauen kamen lediglich bei Hochzeiten, beim Maibaum aufstellen und bei Beerdigungen ins Wirtshaus. Bauernhochzeiten fingen damit an, dass der so genannte Hochzeitslader einige Wochen vor der Hochzeit in bayerischer Tracht und mit einem von Blumen und Bändern umwundenen Stab in jedes Haus der Einzuladenden kam und die Einladung in Versform vorsang. Bei seinem Weggang hängte er noch ein kleines Blumensträußchen an die Haustür, das die Eingeladenen an den wichtigen Tag erinnern sollte. Am Hochzeitstag gingen die Hochzeitsgäste morgens zum entsprechenden Haus, wo sie mit Weißwürsten, Bretzen und Bier bewirtet wurden. Anschließend setzte sich der Brautzug mit Blasmusik durch das Dorf in Richtung Kirche in Bewegung. In die Kirche gingen nicht nur die geladenen Gäste, sondern auch viele neugierige Dorfbewohner. Nach der kirchlichen Trauung bewegte sich der Brautzug wieder mit Blasmusik zum Wirtshaus.

Dort wurde gegessen, getrunken und bis tief in die Nacht getanzt. Zwischendurch stellte sich die Hochzeitsfamilie vor dem Wirtshaus zum obligatorischen Hochzeitsfoto auf. Nicht selten entstanden bei dieser Art von Hochzeitsfeiern neue Liebespaare und entwickelten sich zu späteren Brautpaaren.

Selbstverständlich wurde an jedem 1. Mai von den kräftigen jungen Dorfburschen ein Maibaum aufgestellt. Dieser Maibaum, war eine mehrere Meter lange Fichte, die von den Burschen gefällt, geschält, mit Kränzen, Bändern und Figuren geschmückt und in der Nähe des Wirtshauses aufgestellt wurde. Viele Dorfbewohner, vor allem auch junge Mädchen und natürlich wir Kinder waren dabei um mitzuerleben, wie der Baum in das ausgehobene Loch im Boden gerammt und mit Holzbolzen fixiert wurde. Dies geschah unter viel Gelächter und Beifall von den Umstehenden und natürlich mit Blechmusik. Soviel Schwerarbeit machte Durst. Und so zogen Burschen und Mädchen mit der Blechmusik ins Wirtshaus zu einer deftigen Brotzeit und viel Bier. In fröhlicher Runde wurde bis spät in die Nacht hinein getanzt.

So mancher junge Mann hatte zu tief in den Bierkrug geschaut, sodass es bei derartigen Festen nicht selten zu Streitereien und als Folge auch zu Raufereien kam. Manchmal zückte der eine oder andere sein Taschenmesser und schnitt seinem Gegner in die Wade. Das wurde vom Verursacher als sportliche Tat angesehen. Der Verletzte beklagte sich nicht. Er sann auf Revanche bei nächster Gelegenheit. Wenn das Treiben zu laut und zu ungehobelt wurde, griff der stämmige Wirt ein und schmiss die betrunkenen Radaumacher vor die Tür.

Wenn jemand im Dorf verstarb, läutete der Messner das so genannte Zinnglöckchen. Das war die kleinste Glocke im Kirchturm. Dadurch wurde allen Bewohnern in den Häusern sowie den Arbeitenden auf den Feldern oder im Wald kundgetan, dass jemand verstorben war. Wer der/die Verstorbene war musste meist durch Fragen über den Nachbarzaun erkundet werden. Der Leichnam wurde im besten Zimmer des Hauses, in der „schönen Stub'n“ aufgebahrt. Die meisten Dorfbewohner gingen hin, sahen sich den Toten bzw. die Tote an und beteten. Es war selbstverständlich, dass wir Kinder auch hingingen. Manche Tote hatten einen verzerrten, Angst erzeugenden Gesichtsausdruck, der uns Kinder oft tagelang am Einschlafen hinderte. Dennoch gingen wir wie magisch angezogen von den Toten jedes Mal wieder hin. An der Beerdigung nahm das ganze Dorf teil. Diese Anteilnahme hieß „mit der Leich“ gehen. Der Tote wurde im geschlossenen Sarg von den Dorfbewohnern, an der Spitze der Dorfpfarrer und seinen das Kreuz voraus tragenden Ministranten von seinem Haus ausgesegnet (abgeholt) und in Prozession zur Kirche getragen. Sofern der Tote ein Kriegsveteran war, dem Schützenverein oder der Freiwilligen Feuerwehr angehörte, wurden die jeweiligen Fahnen mitgeführt und es spielte eine Blaskapelle. Nach der Totenmesse versammelten sich alle am offenen Grab, wo der Pfarrer, dem Anlass entsprechend in schwarzer ritueller Gewandung eine Ansprache über das Leben des Toten hielt und die Ministranten in ihren weißen mit Spitzen verzierten Chorröcken mit Weihwasserbehälter assistierten. Danach wurde der Sarg in das Grab gesenkt. Nach der Beerdigung versammelten sich die Angehörigen des Verstorbenen im Wirtshaus zum Leichentrunk. Das war ein mehrstündiges Beisammensein mit Mittagessen und reichlich Bier. Man erzählte sich Anekdoten aus dem Leben der/des Verstorbenen und es ging dabei ganz fröhlich zu.

Nach den diversen Feiern im Wirtshaus sind regelmäßig nach Mitternacht vom Alkohol arg mitgenommene Gestalten laut singend oder sich selber gut zuredend auf den Dorfstraßen heimgetorkelt.

Während den Männern das Wirtshaus als Kommunikationszentrum diente, war es für die Frauen der Kirchgang. Sie mussten von ihren Häusern durch das ganze Dorf gehen, um die Kirche am Ende des Dorfes in der südlichen Seitenstraße zu erreichen. Als die einzelnen allein, manchmal in Zweier- oder Dreier-Gruppen auf der Straße entlang gingen, kamen aus jedem Hof immer wieder neue Frauen dazu. Sie waren meist älter und trugen knöchellange, abstehende Röcke mit einem langärmligen Oberteil und immer auch ein Kopftuch. Die Farbe ihrer Kleidung war schwarz oder dunkelgrau. Sie tauschten gegenseitig Informationen aus über das dörfliche Geschehen. Es ging um kranke oder sterbende Dorfbewohner, um Ereignisse beim Vieh, um die Bestellung der Felder, um die zu erwartende Ernte, die Gesundheit oder das Verhalten der Kinder, anstehende Heiraten und Ähnliches. Alle kannten sich seit Jahrzehnten und waren mit den Besonderheiten der einzelnen und deren Familien vertraut. Deshalb wurde vieles als gemeinschaftliche Angelegenheit gesehen und besprochen. Dies wurde von manchen Dorfbewohnern, besonders den jüngeren, nicht unbedingt positiv gewertet und sie gaben ihnen den Namen „Kirchawaschn“ (Kirchenwaschen = Neuigkeiten auf dem Kirchweg „durchwaschen/besprechen“). So stellte sich ein aus irgendeinem Grund über seine Frau verärgerter Bauer vor seine Hofeinfahrt und sagte zu den vorbeigehenden Kirchgängerinnen: „Warts a weng, warts a weng, kimmt no a Kirchawaschn (Wartet ein wenig, wartet ein wenig, es kommt noch eine Kirchenwasche).

Nach Aufstieg über mehrere Treppen erreichen Besucher das eiserne Eingangstor zum Friedhof. Vorbeigehend an den hochwertigen Grabsteinen einstmals wohlhabender Verstorbener kommen sie in die Vorhalle der Kirche. An das Kirchenschiff sind im vorderen Teil rechts und links je eine Seitenkapelle angeschlossen, von denen eine offene Rundung den Blick auf den Hauptaltar freigibt. In einer der Seitenkapellen ist der Beichtstuhl. Neben dem barocken Hauptaltar gibt es noch zwei Seitenaltäre gleicher Kunstrichtung. Rechts und links vom Mittelgang der Kirche sind hölzerne Bankreihen. Was uns Kinder an schulfreien Nachmittagen besonders lockte war der Glockenturm. Wir öffneten eine knarrende Holztür und waren in einem halbdunklen Raum, in dem uns modriger kalter Kellergeruch entgegenschlug. Hier hingen die Glockenseile herunter. Über eine verstaubte Holztreppe schlichen wir in die erste Etage. Dort war die Orgel und wir konnten von der Empore auf das Kirchenschiff hinunter schauen und auch von hier oben die Deckengemälde viel besser sehen als von unten. Zurück im Treppenhaus stiegen wir in die nächste höhere Etage. Hier war es ziemlich dunkel und geheimnisvoll.

Wir stolperten zwischen lebensgroßen bunt bemalten Heiligenfiguren umher und rätselten, warum die wohl nie herausgeholt und gezeigt wurden. Durch uns aufgescheuchte, aufflatternde Tauben versetzen uns in Schrecken und wir machten uns schnellstens auf den Rückzug.

Es war selbstverständlich, dass alle Dorfbewohner an Sonn- und Feiertagen in ihrer besten Kleidung und geputzten Schuhen in der Dorfkirche (erbaut 1746) dem Gottesdienst beiwohnten. In der Regel gingen die Frauen um sieben Uhr zur Frühmesse. Männer und Kinder besuchten das Hochamt um zehn Uhr. Diese Einteilung hatte den Sinn, dass das Mittagessen fertig war, wenn Mann und Kinder aus der Kirche heimkamen. Es war Tradition, dass in der Kirche die Bankreihen auf der rechten Seite die Männer einnahmen, und zwar hierarchisch, die großen Bauern die vorderen Reihen, die kleineren Bauern und Handwerker die hinteren. Eine ähnliche Aufteilung gab es für die Bäuerinnen und die anderen Frauen auf der linken Seite. Die Gläubigen beteiligten sich durch beten und singen am Gottesdienst und lauschten aufmerksam der Predigt des Dorfpfarrers. Musikalisch untermalt wurde das Ganze durch die vom Dorflehrer gespielte Orgel und dem aus jungen Dorfmädchen bestehenden Kirchenchor. Ein Schulbub musste den Blasbalg der Orgel ziehen, damit sie Laute von sich geben konnte. Nachdem der Lehrer bei den Gottesdiensten, sowie bei allen Hochzeiten, Taufen und Beerdigungen den musikalischen Rahmen lieferte, waren wir Kinder überall dabei, weil wir in dieser Zeit keine Schule hatten.

Mehrere Schulbuben fungierten als Ministranten und assistierten dem Pfarrer am Altar. Sie trugen lange rote Röcke, darüber weiße mit Spitzen verzierte Chorröcke. Die ohne inhaltliche Kenntnis angelernten lateinischen Altargebete kamen ihnen etwas holprig über die Lippen und hätten jeden Lateinkenner entnervt. Zwei von ihnen mussten sich bei Hochämtern um die Weihrauchberäucherung kümmern. Das heißt, der eine schwang das Weihrauchfass. Der andere hielt den Behälter mit dem Weihrauch.

Nach dem Gottesdienst gingen Männer, Frauen und Kinder zu den Gräbern ihrer Verwandten auf den Friedhof um für ihre Verstorbenen zu beten. Ähnlich wie sich die Sitzordnung in den Kirchenbänken nach der Größe des Grundbesitzes richtete, waren und sind auch im Friedhof die Gräber hierarchisch geordnet. Die großen Bauern sind nahe der Eingangstür zur Kirche beerdigt. Die Gräber der kleineren und anderer Dorfbewohner sind weiter entfernt im Friedhof verteilt. Von der Nähe zum Kircheneingang, sowie der Ausmaße und materiellen Beschaffenheit der Grabsteine kann die einstmals soziale Bedeutung der darunter Bestatteten abgelesen werden.

Bestimmte Grabsteine erwecken bei deren Betrachtung bei mir die Erinnerung an manche lustige Episode aus dem Leben. So zum Beispiel der Grabstein des Kleinbauern, der während des Krieges einsetzenden Kartoffelkäferplage und des gemeinsamen dörflichen Versuchs sie auszurotten sagte: „Ach lasst sie leben, möchten auch leben, die armen Viecherl möchten doch auch leben." Trotz seines Plädoyers für das Leben der kleinen Viecherl wurden alle Schulkinder nachmittags regelmäßig zum Kartoffelkäfersammeln auf die Felder geschickt, weil die Schädlinge sonst die Kartoffelpflanzen kahl gefressen hätten und keine Kartoffelernte erzielt worden wäre. Das Abpflücken der gelb-schwarz gestreiften erwachsenen Käfer mit der bloßen Hand war mir nicht zuwider. Eklig war das Einsammeln der glitschigen roten Larven. Beide Sorten kamen in Gläser und wurden vernichtet.

Die verstorbenen kleinen Kinder des Dorfes waren entlang der westlichen Friedhofsmauer beerdigt. Sie hatten kleine Grabsteine mit aufgesetzten weinenden Engeln oder es war ihr Foto in den Stein eingelassen. An der Ostseite der Friedhofsmauer stand und steht ein mehrere Meter hohes goldfarbenes Friedhofskreuz. Darunter ist eine Holzbank zum Ausruhen und zur Kontemplation für Besucher.

Neben der Eingangstür zur Kirche sind links in die Kirchenmauer die Gedenktafeln mit den Namen der in den beiden Weltkriegen Gefallenen eingelassen. Erschreckend ist da zu lesen, dass von einigen Familien zwei bis drei junge Söhne gefallen sind. Wir Kinder nahmen regelmäßig an diesen Trauergottesdiensten während des Krieges teil. Der Krieg zog sich hin und diese Totenmessen wurden für uns Kinder zur Gewohnheit. Wir verstanden die Tragweite der Ereignisse nicht. Die Erwachsenen sagten: „Jetzt ist auch der oder der gefallen." Für die Eltern und Geschwister des einzelnen jungen toten Soldaten war ein solcher Schicksalsschlag vernichtend. Die Mütter haben ihre unsägliche Trauer im gottergebenen Glauben ertragen. Manche trösteten sich mit „Der Herr hat's gegeben. Der Herr hat's genommen. Der Name des Herrn sei gepriesen." Die Mütter auf dem Land ertrugen das schier Unerträgliche im Vertrauen auf eine höhere, über dem mächtigen politischen Regime waltende Vorsehung. Sie hatten daher auch kein Verständnis für die Mütter in der Stadt, von denen einige den Heldentod ihres Sohnes in der Zeitung ankündigten und „mit stolzer Trauer" unterzeichneten.

An der Friedhofsmauer entlang standen große alte Kastanienbäume. Im Mai kletterten die Buben in die Bäume und schüttelten kräftig. Die vielen zappelnden Maikäfer, die herunterfielen, sammelten wir Mädchen in einem Karton und warfen sie auf einem Hof den Hühnern vor. Die stürzten sich gierig darauf und hatten ein Fest. Einige Maikäfer landeten auch in unserem Haar. Es war eine eklige und schmerzliche Angelegenheit sich gegenseitig von den klebrigen Zapplern zu befreien.

Gegenüber Kirche und Friedhof lag auch auf einer Anhöhe der Pfarrhof mit großem Garten nahe am Wald. Dort war der Dorfpfarrer zuhause, dem seine Schwester den Haushalt führte. Hier spielte sich die gesamte Organisation des kirchlichen Lebens im Dorf ab. Dorfbewohner besuchten den Pfarrer zur vorehelichen Beratung, zur Vorbereitung von Taufen oder Beerdigungen, oder um die Lesung von Messen für Verstorbene zu beantragen. Der Pfarrer hielt in der Dorfschule Religionsunterricht. Er kannte und besuchte regelmäßig die Schwerkranken und erteilte den Sterbenden die letzte Ölung (Sterbesakrament).

Im Pfarrhof gab es eine bescheidene Bibliothek, die Heiligenlegenden, Biografien von religiösen Personen, Missionsarbeit in Afrika und Winnetou-Erzählungen zum Ausleihen anbot. Ich war eine der eifrigsten Ausleiherinnen.

Die Schule war ein einstöckiges Gebäude am östlichen Ortseingang, umgeben von einem Obst- und Gemüsegarten. Im Erdgeschoss wohnte der etwa fünfzigjährige Lehrer mit seiner Familie. In der ersten Etage war das große Schulzimmer. In den hölzernen Schulbänken war Platz für jeweils vier Kinder. Den Schulbänken gegenüber im vorderen Teil des Zimmers stand auf zwei Stufen erhöht ein hölzerner Katheder. Rechts und links davon war jeweils eine große Tafel. Für Wandschmuck sorgte eine Landkarte von Europa. An der Ostseite waren die Fenster und ein großer eiserner Ofen, der im Winter oben geöffnet und mit Holz und Kohlen bestückt wurde. Im Winter mussten die Straßenschuhe ausgezogen und Hausschuhe getragen werden. Viele Kinder hatten keine Hausschuhe und liefen auf Strumpfsocken.

In diesem Raum lernten acht Klassen gemeinsam. Das heißt, wenn der Lehrer mit einer oder zwei Klassen etwas Bestimmtes durchnahm, teilte er die höheren Klassen dazu ein mit den niedrigeren zu lernen, beispielsweise das Einmaleins. Häufig stand den Lehrenden und Lernenden nicht der Sinn nach Lernen und sie erzählten sich alberne Geschichten. Der Lehrer machte durchweg Frontalunterricht, schrieb dabei vieles an die Tafel, das auswendig gelernt werden musste. Ich sehe heute noch die Liste von Fremdwörtern, die aufzusagen waren. Und ich werde auch bis zu meinem Lebensende nicht vergessen, wie zum Beispiel „Champignon“ geschrieben wird.

Eines Tages war der Schwiegersohn des Lehrers, der auch Lehrer war, zu Besuch bei ihm. Sie kamen ins Schulzimmer. Jeder stellte sich vor eine der großen Tafeln, zeichnete mit Kreide Unterseeboote darauf, die mit Zahlen markiert waren. Sie erklärten uns, sie spielten jetzt „Schiffe versenken“ und wir könnten zusehen. Bei diesem Spiel mussten ohne die gegnerischen U-Boote zu sehen durch Ausrufen bestimmter Zahlen möglichst viele Boote des anderen „getroffen“ und versenkt werden. Ich fand das höchst langweilig. Der pädagogische Wert dieser Vorstellung ist mir bis heute unklar.

Der Schultag begann damit, dass wir Kinder um sieben Uhr der Frühmesse beiwohnten und von acht bis zwölf Uhr in der Schule waren. Dann gingen wir zum Mittagessen nach Hause. Von dreizehn bis sechzehn Uhr waren wir wieder in der Schule. An manchen Nachmittagen setzte sich der Lehrer auf einen Stuhl zwischen die Bankreihen und erzählte Märchen. Meine Schwester Ella war davon wenig beeindruckt und schlief ein. Als der Lehrer dies bemerkte, rügte er sie mit: „Jetzt schläft die, wo ich mich hier so anstrenge mit Erzählen.“

Sie war glimpflich davon gekommen. Denn es war gang und gäbe, dass der Lehrer bei Fehlverhalten besonders oft an die Buben „Tatzen“ verteilte. Ein dünner Rohrstock stand bereit, womit er auf die ausgestreckte Innenseite der Hand schlug, manchmal auf beide und in der Regel öfter als einmal. Durch das sofortige

Anschwellen der Hand war dies eine empfindlich schmerzhafte Prozedur. Als einmal meine Schwester Maria in einer Reihe von Mädchen antreten musste um diese Prozedur zu erleben, veranstaltete sie ein derartiges Gebrüll, dass der Lehrer entnervt aufgab. Daheim hat niemand von den Kindern von einem solchen Ereignis etwas erzählt. Es war zu erwarten, dass die Eltern dies mit „du wirst es schon verdient haben" abgetan hätten.

Der Dorfpfarrer, ein etwa dreißigjähriger Mann, erteilte einmal die Woche zwei Stunden Religionsunterricht. Wir Kinder waren alle katholisch. Auch er benutzte die Lehrmethode des Frontalunterrichts. Wir mussten alle Abschnitte des Katechismus auswendig lernen und in den Stunden jeweils aufsagen können. Das gleiche traf auf die Erzählungen des Neuen Testaments zu. Als Belohnung für lückenloses Aufsagen gab es jeweils ein Heiligenbildchen. Nicht alle schafften diese Aufgaben, nicht zuletzt auch deshalb, weil viele Bauernkinder regelmäßig und besonders zur Erntezeit auf den Feldern mitarbeiten mussten. Ich hatte nach einigen Jahren einen Schuhkarton voll Heiligenbildchen. Anders meine Schwester Ella. Vom Unterricht des Pfarrers über den Zug der Israeliten durch das rote Meer ungerührt, packte sie einmal ihr Pausenbrot aus und biss herzhaft hinein. Der Pfarrer gab ihr die erste Ohrfeige und sagte „guten" und bei der zweiten „Appetit." Seine Aktion verdarb ihr den Appetit, ist ihr jedoch bis heute in lebhafter Erinnerung geblieben. Die Selbstbeherrschung des Pfarrers wurde häufig durch unruhestiftende Buben getestet. Da blieb es dann nicht mehr bei Tatzen, sondern die einzelnen wurden über die Bank gelegt und der Stock landete mehrmals auf ihrem Gesäß, wobei ihre Lederhosen das Schlimmste abmilderten. Häufig haben die einzelnen die Prozedur nicht einfach passiv ertragen, sondern sträubten sich durch Runddrehen, Ausschlagen mit den Beinen und lauten Schreien. Dabei flogen schon mal Hosenknöpfe oder rissen Hemden. Alle in den Bänken Sitzenden, und besonders wir Mädchen, erlebten das Spektakel mit gemischten Gefühlen von Angst und Mitleid.

1.2 Das Elternhaus

Das Elternhaus stand an der Hauptstraße des Dorfes. Über eine Stufe betrat man einen Vorplatz, auf dem seitlich am Zaun entlang eine Holzbank stand. Im Eingangsraum war die Fahrradhandlung mit Reparaturwerkstatt, im Raum dahinter die Poststelle und der Lebensmittelladen meiner Mutter. Nebenan war die Wohnküche. Darin gab es ein großes Kanapee (Sofa), hinter dem auf einem Wandteppich ein röhrender Hirsch und anderes Wild uns von einer Waldlichtung her ansahen. Vor dem Kanapee waren der Esstisch und Stühle arrangiert. Gegenüber an der Wand war der Küchenherd, der mit Holz und Kohlen befeuert wurde und mehrere Funktionen hatte. Seine Hauptfunktion war das Kochen und Backen. Außerdem produzierte er in einem eingebauten Behälter heißes Wasser. Im Winter wurde auf einem über dem Herd angebrachten Ständer Wäsche getrocknet. Und ganz nebenbei wärmte er den ganzen Wohnraum. Ein großes Küchenbüfett, eine Anrichte zum Spülen und einige extra Stühle für Besucher komplettierten die Einrichtung. Der hinter der Wohnküche liegende Waschraum wurde hauptsächlich für das Wäschewaschen genutzt. Neben einem großen Waschkessel gab es auch eine Zinkbadewanne, die einige Male pro Monat das Familienbad ermöglichte. Die Schlafzimmer waren im Obergeschoss. Wir drei Mädchen teilten uns ein Zimmer, ein Doppelbett und eine Kommode. Bis zum Umbau unseres Hauses 1944 gab es kein fließendes Wasser und auch keine Toilette im Haus. Wir mussten in das außer Haus stehende Holzhäuschen gehen. Im Kleinkindalter gab es glücklicherweise das Töpfchen unterm Bett.

Hinter dem Haus war ein großer Garten. Darin gab es Obstbäume aller Art, Nussstauden, sowie Johannisbeer- und Stachelbeersträucher. In einem abgeteilten Bereich wurden verschiedene Gemüse, Salate, Rettiche, Erdbeeren und Kartoffeln gepflanzt. In einer Ecke des Gartens stand eine Holzlege (Holzschuppen). Darin wurde das aus unserem eigenen Wald geschlagene und von meinem Vater aufbereitete Holz zur Feuerung der Öfen gelagert.

Die Nachbarn

Von der Dorfstraße aus gesehen war unser rechter Nachbar der Onkel Xaver, der Bruder meines Vaters, der einen Bauernhof bewirtschaftete. Da gingen wir Kinder gern hin und spielten mit unseren Cousins und unserer Cousine. Denn es war für uns eine ungewohnte und interessante Welt. Wir sahen wie die Kühe und Pferde im Stall gefüttert wurden. Wir beobachteten die Hühner im Stadel beim Eierlegen. Im Strohstadel konnten wir die feststehenden Leitern hochklettern, auf die Strohhaufen springen und mit Tempo nach unten rutschen. Im Saustall hatten die alten Sauen enorme Ausmaße und die kleinen Ferkel waren niedlich, aber der ranzige Geruch trieb uns schnell ins Freie. Manchmal durfte ich bei der Heuernte mithelfen oder zum Distelstechen mit aufs Feld gehen. Da kam ich mir recht wichtig vor.

Von der Dorfstraße aus gesehen war unser linker Nachbar Herr K., der mit seiner Frau und drei Söhnen in einem kleinen Haus mit Garten wohnte. Ich ging nicht gern dahin, weil sie in dem an das Haus angebauten Stall Ziegen hielten und deren Geruch bei mir Brechreiz hervorrief. Herr K. war von der Gemeinde eingestellt und fungierte in verschiedenen Positionen. Eine davon war die des Dorfnachtwächters. Er musste nachts durch die Straßen patrouillieren, wachsam sein und um vierundzwanzig Uhr durch Blasen auf seinem Horn die Mitternacht ankündigen. Durch seine Tätigkeit in dieser Position wusste er natürlich mehr über das nächtliche Leben im Dorf als jeder andere. Beispielsweise wusste er, welcher junge Mann zu welchem jungen Mädchen auf das Kammerfenster ging, oder wer im Schutz der Nacht verbotene Geschäfte tätigte.

Es ist anzunehmen, dass sein Lohn nicht übermäßig und deshalb seine Versuchung groß war, sich gelegentlich mit einem leicht greifbaren Sack Kartoffel aus dem einen oder anderen Bauernhof zu entschädigen. Dumm war dabei nur, dass meine Mutter spät nachts just zu der Zeit aus dem Schlafzimmerfenster im ersten Stock schaute, als er den Sack über seinen Zaun hievte. In ihrer spontanen Art schrie sie zu ihm hinunter: „Hast wieder mal g'stohl'n, du alter Lump." Worauf er zurückrief: „Mach dei Fenster zua, du alt's Fegfeuer." Am nächsten Tag kam Herr K. zu uns und kaufte Zigaretten. Die Nacht war vergessen. Sie wurde nicht erwähnt. Beide waren sie anscheinend wieder ein Herz und eine Seele. Wenige Zeit danach hängte meine Mutter große Wäschestücke an eine Leine und ließ sie nach einem Regenschauer über Nacht draußen. Als sie am Morgen nach der Wäsche sah, war der Strick durchgeschnitten und die Teile mit Erdreich verschmiert. Der Verursacher war klar, aber es fehlte an Beweisen. Meine Mutter hatte eine Riesenwut, konnte sie aber nicht ausleben.

Herr K. leistete meinem Vater bei seinen Fahrradreparaturen oft Gesellschaft. Sie sprachen über Dorf- und Weltangelegenheiten auf der Basis von Zeitungsberichten, weil in dieser Zeit kaum jemand ein Radio besaß. Eines Tages war meine Mutter außer Haus, und ich ungefähr drei Jahre alt. Herr K. überzeugte meinen Vater, dass ich doch recht dünnes Haar hätte und deshalb er und mein Vater mir die Haare abscheren sollten (erst schneiden und dann abrasieren), damit sie dichter nachwachsen könnten. Sie taten es. Meine Mutter kam zurück, sah meinen Kahlkopf, und war drauf und dran den beiden ihre Haare einzeln auszureißen. Übrigens, die Tat und die Aufregung waren vergeblich. Der Haarwuchs ist nicht dichter geworden.

Frau K. hatte die Aufgabe täglich die Schweine der Bauern zur Suhle, einer außerhalb des Dorfes gelegenen wasserhaltenden Lehmgrube, zu führen und sie dort zu hüten. Das heißt, dass sie am frühen Nachmittag ihr Horn blasend von Hof zu Hof ging. Die Bauern ließen regelmäßig die Schweine auf die Straße und Frau K. trieb sie zur Suhle. Dort konnten sie sich unter ihrer Aufsicht einige Stunden im Lehmschlamm wälzen, bis sie von ihr wieder die Dorfstraße entlang zu ihren Höfen und in die Ställe zurückgetrieben wurden.

1.3

Die Eltern

Mein Vater Jakob, geboren 1898, entstammte einer alt eingesessenen Bauernfamilie aus Wolkering. Er hatte einen Zwillingsbruder Georg und einen älteren Bruder Xaver, der das elterliche Bauernanwesen geerbte hatte und bewirtschaftete. Die drei Brüder hatten ihre Mutter früh verloren und bekamen bald darauf eine sehr strenge Stiefmutter. Möglicherweise hatte dies zur Folge, dass sich die lebhaften Zwillinge, der Jakob, genannt Jack und der Georg, genannt Schorsch, eng zusammenschlossen und ihre zahlreichen Streiche stets gemeinsam ausführten. Kein Baum war zu hoch, kein Graben zu breit und das Einfangen von Insekten und Wildtieren aller Art eine echte Lust. Die Dorfleute wussten es: „Aus den Zweien wird mal nix."

Mein Vater, ein ruhiger und zurückhaltender Mann, arbeitete in der Landwirtschaft auf dem Hof seines Bruders Xaver, bis er im 1. Weltkrieg zum Militär eingezogen und im Stellungskrieg an der Westfront eingesetzt wurde. Er erzählte, dass er in dieser Zeit aus Trotz zu rauchen anfing, weil den einfachen Soldaten als Nichtraucher von den Offizieren die Zigarettenzuteilung weggenommen wurde, nach dem Motto: „Du rauchst nicht, du brauchst sie nicht." Nach Kriegsende musste er mit anderen Soldaten große Kuhherden zu Fuß nach Deutschland zurücktreiben. Sie mussten dabei unter freiem Himmel auf nassen Wiesen übernachten. Als Folge davon litt er jahrelang an schmerzhaftem Gelenkrheuma, das erst durch seine spätere Tätigkeit als Imker durch die ihm dabei reichlich zugefügten Ameisensäure enthaltenden Bienenstiche geheilt wurde.

Aus dem Krieg heimgekehrt arbeitete er wieder auf dem elterlichen Hof bei seinem Bruder, wo sein Vater inzwischen verstorben war und die strenge Stiefmutter ihm das Brot rationierte. Wenige Jahre später kaufte er von der Gemeinde ein neben dem elterlichen Anwesen an der Hauptstraße gelegenes Grundstück und baute darauf ein Wohnhaus mit Geschäftsräumen. In den Geschäftsräumen eröffnete er eine Fahrradhandlung und Fahrradreparaturwerkstätte. Nachdem das Fahrrad neben dem Pferdegespann für die Dorfleute das einzige Transportmittel war um in die Umgebung und auch nach Regensburg zu kommen, florierte das Geschäft. Am Josefitag 1938 (19. März) wurden siebenundzwanzig Fahrräder verkauft. Sie gingen in einer Preisspanne von siebenundzwanzig bis fünfunddreißig Reichsmark hauptsächlich an Knechte und Mägde des Dorfes und der umliegenden Orte. Sie alle verdienten sehr wenig. Bis heute erzählt eine inzwischen neunzigjährige Frau, dass nach ein paar Mark Anzahlung die restliche Summe in jeweils monatlichen fünfzig Pfennig Raten ohne Zinsaufschlag beglichen wurde.

Für das Reparaturgeschäft hatte mein Vater keine Ausbildung, sondern hatte sich die erforderlichen Kenntnisse in Eigeninitiative erworben. Es fehlte auch ein Grundkapital zur Geschäftseröffnung. Ich hörte ihn gelegentlich sagen: „Mit fünf Mark habe ich mein Geschäft angefangen. Es war eine gute Entscheidung." In den umliegenden Dörfern gab es keine Konkurrenz. Bei der Durchführung von Reparaturen, im Winter im Laden, im Sommer auf der Holzbank vor dem Haus, sang er alte Evergreens, beispielsweise „Im Grunewald ist Holzaktion", oder „Oh, du schöner Westerwald".

Nachdem mein Vater erst im Alter von dreiunddreißig Jahren heiratete, war er sozusagen der Senior-Junggeselle des Ortes. Da war es nur natürlich, dass sich bei ihm die anderen jungen Männer des Dorfes an Sonntagnachmittagen oder am Abend versammelten. Sie erzählten sich den neuesten Dorfklatsch, rauchten und tranken Bier oder Limonaden. Einer spielte die Ziehharmonika und sie sangen die damals gängigen Lieder, die sie von einem mit der Hand gekurbelten Grammophon übernahmen. Sie bildeten auch eine Theatergruppe, die angeleitet vom Dorfpfarrer, auf dem Tanzboden des Wirtshauses regelmäßig Theaterstücke aufführte.

Diese Verbundenheit mit der Männergruppe blieb auch nach seiner Verheiratung bestehen. Als die einzelnen dann in den Krieg mussten, kamen sie in ihrem Urlaub zu uns und saßen mit meinen Eltern in der Wohnküche bei einem Gracherl (Limonade). Hier redeten sie sich die im Feld erlebten Schrecken und Grausamkeiten von der Seele.

Zusätzlich zu seinen beruflichen Aktivitäten als Geschäftsmann war mein Vater auch Angestellter der Reichspost und betrieb die Poststelle in Wolkering. Neben den unterschiedlichen postalisch-bürokratischen Tätigkeiten musste er täglich die Post, inklusive Geldüberweisungen und Pakete, den einzelnen Bauernhöfen im Ort zustellen und sie auch zu den drei weit im Wald verstreuten Einöden (Einzelhöfe) hinbringen. Als kleines Mädchen durfte ich ihn dabei oft begleiten. Wenn der Weg für meine kleinen kurzen Beinchen zu beschwerlich wurde, bettelte ich „Papa trag'n". Er nahm mich auf seinen Arm und ich war erleichtert.

Für viele Jahre war das Telefon in der Poststelle das einzige im Ort. Ausgehende Gespräche mussten über eine Vermittlung im Nachbardorf Thalmassing geleitet werden. Dort saß an der Vermittlung ein Herr Thaler. Als Vierjährige, die Erwachsenen nachahmend, hob ich schon mal den Hörer ab und erzählte Herrn Thaler die von den Erwachsenen aufgeschnappten „bedeutenden" Neuigkeiten. Beispielsweise, dass der Xaver mit der Sofie öfter am Waldrand spazieren geht und dass da jetzt bald „was kommen wird". Er hat mich immer sehr ernst genommen.

Der Zwillingsbruder meines Vaters, Schorsch, baute einige Jahre nach meinem Vater auf unserem Nachbargrundstück an der Hauptstraße ein Wohnhaus mit

Doppelgarage. Auf seiner hinter dem Haus gelegenen großen Gartenfläche betrieb er eine Gärtnerei. Zusätzlich dazu hatte er ein Taxigeschäft, das aufgrund diverser Aufträge der Kreisleitung in Regensburg sehr gut lief.

Die Dorfbewohner staunten nicht schlecht, wie diese beiden „Nichtsnutze" ihre vor Jahren aufgestellte Prognose, dass aus den zweien nichts werden würde, zunichtemachten. Denn, wo hatte man schon mal gehört, dass jemand wie diese beiden ein Haus besaß, das er nicht ererbt oder erheiratet hatte?

Meine Mutter Maria, geboren 1898, war die Tochter eines Jägermeisters. Aus Tirol nach Bayern gekommen, stand ihr Vater in Diensten des Fürsten von Thurn und Taxis zu Regensburg. Sein Dienstrevier waren die fürstlichen Waldungen südlich von Regensburg. Darin hatte er den Wildbestand zu beobachten und zu betreuen, Wilderern das Handwerk zu legen, sowie im Frühjahr und Herbst Treibjagden für den Fürsten und seine Jäger zu organisieren.

Die Familie, vier Mädchen und vier Buben, lebte in einem großen Haus mit Garten in der Nähe von Mintraching. Meine Mutter war das älteste Mädchen und musste schon früh in Haushalt und Garten mitarbeiten. Nach der Volksschule wurde sie in der Klosterschule Niedermünster in Regensburg zur Köchin ausgebildet. Anschließend daran war sie bei einem der fürstlichen Prinzen auf dessen Landsitz in der Nähe von Regensburg als Köchin bedienstet. In dieser Arbeitsstelle war eine ihrer Aufgaben öfters mal bis zwei Uhr morgens das Abendessen im Warmwasserbehälter für die sich außerhäuslich befindenden Herrschaften warm zu halten. Als sie dann heimkamen, hatten sie meist keinen Appetit und sie konnte ins Bett gehen. Das Bett war für sie und andere Dienstboten in Räumen unter dem Dach, wodurch im Winter der Schnee einfiel, sodass ihnen die Bettdecke an den Mund fror. Als meine Schwester als Teenager in unserer Zeit der Vollbeschäftigung in Deutschland die Erzählung hörte, rief sie entrüstet: „Und da bist du geblieben!" Meine Mutter erklärte: „Kind, es gab keine Stellen. Ich war froh, da arbeiten zu können."

Nach ein paar Jahren in dieser Tätigkeit ergriff sie die sich bietende Gelegenheit und reiste per Zug nach Sachsen, wo sie im Franziskaner Hotel in Chemnitz eine Stelle als Chefköchin antrat. Es war eine lange Reise von Bayern nach Sachsen mit einem aus Korbmaterial geflochtenen, zirka fünfundsechzig Zentimeter tiefen Reisekorb mit Deckel, der mit einem Metallschloss gesichert wurde. In Sachsen gab es geregelte Arbeitszeiten, eine schnee- und frostfreie Unterkunft in der obersten Etage des Hotels und einen vergleichsweise angehobenen Lohn. Bestimmte Servicestandards gehörten zum gastronomischen Alltag. Mahlzeiten hatten von deren Bestellung bis zur Servierung in einem knapp vorgegebenen Zeitraum zu erfolgen. Beispielsweise musste die „Forelle blau", die bei der Bestellung noch fröhlich in ihrem Bassin schwamm, innerhalb von sieben Minuten vor dem Gast auf dem Tisch sein.

Meine Eltern lernten sich durch den Vater meiner Mutter kennen, der seinen Ruhestand im Hause meines Vaters verbrachte. Meine Mutter kam von Chemnitz nach Wolkering, wo 1931 die Trauung in der Dorfkirche stattfand. Meine Mutter war eine enorm tüchtige und arbeitsame Hausfrau. Mit ihren außergewöhnlichen Koch- und Backkünsten hat sie neben der Familie viele Freunde und Verwandte verwöhnt. Sie war meinem Vater eine tatkräftige Partnerin und unterstütze ihn speziell auch bei seiner Bienenzucht, wo vor allem beim Honigschleudern mehr als zwei Hände gebraucht wurden. Außerdem eröffnete sie einen kleinen Lebensmittelladen, in dem sie die gängigen abgepackten Produkte verkaufte. Gemüse und Obst hatten alle Haushalte selbst im Garten.

Sie hatte ein lebhaftes Temperament, war leicht erregbar und führte mit uns Dreien ein strenges Regiment. Besonders an Sonn- und Feiertagen gab es ein aufwändiges Mittagessen und zum Nachmittagstee selbstgebackenen Kuchen oder Kleingebäck. Sie konnte wunderbar nähen und aus Reststoffen oder aufgetrennter alter Kleidung etwas Schönes zaubern, sodass wir Drei auch während des Krieges zum Schul- und Kirchgang stets bestens angezogen waren. Einmal nähte sie für mich aus einer braunen Wehrmachtsdecke einen Wintermantel mit Kapuze und roter Krageneinfassung. Den habe ich geliebt und gerne getragen. Sie lehrte uns stricken, häkeln und Strümpfe stopfen. Am Stricken hatte ich große Freude. Nur Strickwolle war in den Kriegszeiten schwer erhältlich. Ich nahm graue Sockenwolle und zur Ergänzung einen weißlich glänzenden Faden aus einem aufgetrennten Sack. Daraus wurde eine hübsche Strickweste, die aufgrund des Sackfadens gelegentlich etwas kratzte.

An Sonn- und Feiertagen gab es ein paar Stunden Erholung für die Eltern beim Zeitunglesen, durch einen Besuch bei Verwandten, oder es kam Besuch ins Haus. Das Wort Urlaub hörte ich nie. Darauf wurde kein Gedanke verschwendet. Längere Zeit von daheim weg zu sein – undenkbar. Sie hätten nichts mit sich anzufangen gewusst. Alle wünschenswerten Annehmlichkeiten gab es vor Ort oder in den Nachbardörfern und diese waren finanziell erschwinglich, beispielsweise eine Fahrradfahrt in den nächsten Ort zu einer Fahnenweihe, einem Dorffest oder einer Hochzeit. Aus heutiger Sicht waren meine Eltern und die Dorfbewohner generell sehr genügsam. Sie stellten keine finanziell außergewöhnlichen Ansprüche. Der Verdienst war allgemein gering und es herrschte das Barzahlungssystem. Sie kannten ihre Einkommensverhältnisse und haben innerhalb dieser ihr Leben eingerichtet.

1.4

Wir Kinder

Nach der Hochzeit der Eltern kamen in rascher Folge fünf Kinder, zwei Buben und drei Mädchen, von denen die beiden Buben verstarben und die drei Mädchen übrig blieben.

Von den drei Mädchen bin ich die Älteste, geboren im Oktober 1933. Mein Taufname ist Editha. Deshalb werde ich bis heute von meinen Schwestern und Verwandten noch oft Ditha genannt. Ich hatte mittelbraunes Haar und braune Augen, war dünn und sehr aufgeweckt.

Meine mittlere Schwester Ella ist dreieinhalb Jahre jünger als ich. Sie sollte auf Wunsch meiner Mutter Elfriede getauft werden. Aber der Dorfpfarrer sagte: „Elisabeth ist die Abkürzung von Elfriede." Deshalb heißt sie Elisabeth und wir nennen sie Ella. Sie hatte dunkles Haar und blau-graue Augen, war etwas pummelig und nahm die Dinge gemächlich.

Meine jüngste Schwester Maria ist viereinhalb Jahre jünger als ich und wird, wie im Dorf üblich, Madl gerufen. Sie hatte mittelbraunes Haar und braune Augen, war flink und machte alles mit, was Ella und ich taten.

Wenn es um kindliche Meinungsverschiedenheiten bezüglich Spielzeug oder anderem zwischen uns ging, hörte ich immer von den Eltern: „Gib es ihnen schon", oder „Lass sie machen, du bist doch die Ältere und deshalb gescheiter (vernünftiger) als sie."

1.5

Die Kindertage

Meine Kindheit stand ganz im Zeichen des 2. Weltkriegs. Eines Nachmittags spielten wir Kinder vor dem Haus, als sich die Nachbarn in großer Aufregung zuriefen: „Der Krieg ist ausgebrochen!" Ich konnte mir darunter nichts vorstellen und verstand die ganze Aufregung nicht. Viel später wurde mir bewusst, dass von den Männern im Dorf mehrere im 1. Weltkrieg gewesen waren, wie auch mein Vater. Mehrere junge Männer aus dem Dorf waren in diesem Krieg gefallen. Die Frauen erinnerten sich lebhaft an das Leid und den Kummer jener Zeit. Sehr bald bekamen auch einzelne junge Männer aus unserem Dorf ihre Einberufungsnachricht zum Militär. Diese so genannten Gestellungsbefehle häuften sich besonders nach Beginn des Krieges mit Russland 1941.

Am östlichen Eingang des Dorfes wurde am Waldrand ein so genanntes Arbeitsdienstlager eingerichtet. Dort waren junge Männer untergebracht, die ein Jahr lang auf ihren darauf folgenden Militärdienst vorbereitet wurden. Es herrschte bereits militärische Disziplin, nach der sie morgens und abends zum Appell antreten und im Gleichschritt, im Sommer mit nacktem Oberkörper, zu ihrer Arbeitstelle marschieren mussten. Ihre spezielle Aufgabe war den alten gewundenen Dorfgraben mit einem neuen begradigten Flusslauf zu ersetzen. Zu diesem Zweck trugen sie in militärischer Formation monatelang große Bruchsteinquader aus einem Steinbruch auf ihren Schultern zu einem Sammelplatz im Dorf. Dabei sangen sie Lieder wie „Oh, du schöner Westerwald." Von der Bevölkerung wurden sie die „Arbeitsdienstler" genannt. Für meine Schwester Maria, die das Wort Arbeitsdienstler noch nicht aussprechen konnte, waren sie „die Andienser."

Oft bekamen meine Eltern Feldpostkarten von jungen Soldaten aus unserem Dorf. Es war erlaubt neben der Feldpost auch „Päckchen" an die Soldaten zu schicken, die jedoch nicht mehr als einhundert Gramm wiegen durften. Um an Verpackungsgewicht zu sparen wurde meine Mutter erfinderisch. Sie nahm die Pergamentpapier ähnliche „Haut", die beim Schlachten für das Einfüllen von Presssackmasse verwendet wurde und zirka fünfzehn Zentimeter breit war. Nach Einlegen des Inhalts, beispielsweise gestrickte Wollhandschuhe, oder etwas Essbares, nähte sie diese Hülle an beiden Seiten mit der Nähmaschine zu.

Nach Eröffnung der Ostfront waren die meisten Soldaten aus unserem Dorf im Russlandfeldzug eingesetzt. Einige kamen hin und wieder für kurze Zeit in Urlaub nach Hause. Sie besuchten uns und saßen bei einer Limonade in unserer Wohnküche. Sie erzählten beispielsweise vom Kampfwillen, bzw. von der Kampfwut der jungen Russen, die sich, obwohl aussichtslos, in Scharen vor die deutschen Panzer warfen. Sie erzählten auch wie von deutscher Seite ganze Dörfer in Brand gesteckt, oder speziell jüdische Bewohner in von ihnen selbst ausgeschaufelte Gruben geschossen wurden. Fast alle schätzten die deutsche Lage als hoffnungslos ein und erwarteten ihren Tod bei ihrem nächsten Fronteinsatz. Für die meisten von ihnen sollte sich diese Ahnung bewahrheiten.

Wir Kinder spielten im gleichen Raum in einer Ecke und achteten nicht auf die Erwachsenen. Doch ich habe unbewusst diese schlimmen Erzählungen mitbekommen und sie sind bis heute in meinem Kopf gespeichert.

Diese schockierenden Erzählungen der soldatischen Freunde meines Vaters über das Kriegsgeschehen in Russland, von denen weder Presse noch Radio in der totalitären Diktatur zu berichten wagten, war ein großer Vertrauensbeweis meinem

Vater gegenüber. Denn sowohl durch das Aussagen wie das Zuhören begaben sie sich beide Seiten in Lebensgefahr. Das, womit die Soldaten bei ihren Eltern oder Verwandten wahrscheinlich auf Ungläubigkeit, Abwehr oder Angst gestoßen wären, konnten sie bedenkenlos zu meinem Vater bzw. meinen Eltern bringen. Dieses Vertrauen kam allerdings nicht von ungefähr. Denn neben der für seine Freunde absolut sicheren Verschwiegenheit meines Vaters war ihnen auch bekannt, dass er nie Parteimitglied war und speziell nach Eröffnung des Zweifrontenkriegs nicht mehr an einen deutschen Kriegserfolg glaubte.

Mein Vater hatte Gründe dem Naziregime von Anfang an zu misstrauen. Bei den Reichstagswahlen 1933 stimmte er als einer von drei Männern unseres Dorfes mit nein. Das Wahlergebnis musste vom Ortsbürgermeister per Telefon an die Wahlzentrale nach Regensburg durchgegeben werden. Das einzige Telefon des Ortes war in der Poststelle, also in unserem Haus. Mein Vater lauschte, als der Bürgermeister das Wahlergebnis des Dorfes mit einhundert Prozent Ja-Stimmen an die Zentrale berichtete. Selbst wenn die anderen beiden Männer entgegen ihrer Absprache dennoch mit Ja gestimmt hätten, war sich mein Vater seines Neins ganz sicher. Wie konnte also das Ergebnis einhundert Prozent sein?

Ein weiteres maßgebliches Vorkommnis hinsichtlich der Zweifel meines Vaters dem Regime gegenüber ereignete sich kurz vor Kriegsbeginn am Fest Maria Himmelfahrt in unserer Dorfkirche. Dieses Fest wird besonders feierlich begangen, weil die Muttergottes die Patronin unserer Kirche ist. Aus diesem feierlichen Anlass hatte der Dorfpfarrer einen Ordenspater aus Regensburg gebeten im Hauptgottesdienst die Predigt zu halten. Es wurde von Gottesdienstteilnehmern beobachtet, dass ganz hinten im Kirchenschiff unter der Empore ein Mann mit Schreibblock und Stift hantierte. Einige Wochen später wurde der Ordenspater vor Gericht angeklagt. Er sollte unter anderem in seiner Predigt gesagt haben: „Der Nationalsozialismus setzt uns das Messer auf die Brust." Mein Vater, der bei diesem Gottesdienst anwesend war, und ein Bauer vom Dorf lieferten dem Gericht eine Gegendarstellung. Der Pater wurde nicht verurteilt. Für meinen Vater als gläubigen Katholiken, war dies ein schockierendes Ereignis und ein weiteres Warnsignal dem Regime auch künftig in jeder Hinsicht zu misstrauen.

In einem kleinen Dorf wie dem unseren, wo jeder fast alles vom anderen weiß, ließen Repressalien politisch Andersgesinnten gegenüber nicht lange auf sich warten. Mein Vater kannte den amtierenden Nazi-Bürgermeister, einen Bauern, seit seiner Kindheit. Sie waren miteinander zur Schule gegangen und waren per Du. Das hinderte den regimetreuen Bürgermeister nicht daran, den von meinem Vater 1944 begonnen Hausbau zur Erweiterung unseres Wohnbereichs aus fadenscheinigen Gründen durch die zuständige Kreisbehörde einstellen zu lassen. Eine Aussprache meines Vaters mit ihm änderte daran nichts. Im Gegenteil, er sagte: „Du kannst darauf gefasst sein, dass das auf deinem Grundstück lagernde Baumaterial von mir abtransportiert werden wird. Damit will ich mir eine Garage bauen." Die Baugrube wurde tatsächlich auf seinem Grundstück ausgehoben. Zum Abtransport des Materials kam es aufgrund kriegspolitischer Wirren nicht mehr.

Wir Kinder waren oft in unserem Vorgarten, wenn die heranwachsenden Töchter dieses Bürgermeisters auf einer Fuhre Klee sitzend an unserem Haus vorbeifuhren. Sie deuteten auf uns und auf das halbfertige Haus und lachten. Ihre schadenfrohen Gesten haben sich in mein Gedächtnis eingebrannt.

Vor einem politischen Hintergrund erfolgte auch die Einziehung meines Vaters zum so genannten Volkssturm. Dies war eine dem Militär ähnliche Truppe, in die diejenigen abkommandiert wurden, die altersmäßig nicht in die Armee eingezogen werden konnten. Das ging dann so vonstatten, dass mein Vater per Fahrrad zu dem zirka acht Kilometer von uns entfernten Kriegsflughafen Obertraubling fahren und sich dort melden musste. Auf dem Flughafen gab es neben vielen geparkten Flugzeugen auch ein Arbeitslager für russische Kriegsgefangene. Mein Vater wurde von den vor Ort agierenden Offizieren zusammen mit seinen anderen Volkssturmkameraden zum Bewachungsdienst der Gefangenen eingeteilt.

Die Russen mussten auf den Feldern der Bauern arbeiten. Ihre Arbeit bestand in jenem Herbst 1944 aus dem Ernten von Zuckerrüben und Ranern (Futterrüben für das Vieh). Ganz wichtig war das Einsammeln von Kartoffeln. Zum Überwintern der großen Masse von Kartoffeln mussten die Gefangenen auf den Feldern so genannte Mieten (Gruben bedeckt mit Stroh und Erde) graben und die Kartoffeln hineinschütten. Nachdem die Verpflegung der Russen im Lager weniger als üppig war, versuchten sie ihren Speiseplan dadurch zu ergänzen, dass sie in ihre bis zu den Knien reichenden Taschen ihrer sprichwörtlich enorm großen Russenmäntel so viele Kartoffeln wie möglich ins Lager trugen. Am Lagereingang wurden sie sporadisch von Posten kontrolliert. Da kam es vor, dass die Taschen geleert werden mussten und sich „Berge“ von Kartoffeln auftürmten. Dann kam natürlich auch die Frage an den begleitenden Wachposten: „Und was haben Sie dazu zu sagen?“ Die kategorische Antwort meines Vaters war: „Ich habe nichts gesehen.“ Er dachte wohl, warum jemand treten, der schon am Boden ist. Vermutlich hatten ihn seine harte Kindheit, die entbehrungsreichen Jahre als junger Erwachsener und auch die lebensbedrohlichen Erlebnisse als Soldat im 1. Weltkrieg besonders sensibel gemacht für Menschen in unverschuldeter Not. Dies zeigte sich in seiner Zeit als Wachposten darin, dass er den Gefangenen von seinen eintägigen Heimaturlauben stets Tüten mit selbstgebautem und getrocknetem Tabak und einige Laib Brot mitbrachte. Die Übergabe musste geheim, so wie etwa „im Gehen verlieren“, stattfinden, worauf die Russen geeicht waren. Denn man konnte nie wissen, ob nicht irgendwo ein potentieller Denunziant lauerte. Die Gefangenen zeigten ihre Dankbarkeit ihm gegenüber darin, dass sie ihm aus Flugzeugmaterial selbst gemachte Taschenmesser oder aus Holz, Stroh und Stoffresten selbst gefertigte Kästchen schenkten.

Nachdem mein Vater eingezogen worden war, führte meine Mutter die Poststelle weiter. Bereits zwei Jahre nach Kriegsbeginn wurde die Post nicht mehr wie vordem per Postauto gebracht. Sie musste im zirka acht Kilometer entfernten Obertraubling mit einem hölzernen Postwagen mit Ein-Pferdbespannung vom Zug abgeholt werden. Das war schon im Sommer bei Regenzeiten nicht angenehm.

In den damaligen kalten Wintern fuhr meine Mutter im Pferdeschlitten, nutzte pelzgefütterte Fußwärmer, viele Decken und dicke Handschuhe und hoffte, dass der Zug keine allzu lange Verspätung haben würde.

In dieser Zeit war es auch, dass nachts ein Steinchen an das Schlafzimmerfenster meiner Mutter flog, ein mit Verwandten abgesprochenes Kommunikationsmittel. Sie sprang sofort aus dem Bett, öffnete das Fenster und fragte in die Nacht: „Wer ist da." Mein Onkel Schorsch antwortete: „Die geschlagene Armee." Das sollte ein makabrer Scherz sein. Denn auch er war ein früher Regimegegner. Er war zur Wehrmacht eingezogen und mit seiner Truppe an den Plattensee in Ungarn verlegt worden. Dort stürzte er in einem maroden Haus einige Meter in die Tiefe und erlitt eine Lungenquetschung. Nachdem es im dortigen Lazarett keine Behandlungsmöglichkeit gab, wurde er an den Heimatstandort Regensburg beordert. In Regensburg waren die Lazarette überfüllt. Deshalb erhielt er die Erlaubnis in das zwölf Kilometer entfernte Wolkering in sein Haus zu gehen. Er brachte einen Kameraden mit, den er als „Kamerad Schnürschuh" vorstellte. Selbstverständlich holte meine Mutter die beiden sofort ins Haus, machte Feuer und kochte eine schmackhafte Mahlzeit.

Zirka eine Woche später, seine Krankheit immer noch unbehandelt, bekam mein Onkel die Order sich am Truppenstützpunkt in Straubing zu melden. Mit der Order bekam er auch einen verschlossenen Brief zur Vorlage bei dem dort zuständigen Offizier. Er ahnte nichts Gutes und bat meine Mutter mit ihm den Brief zu öffnen. Doch in dieser prekären Situation verließ selbst meine sonst so couragierte Mutter der Mut und sie verneinte. Er verstand dies im Hinblick auf die allgegenwärtige enorme politische Gefahr und die absehbaren dramatischen Folgen einer Entdeckung. Er musste nach Straubing. Doch zu Fuß konnte er dies in seinem angeschlagenen gesundheitlichen Zustand nicht schaffen. Er ging deshalb zum dörflichen Gemeindeamt und beantragte die Aushändigung seines konfiszierten Fahrrads. Nach einigen Querelen wurde ihm sein Fahrrad übergeben. Damit fuhr er Richtung Straubing, blieb aber im Ort Tiefbrunn bei einem Onkel über Nacht. Dieser Onkel war ein gesetzter älterer Mann, dem er sich bezüglich des Briefes anvertraute. Sie öffneten den Brief gemeinsam und lasen, dass unser Dorfbürgermeister ihn als Drückeberger und Frontverweigerer denunziert hatte. Als einen „Feigling, der an die Front gehört." Es erübrigt sich zu sagen, dass er diesen Brief nicht mitnahm, sich aber bei der Truppe in Straubing meldete. Kurze Zeit danach eroberten die Amerikaner Straubing und er kam in Gefangenschaft. Das bedeutete, dass er mit hunderten deutscher Kriegsgefangener mehrere Wochen unter freiem Himmel in Pferdekoppeln gehalten wurde. Schließlich wurde er entlassen und kam heim. Seine Lungenkrankheit verschlechterte sich zunehmend und er starb im Februar 1947.

Was die Lebensmittelversorgung betraf, hatten wir auf dem Land keine Engpässe. Zum einen pflanzten wir reichlich Gemüse, Obst und Kartoffeln in unserem eigenen Garten. Hühner, Gänse oder Schweinefleisch bekamen wir von den Bauern entweder bei der Postzustellung als Geschenk oder wir tauschten Fahrradteile gegen Naturalien. Einmal fütterten wir sogar eine kleine Sau in unserem Hinterzimmer. Ein Bauer schenkte sie uns, weil sie wachstumsmäßig zurückgeblieben war und er nicht an ihre normale Entwicklung glaubte. Sie war so süß und drollig und nach einiger Zeit aufgrund ihrer reichlichen Kartoffelmahlzeiten so fett, dass sie kaum auf ihren kurzen Beinen stehen konnte. Aber sie gab mit zunehmendem Körpergewicht auch ziemlich laute und deshalb verräterische Quietschtöne von sich. Die Schlachtung musste durchgeführt werden. Es war ein trauriger Tag für uns Drei, denn wir hatten sie mit ihrer rosaroten Haut, den abstehenden Öhrchen und den kleinen braunen Äuglein richtig lieb gewonnen.

Außerdem hatten wir einen Kaninchenstall, in dem immer vier bis sechs ausgewachsene Kaninchen waren, die häufig Junge produzierten. Wenn diese eine gewisse Größe erreicht hatten, wurden sie von meiner Mutter geschlachtet und das Fleisch köstlich zubereitet. Im Winter fütterten wir sie mit Heu und Kartoffeln. Im Sommer war es die Aufgabe von uns Kindern täglich die für alle erforderliche Menge an Löwenzahn von den Wiesen herbeizuschaffen. Das machte uns Spaß, denn wir konnten hautnah beobachten, wie die Tiere das von uns gebrachte Futter manschten und sich dabei auch streicheln ließen. Die etwas übel riechende wöchentliche Mistung wurde von meiner Mutter durchgeführt.

Frische Milch holte eines von uns Kindern, meistens ich, von einem Bauern im Dorf. Da war oben drauf eine dicke Hautschicht mit darunter liegendem Rahm. Meine Mutter hatte eine Maschine, die unter ständigem Rühren aus dieser Milchhaut eine Art Kochfett machte. Als sie einmal dieses Fett für die Zubereitung der abendlichen Röstkartoffel verwendete, kam von uns Dreien in ungewöhnlicher und mutiger Weise der Ausruf: „Des is aber net guat“ (Das ist aber nicht gut). Daraufhin veranstaltete sie erwartungsgemäß ein Donnerwetter; hat jedoch dieses Fett für weitere Röstkartoffelzubereitungen nicht mehr verwendet.

Die Bienenzucht meines Vaters war ein großer Segen und zwar hauptsächlich deshalb, weil wir mit Honig, der speziell in den Jahren 1943/44 reichlich floss, alles eintauschen konnten. Es gab nichts, was nicht für das fließende Gold plus wertlose Reichsmark, die jedermann reichlich hatte, beschafft werden konnte. Man sollte meinen, dass wir drei Kinder in diesem Honigparadies stundenlang Honig schleckten. Das Gegenteil war der Fall. Wir haben gelegentlich Stückchen von Honigwaben ausgelutscht. Ansonsten interessierten wir uns eher für Bonbon oder Schokolade.

Im unweit von unserem Haus gelegenen Gemeindehaus des Dorfes waren fünf kriegsgefangene Franzosen untergebracht. Sie arbeiteten bei den Bauern auf den Feldern. Meine Mutter hatte mit Ihnen eine Verständigung dahingehend, dass sie ihnen jeden zweiten Tag einen Laib Brot an einen bestimmten Zaunpfosten hängte. Sie musste vorsichtig sein. Diese Art „Vergehen“ konnte eine Inhaftierung in einem Konzentrationslager bedeuten. Sie sagte oft, ich tue das, damit im Gegenzug hoffentlich mein Bruder in Russland nicht verhungert. Er kam, wenn auch gesundheitlich schwer angeschlagen, nach Hause zurück. Die Franzosen besuchten einige Jahre nach Kriegsende meine Eltern und sie sprachen über ihre Zeit in dem kleinen bayerischen Ort, genannt Wolkering.

Im letzten Kriegsjahr sahen wir nachts in nordwestlicher Richtung den Himmel feuerrot erhellt, eine Folge der Bombardierung von Nürnberg. Mit ziemlicher Regelmäßigkeit kamen bei uns jeden Mittag die amerikanischen Bombengeschwader über Kärnten und Steiermark und bombardierten die Messerschmittwerke (Flugzeugbauwerke) in Regensburg. Ich überlegte, dass unser Haus bombardiert werden könnte. Deshalb nahm ich ein kleines Waschkörbchen und legte für uns Drei aber auch für Papa und Mama je ein Kleidungsstück hinein, für den Fall, dass wir flüchten müssten. Wie sich das wirklich abspielen und wie grausam das sein würde, so weit reichte meine kindliche Fantasie glücklicherweise nicht. Denn es gibt viele Altersgenossinnen, die diese erbarmungslose Wirklichkeit damals erleben mussten und bis heute psychisch darunter leiden.

Nachdem abzusehen war, dass die Front durch unser Dorf kommen würde und völlige Ungewissheit über unsere Lebensmittelversorgung während der Besatzungszeit herrschte, legte meine Mutter eine „unterirdische Vorratskammer“ an. Sie füllte ein Dutzend gut verschließbare, fünfundzwanzig Liter fassende Honigeimer mit Grundnahrungsmitteln wie Nudeln, Mehl, Grieß, Zucker und vergrub sie in unserem Garten. Wie sich herausstellte, mussten wir diese Vorsorge glücklicherweise nicht in Anspruch nehmen.

In den Zeitungen war zu lesen, dass die Siegertruppen Wertsachen requirieren. Daraufhin hat meine Mutter auch in dieser Richtung vorgesorgt. Sie nahm die wenigen damals für uns wertvollen Armbanduhren, ihren Schmuck und unsere Fotoapparate und legte sie auf den Boden unseres hölzernen Kleinkindbettchens. Darauf häufte sie sämtliche Stoffreste, die sich während ihrer jahrelangen Nähtätigkeit angesammelt hatten. Dieses Versteck wurde von den Besatzern nicht durchstöbert.

Nach Kriegsende und der Besetzung von Regensburg kam es häufig vor, dass dem ahnungslosen Fahrradfahrer vom Lande am Stadteingang durch einen vor der großen Kaserne Wache stehenden farbigen US Soldaten seine Armbanduhr abgenommen wurde. Der Soldat schob dabei lächelnd seinen Ärmel hoch und zeigte seine Uhrensammlung, die vom Handgelenk bis zum Ellenbogen reichte.

Während der letzten Kriegswochen wurden hauptsächlich nachts Menschen und Material nach Süden transportiert und zwar auf ländlichen Nebenstraßen wie unserer, weil Transporte auf Hauptstraßen wegen der Bombengefahr zu riskant waren. An der Hauptstraße des Dorfes wohnend, konnten meine Mutter und ich von einem Schlafzimmer im ersten Stock ohne Licht zu machen beobachten, was in solchen Trossen alles nach Süden zog. Da waren hauptsächlich schwer bepackte Pferdefuhrwerke, wenige Lastwagen. Vor und hinter den Fuhrwerken gingen Kriegsgefangene, an den Seiten der Kolonnen gingen deutsche Soldaten mit Gewehr über der Schulter. Es wurde nicht gesprochen. Man hörte nur hin und wieder Pferdeschnauben oder Kettengeklirre. Nachdem die Straße nicht asphaltiert war, konnte sich der Zug relativ lautlos fortbewegen. Solche Durchmärsche dauerten zirka fünfundvierzig Minuten.

Es war eine Frage der Zeit, bis auch mein Vater mit seiner Volkssturmtruppe und den russischen Kriegsgefangenen in einem derartigen Tross Richtung Süddeutschland würde marschieren müssen. Für diesen Fall, der auch tatsächlich eintrat, gab es eine Absprache zwischen ihm und meiner Mutter, dass er nicht mit der Truppe mit marschieren würde, sondern sich in eines seiner Bienenhäuser in unserem Wald, zirka fünf Kilometer vom Dorf entfernt, absetzen würde. Das hat er auch getan. In letzter Minute hängte sich einer seiner Kameraden, ein Mann aus dem Nachbardorf Oberhinkofen, an seine Fersen und ging mit ihm. Wären sie erwischt worden, hätte dies mit Sicherheit eine standrechtliche Erschießung oder Erhängung bedeutet. Die erste Nacht im Wald waren sie deshalb sehr vorsichtig. Sie übernachteten nicht im Bienenhaus, sondern bauten sich aus trockenem Reisig eine Schlafstätte im Dickicht. Mein Vater hatte sein Gewehr mitgenommen und erzählte später, dass er beschlossen hatte, sich bei einer Entdeckung bis zur letzten Patrone zu verteidigen. Einen Tag später setzte aus dem Westen der Artilleriebeschuss der Amerikaner ein. Somit waren mein Vater und sein Kompagnon sicher, dass sich unter Artilleriebeschuss kein Nazidenunziant in den Wald wagen würde. Wer sich allerdings scharenweise absichtlich in den Wald verirrte, waren deutsche Soldaten, die einen fortgesetzten Kampf als sinnlos erachteten, sich von ihrer Truppe absetzten und nach Süden flüchteten um in amerikanische Kriegsgefangenschaft zu geraten. Mein Vater in ziviler Arbeitskleidung mit der Axt über der Schulter sprach mit einzelnen Soldaten und Offizieren, die im genau sagen konnten, welches Dorf die Amerikaner bereits eingenommen hatten. Denn obwohl er jede Nacht an den Waldrand ging, um zu sehen ob unser Haus noch stand, waren diese aktuellen Lageberichte über den örtlichen Stand der amerikanischen Armee für sein Verbleiben oder Nicht-Verbleiben im Wald ausschlaggebend.

In der Nacht vor seinem Heimgang eröffnete ihm sein Kompagnon, dass er keine Zivilkleidung bei sich hätte. Das Ablegen der deutschen Uniform war lebenswichtig, wollte man nicht von den durch den Wald ziehenden Amerikanern, die ähnlich wie die deutschen Soldaten auf dem Weg nach Süden waren, als Partisan erschossen werden. Mein Vater ging spät nachts mit Mut und Vertrauen, (man konnte noch in letzter Minute denunziert werden), zu einem nahe gelegenen Einödhof, dessen Besitzer er kannte. Er wurde nicht enttäuscht. Der Bauer gab ihm die notwendige Zivilkleidung für seinen Kompagnon. Gegen Mittag des nächsten Tages machten sich beide auf den Heimweg. Der Kompagnon traf kurz vor Oberhinkofen, seinem Heimatdorf, auf einen Schäfer mit einer großen Herde. Dem schloss er sich an und schlenderte mit ihm die Dorfstraße entlang zu seinem Haus. Für ihn war der Krieg zu Ende.

Während der Tage, in denen sich mein Vater im Wald vor den Nazis versteckt hielt, kam für uns im Dorf die Front immer näher. Eines Abends erschien ein deutscher Soldat und fragte meine Mutter, ob er mit fünf russischen Kriegsgefangenen sich in unserer Holzlege (Holzschuppen) einquartieren dürfte. Sie seien das Marschieren satt und wollten hier auf ihre Gefangennahme bzw. Befreiung durch die Amerikaner warten. Meine Mutter sagte zu unter der Bedingung, dass sie im Fall einer deutschbehördlichen Entdeckung nichts von deren Verbleib gewusst habe. Sie gab ihnen allen Brot und Suppe. Nachdem die amerikanische Artillerie zwei Tage mit kurzen Unterbrechungen über unser Dorf hinweg geschossen hatte, sahen der deutsche Soldat und die Russen voraus, dass bald ein Tieffliegerangriff zu erwarten war. Meine Mutter stimmte zu, als sie sich daran machten im Garten eine Grube auszuheben. Diese wurde mit Holzbalken und Geröll als Tarnung überdeckt. Der Boden wurde mit Stroh ausgelegt. Sie bot ungefähr zwölf Personen gebeugt stehend Platz. Die Grube war eine Vorsichtsmaßnahme für den Fall, dass unser Haus bei einem Angriff abbrennen sollte. Wie erwartet, kam der Tieffliegerangriff am nächsten Tag. Meine Mutter, wir Drei und zwei Nachbarinnen lagen am Boden der Grube. Die Russen und der Deutsche platzierten sich, wahrscheinlich zu unserem Schutz, am türlosen Eingang. Die Flugzeuge donnerten über die Hausdächer hinweg und verschossen dabei ihre Munition. Es war ein Höllenlärm. Immer und immer wieder kamen sie zurück und das von ihnen verursachte durch Mark und Bein dringende Zischgeräusch war schier unerträglich. Ich dachte, wir würden alle sterben. Das ganze dauerte etwa fünfundvierzig Minuten. Danach krochen wir aus der Grube und sahen, dass unser Haus unbeschädigt noch stand. Ein Haus im Dorf war bombardiert worden und es brannten einige Scheunen. Wir waren, dank der Vorsorge der Soldaten, mit dem Schrecken davon gekommen.

Am nächsten Tag rollten die amerikanischen Panzer von Westen nach Osten die Dorfstraße entlang. Vom Kirchturm wehte die weiße Fahne. Der Krieg war für uns aus. Die meisten Dorfbewohner waren erleichtert. Der Nazi-Bürgermeister schickte schnell einen Handwerker zu seiner Familiengrabstätte auf dem Dorffriedhof. Er hatte die Aufgabe, das zur Nazizeit auf dem Grabstein eingemeißelte Hakenkreuz durch das christliche Kreuz zu ersetzen.

Wir Drei und viele andere Dorfkinder standen natürlich am Straßenrand und staunten über die riesigen amerikanischen Fahrzeuge mit ihren vielen Antennen, die überall herausragten. Während wir noch ungläubig staunten, kam unser Vater vom Wald her über die Wiese auf uns zu. Jetzt war der Jubel bei uns Dreien groß! Es dauerte nicht lange, bis die Amerikaner ihre Panzer verließen und in den Häusern Razzien durchführten. Als sie bei uns ankamen, ergab sich der deutsche Soldat und die Russen identifizierten sich. Als die Amerikaner meinen Vater fragten: „Du Soldat?“, antworteten die Russen für ihn: „Nix Soldat, guter Mann.“

Die Amerikaner machten sich daran für ihre Truppe im Dorf Quartier zu machen. Folglich kam ein Offizier mit einer enormen Armbanduhr auf uns zu, zeigte auf seine Uhr und kommandierte ziemlich barsch: „Eight o’clock out, out, eight o’clock out.“ Wir verstanden kein Wort, ahnten aber, dass wir unser Haus verlassen mussten. Da lag es nahe die Grube als Unterschlupf zu nutzen.

Für meine Eltern und meine beiden Schwestern war es zum Schlafen etwas eng in der Grube. Deshalb wurde ich nebenan zu meinem Onkel geschickt. Auch diese Familie war um acht Uhr abends aus dem Haus verwiesen worden und flüchtete in den Stall. Da waren mein Onkel, meine Tante, der zirka drei Monate alte Karl in seinem Waschkorbbettchen, zwei jugendliche Cousins und meine wenige Jahre als ich ältere Cousine. Am Eingang des Stalls war ein freies, zirka fünfzehn Quadratmeter großes Geviert. Rechts und links davon standen die vier Pferde in ihren Boxen. Geradeaus waren die acht Kühe in einer Reihe. In dem Geviert wurde Stroh aufgeschüttet und wir legten uns alle schlafen. Aber von Schlafen konnte bei mir kaum die Rede sein. Denn regelmäßig muhte eine Kuh, oder es schnaubte ein Pferd, oder es klirrten ihre Ketten. Die ganz Zeit dachte ich, hoffentlich tritt kein Pferd zurück und mir auf den Kopf. Außerdem fand ich es schwierig mich mit dem penetranten Stallgeruch anzufreunden. Für meine Verwandten war dies nichts Ungewöhnliches. Sie verbrachten täglich viele Stunden im Stall beim Füttern, Melken, Misten und der Pferdepflege. Ich ließ mir nicht anmerken, dass ich in der Situation ziemlich unglücklich war. Die Nacht ging vorbei und bei Tagesanbruch lief ich heim und konnte die nächsten Nächte mit in der Grube schlafen.

Die amerikanische Armee blieb fünf Tage, bevor sie ihren Eroberungszug fortsetzte. Während dieser regnerischen Märztage spielte sich unser Leben im Garten und in der Grube ab. Meine Mutter erwirkte von den Hausbesetzern die Entnahme ihres fünfzig Liter fassenden Waschkessels und einen Sack Kartoffeln. Der Waschkessel wurde im Garten auf Ziegelsteine gestellt und darunter Feuer gemacht. So kochte sie für uns alle eine Kartoffelsuppe, die tagelang ausreichte. Als die Soldaten meine Mutter bei dieser Tätigkeit beobachteten, gingen sie mit geschultertem Gewehr an ihr vorbei und ließen Fleischkonservendosen ins Gras fallen. Eine willkommene Aufwertung unserer Kartoffelsuppe. Uns Kindern gegenüber waren die meisten Soldaten sehr freundlich. Wir standen verloren im nassen Gras. Sie gingen langsam auf uns zu und ließen Fruchtriegel und Schokolade ins Gras gleiten. Den Fruchtriegel kannten wir nicht, haben uns aber schnell an die süßen getrockneten Früchte gewöhnt.

Etwa am dritten Tag der Besetzung kam ein amerikanischer Offizier zu meinen Eltern in die Grube, der sehr gut Deutsch sprach. Er hatte eine Flasche Rotwein und Gläser mitgebracht und erzählte von seinem Leben in Amerika. Unter anderem sagte er auch: „Ich bin Jude. Mein Vater ist Deutscher und meine Mutter ist Amerikanerin." Während der Unterhaltung stießen die Drei immer wieder auf Amerika an. Erst als er weg war, erkannte meine Mutter an der leeren Flasche den Wein aus ihrer Vorratskammer.

Nach fünf Tagen zogen die amerikanischen Truppen ab und hinterließen in den Häusern ein Paradies von Lebensmitteln. Hauptsächlich waren es Fleisch- und Fischkonserven, aber auch Trockenobst, Trockenei und Trockenmilch. Die Hausfrauen erfreuten sich besonders an erheblichen Mengen guter Seife, die bei uns während der Kriegsjahre aus den Geschäften verschwunden waren. Allerdings gab es auch Berge von Geschirr, Töpfe und Pfannen zu spülen und es mussten die von einem Haus zum anderen getragenen Gegenstände (Federbetten, Geschirr) wieder zu ihren Besitzern zurück gebracht werden.

Direkte Nachkriegszeit

Direkt nach dem offiziellen Kriegsende am achten Mai 1945 lebten wir ordnungspolitisch quasi im rechtsfreien Raum. Es gab keine deutsche Polizei und die amerikanische Militärpolizei war weit weg in Regensburg. Außerdem waren die Kommunikationsmöglichkeiten äußert beschränkt. Es gab nach wie vor nur ein Telefon im Dorf. Da wundert es nicht, dass es zu grotesken widerrechtlichen Auswüchsen kam.

Die ausländischen Kriegsgefangenen, jetzt befreit aber noch im Land, waren in den früheren deutschen Arbeitsdienst- und Militärbaracken untergebracht. Sie warteten auf ihren Abtransport in ihre Heimatländer. Doch dieser ließ auf sich warten. So kam es dazu, dass sich teilweise bewaffnete Banden bildeten, welche die Bevölkerung einschüchterten. Beispielsweise trieben sie nachts eine Kuh oder ein Schwein aus dem Stall eines Bauern, luden es auf einen Lastwagen und fuhren davon. Der Bauer konnte nur zusehen und durfte nicht einschreiten, wenn ihm sein Leben mehr wert war als das seiner Tiere. Der eine oder andere Landwirt erlag der Versuchung mit diesen Banden Viehhandel zu treiben. Niemand im Dorf wunderte sich deshalb, als eines Tages einer der Bauern tot und ohne seine Gummistiefel im Wald gefunden wurde.

Zu dieser Zeit war die Lebensmittelversorgung in den Städten ein großes Problem. Viele Städter kamen auf die Dörfer und tauschten bei den Bauern Silberbestecke oder andere Wertsachen gegen Essbares. Aber nicht alle hatten Gegenstände zu tauschen. Sie gingen von Hof zu Hof und fragten zum Beispiel nach einem Ei. Sie wurden von der Landbevölkerung Hamsterer genannt. Nachdem täglich mehrere von ihnen auf die einzelnen Höfe kamen, wurden sie auch immer öfter mit „wir haben nichts zu vergeben" abgewiesen. Ich habe eine derartige Szene in der Wohnstube auf dem Hof meines Onkels miterlebt. Es kam ein junger Mann, der sehr höflich um ein Ei bat. Worauf meine Tante etwas barsch sagte, „wir haben keine mehr". Daraufhin verließ der junge Mann sichtlich betrübt und geknickt das Zimmer. Ich fühlte mich betroffen und war lange sehr traurig darüber. Bis heute spüre ich die Demütigung, die der junge Mann damals erfahren musste.

Im Jahr 1946 wurde das zweihundertjährige Bestehen unserer Dorfkirche gefeiert. Zu diesem Fest hatte der Dorfpfarrer einen Chor junger Sängerinnen und Sänger aus Regensburg angeheuert, die den feierlichen Gottesdienst musikalisch gestalten sollten. Sie taten dies mit Hingabe. Sie freuten sich sicher schon darauf, dass sie nach dem Gottesdienst alle in verschiedenen Bauernhäusern zum Mittagessen eingeladen waren. Auch meine Mutter servierte eine köstliche Mahlzeit.

Sie setzte noch eins drauf, indem sie eine reich verzierte Sahnetorte mit verschiedenen Beeren und Früchten auf den Tisch brachte. Wahrscheinlich haben sich diese jungen Menschen in dieser von Lebensmittelknappheit geprägten Zeit noch lange an ihre üppigen Sonntagsessen in Wolkering erinnert.

Nachdem gelegentlich amerikanische Soldaten in ihren Jeeps durch das Dorf fuhren, hatte man mir ein Verslein angelernt, das dem Umtausch von Zigaretten gegen frische Eier dienen sollte: „Do you have cigarettes, we give eggs for.“ Ich rief es den Soldaten begeistert zu und der Umtausch funktionierte jedes Mal.

Überhaupt florierte in dieser Zeit das Tauschgeschäft in der Bevölkerung. Meist musste neben dem Tauschobjekt auch eine nicht unerhebliche Geldsumme entrichtete werden. Als mein Vater für mich zwei Paar Schuhe kaufte, musste er dafür fünfundzwanzig Pfund Honig und eintausend Reichsmark hinlegen. Wenn es nichts zu tauschen gab, musste die Ware hoch bezahlt werden. Beispielsweise traf mein Vater jede Woche einen Mann in Regensburg. Dort gab er ihm auf offener Straße seine Aktentasche, die einhundert Reichsmark enthielt. Er wartete bis der Mann zurück kam und in der Aktentasche eine Stange amerikanischer Zigaretten war, die er an Dorfbewohner verkaufte. Meine Mutter, naturgemäß menschlichem Verhalten gegenüber skeptisch eingestellt, prophezeite „Du gehst so lange dahin, bis der eines Tages nicht mehr zurück kommt“. Ihre Prophezeiung wurde war. Eines Tages stand mein Vater da ohne Aktentasche, ohne Geld und ohne Zigaretten.

Für uns Kinder war, zumindest aus unserer Sicht, eine herrliche Zeit angebrochen. Wir hatten nach Kriegsende nahezu zwei Jahre keine Schule. Der Lehrer wartete auf seine Entnazifizierung und durfte nicht unterrichten. Junge, von der Naziideologie unbedarfte Lehrer/innen, mussten erst im Eiltempo ausgebildet werden. Lediglich der Dorfpfarrer erhöhte seinen Religionsunterricht von wöchentlich zwei auf vier Stunden. So kam es auch, dass meine Schwester Ella aus dem Gebetbuch lesen lernte. Wir zwei saßen neben dem großen Waschkessel, in dem eine trübe Brühe von Zuckerrübenschnitzel brodelte, aus der Sirup gewonnen wurde. Ich hatte den strikten Auftrag von meiner Mutter aufzupassen, dass diese klebrige Masse nicht zu hoch kochte und auf keinen Fall überkochte. Nebenbei half ich meiner Schwester Buchstaben zu erkennen und in Sätze zusammenzufügen. Sie bereitete sich auf ihre Erstkommunion vor und hatte die Anweisung des Dorfpfarrers bestimmte Abschnitte in ihrem Gebetbuch zu lernen und beim nächsten Unterricht vorzulesen. Beides, Auftrag und Anweisung wurden erfüllt. Der Kessel kochte nicht über und bei Ella war der Grundstein zum Lesen gelegt.

Das Zusammenleben im Dorf war trotz nationalsozialistischem Regime, dem Kriegsgeschehen und der Nachkriegszeit geprägt durch die Feste des Kirchenjahres. An Weihnachten freute ich mich trotz des vielen Schnees und der oft grimmigen Kälte speziell auf die Christmette. Sie wurde um vierundzwanzig Uhr abgehalten und alle Dorfbewohner gingen mit Laternen zur Kirche. Einige Jahre hintereinander durfte ich im Krippenspiel die Madonna darstellen und war sehr stolz auf diese Rolle. Meine Mutter hatte trotz Materialknappheit die entsprechenden Stoffe beschaffen können und mir ein langes weißes Kleid mit Goldlitze und einen himmelblauen Schleier genäht. Darin sah ich aus als wäre ich einem klassischen Krippengemälde entstiegen. Als wir gegen ein Uhr dreißig wieder heim kamen, gab es die von mir heiß geliebten Mettenwürstchen mit Senf und einer Semmel.

Das Christkindl kam vor dem Kirchgang. Wir durften es nicht sehen, weil es sonst keine Geschenke hinterlassen würde. Während das Christkindl mit seinen Engelchen in der warmen Wohnküche alles auspackte und aufstellte, mussten wir Drei im Fahrradladen bleiben und beten. Erst beim Ertönen eines Glöckchens durften wir ins Wohnzimmer stürmen und die Geschenke an uns nehmen. Wir bekamen je nach Alter Puppen mit Schlafaugen, Puppenküchen, Puppenverkaufsläden, Brettspiele, Deckchen und Garn zum Sticken, Wolle zum Stricken und natürlich Teller voll selbstgebackener Plätzchen. Einmal hatte ich mir einen hölzernen Leiterwagen mit Pferdegespann gewünscht und habe den auch bekommen. Das von meiner Mutter betriebene rege Lebensmittel versus Warentauschgeschäft hatte es ermöglicht.

Den großen Christbaum holten wir jedes Jahr aus unserem eigenen Wald. Wenn wir das Einholen bis kurz vor dem Fest hinausschoben, kam es vor, dass der Schnee erst von den Zweigen geschüttelt werden musste, um den Wuchs des Baumes zu begutachten, bevor die Säge angesetzt wurde.

An Ostern nähte uns die Mutter meist neue Kleidchen. So ausstaffiert trugen wir in Körbchen das „Geweihte“ zur Kirche. Dieses bestand aus Brot, geräuchertem Fleisch, Eiern, Salz und einem aus Teig gebackenen Osterlämmchen mit buntem Halsband. Während des Gottesdienstes wurden diese Gaben geweiht. Sie wurden wieder nach Hause getragen und von der Familie vor dem Mittagessen verspeist.

Fronleichnam oder der „Prangertag“ war mit vielen Aktivitäten verbunden. Zunächst kehrte die Mutter rund um das Haus und besonders an der Straßenseite. Der Vater band frisch geschnittene junge Birkenbäumchen an den Zaun. Von den Fenstern hingen mit Goldlitzen eingefasste rote Tücher. Von mehreren Häusern wehte die gelb-weiße Kirchenfahne. Es war Prangertag, ein Tag zum prangen zur Ehre Gottes. Immerhin wurde das Allerheiligste in der goldenen Monstranz vom Dorfpfarrer unter einem von Männern getragenen Baldachin aus weiß-goldenem Brokatstoff durch das Dorf getragen. Vor dem Baldachin gingen Ministranten und auch wir Drei mit den anderen Kindern. Hinter dem Baldachin folgten die Dorfbewohner. Fahnen von verschiedenen Vereinen wurden von kräftigen jungen Männern getragen. An vier verschiedenen Bauernhöfen mit speziell für diesen Anlass errichteten Altären hielt die Prozession zur Lesung eines Evangeliums. Wie alle Mädchen waren auch wir Drei ganz in weiß angezogen mit Kränzchen im Haar. Wir hatten Körbchen und verstreuten Blütenblätter während der Prozession durch das Dorf. In einem Jahr wurde ich neben anderen drei Schulkameradinnen ausgewählt bei der Prozession „eine Figur zu tragen.“ Die Figur war eine zirka achtzig Zentimeter hohe Madonnenstatue. Die Nacht vor dem Fest umwand meine Mutter eine hölzerne Trage und deren diverse Rundbögen mit Buchsbaumzweigchen, Yasmine- und Schneeballenblüten. Die Madonnenstatue wurde in die Blütenpracht gestellt und befestigt. Wir Vier übten das Aufnehmen und Abstellen der Trage. Am Festtag ging alles glatt.

Bei allen diesen Festen gab es natürlich ein köstliches Mittagessen, sehr oft Gans, Ente oder Schweinebraten mit schmackhaften Beilagen. Traditionsgemäß gingen meine Mutter und andere Hausfrauen um sieben Uhr in die Frühmesse. Mein Vater ging mit uns Kindern um zehn Uhr ins Hochamt. Als wir dann gegen zwölf Uhr heimkamen, duftete das ganze Haus nach leckerem Essen und wir konnten es kaum erwarten, dass aufgetischt wurde.

Im Frühjahr meines dritten Schuljahres hatte ich Erstkommunion. Bei dieser kirchlichen Feier traten die Mädchen in Weiß, die Buben in dunklen Anzügen auf. Natürlich nähte meine Mutter mein Kleid, denn es gab so etwas nicht zu kaufen. Irgendwie konnte sie das Kränzchen und die aufwändig gearbeitete Kerze beschaffen. Wir waren eine kleine Gruppe von fünf oder sechs Erstkommunikanten. Zur Kommunion durfte nur gehen, wer ab Mitternacht nüchtern geblieben war. Deshalb gab mir meine Mutter vor dem Bettgehen einen rohen Eidotter zu trinken, „damit du morgen herhalten kannst."

Der Erstkommunion vorgeschaltet war die erste Beichte. Ich hatte große Angst im Beichtstuhl dem Dorfpfarrer meine Sünden zu sagen. Ich wusste auch nicht wie laut oder leise ich sprechen sollte, damit er es hören konnte, dass aber auch nichts nach draußen drang. Denn es waren doch nur an den oberen Teilen des Beichtstuhls Vorhänge zugezogen und nur wenige Meter davon weg knieten die anderen gleichaltrigen Kinder in ihren Betstühlen. Erleichtert verließ ich den Beichtstuhl und betete gerne die mir auferlegten Gebete. Aber schnell trieb mich eine neue Sorge um. Wie konnte ich jetzt wenigstens bis morgen ohne Sünde bleiben, wo ich doch dann zur Kommunion gehen durfte?

Die Firmung, zirka ein Jahr nach der Erstkommunion, war aus mehreren Gründen ein großes Ereignis. Diese Zeremonie fand in der Regel außerhalb des Dorfes im Dom zu Regensburg statt. Nur bei Bombenalarm wurde auf eine Kirche in den Vororten von Regensburg ausgewichen. An meinem wichtigen Tag spannte mein Onkel Xaver sein Gäuwagerl (Viersitzerwagen von einem Pferd gezogen) ein. Vorne auf dem Bock saß er und lenkte das Pferd. Hinten auf den Bänken saß ich, wieder ganz in weiß, mit meinen Eltern und meiner Firmpatin. Es war Tradition, dass die Firmpatin ihrem Firmkind ein Geschenk machte. Das Geschenk war meist die erste und für lange Zeit die einzige Uhr des Firmlings. Im Dom zu Regensburg traten einige hundert Firmlinge mit ihren Paten oder Patinnen einzeln vor den Bischof und erhielten seinen Segen. Während des Gottesdienstes freute ich mich die ganze Zeit auf das anstehende Bratwürstlessen. Diese am Rost gebratenen Schweinswürstchen mit Kraut und Semmel waren für mich eine kulinarische Köstlichkeit, die es im Dorf nur äußerst selten gab.

An Fasching oder Fasnacht wurden überall im Dorf Kuachl (Schmalzgebäck) gebacken. Wir Drei und einige Schulkameradinnen bekamen von meiner Mutter Kostüme genäht, sodass wir uns als Zwerg, Prinzessin oder Hexe verkleiden konnten. Wir setzten Annie, eine Schulkameradin als Prinzessin in unseren kleinen Leiterwagen und zogen von Hof zu Hof. Vor den Haustüren sangen wir jeweils: „Lustig ist die Fasenacht, wenn mei Muata Kuachl backt, wenn sie aber keine backt, pfeif' ich auf die Fasenacht.“ Die Bewohner kamen heraus, bewunderten unsere Verkleidung, forderten uns auf nochmals zu singen und füllten unsere Leinensäckchen mit köstlichen Kuachl.

Von der Schule heimgekommen, mussten wir gleich die Schulkleidung ausziehen und in etwas Abgetragenes wechseln. Im Sommer verbrachten wir viel Zeit in unserem Garten. In einer Ecke hatte jede von uns eine so genannte Lättenküche (Schlammküche). Als Speicherregale hatten wir uns einige schmale Stufen in den Gartenboden gegraben. Darauf lagen kleine Blechformen oder alte Töpfchen, verrostete Blechlöffel und kleine Wasserbehälter. Zu unserer viel praktizierten Backmethode gehörte beispielsweise das Vermischen von Erde mit Wasser, das Einfüllen dieses zähen Breis in die Backformen und das Trocknen lassen in der Sonne. Am nächsten Tag wurde verglichen, wessen Produkte am besten geraten waren. In der Lättenküche meiner Schwester Maria gab es auch eine alte verrostete Schere. Eines Tages haben Ella und ich festgestellt, dass Marias ziemlich große Warze am Fuß verschwunden war. Danach befragt sagte sie: „Die hab' ich mir mit der Lättenschere abg'schnitten.“ Keine gesundheitlichen Komplikationen.

Ganz in der Nähe unseres Gartens stand ein großer Heustadel (Scheune), an dessen Giebelseite eine zirka fünf Meter hohe Hollerstaude (Hollunderbusch) wuchs. In seinen starken Zweigen konnten wir in alle Richtungen klettern. Bald bestimmten wir, dass jede von uns Dreien darin ein Zweig-Zimmer bekommen sollte. Außerdem schlugen wir in das Holz der Scheune einige Nägel und legten schmale Brettchen drauf. So konnten wir Obst oder Getränke abstellen. Meine Schwester Ella verkündete: „Ich gehe jetzt in mein Schlafzimmer.“ Kurz darauf hörten wir „ratsch“. Der Ast war abgebrochen und sie war kopfüber nach unten gestürzt. Zum Glück wurde ihr Rock von einem Ast aufgespießt und sie blieb etwa einen Meter über dem Boden hängen. Maria und ich schütteten uns aus vor Lachen und konnten sie deshalb auch nicht befreien. Sie schrie: „Helft mir, helft mir.“ Nachdem keine Hilfe kam, strampelte sie so lange, bis der Rock einriss und sie auf dem Boden landete. Jetzt hatte sie allerdings ein großes Problem. Der Rock hatte einen langen Riss. Wir wussten, dass ihr deshalb meine Mutter empfindliche Schläge mit der stets bereitstehenden Weidenrute verpassen würde. Doch es gab eine verständnisvolle Nachbarin, die das Problem für Ella durch ihre Nähkünste beseitigte.

Als wir einen jungen Dackel bekamen, zeigte der ein recht ungewöhnliches Fressverhalten. Er hatte die ersten Wochen keinen Appetit auf das ihm vorgesetzte Futter, sondern lief auf die Straße, wo er die dort liegenden Pferdeäpfel fraß. Es stellte sich heraus, dass er seit seiner Geburt im Pferdestall untergebracht gewesen war und aus Futtermangel zu dieser Notlösung hatte greifen müssen. Ella adoptierte ihn liebevoll und führte ihn allmählich an besser schmeckende Kost heran. Maria ärgerte ihn, sodass er nach ihr schnappte. Sie wurden keine Freunde. Für meinen Vater war er ein guter Begleiter auf seinem täglichen Gang zu seinen Bienenhäusern im Wald. Da lief der „Waldi“ wild voran, schreckte einen Hasen auf oder kroch in einen Dachsbau. Ein solcher Dachsbaubesuch wäre ihm einmal beinahe zum Verhängnis geworden. Wahrscheinlich hat er durch seine Bewegungen im Bau das Einbrechen eines Teilstückes der Decke vor dem Eingang verursacht. Es gab wohl keinen glücklicheren Hund, nachdem ihn entsprechende Grabungen meiner Eltern wieder ans Licht gebracht hatten.

An einem Herbsttag hörte Ella ein schwaches Miauen im Gras in unserem Garten. Es war ein so genanntes „Krummet-Kätzchen“. Ein Kätzchen, das zur Krummet-Ernte (Herbstheuernte) zur Welt kommt. Es war sehr schwach und offensichtlich deshalb von seiner Mutter verlassen worden. Ella packte es in ihren Puppenwagen, nannte es Susi und zog es groß. Sie hörte aufs Wort. Wir mussten nur „Susi“ in den Garten rufen und sie kam gesprungen.

Auf unser Bitten hin ließ unsere Mutter in einer Ecke des Gartens für uns ein Holzhäusl errichten. Die zwei Zimmer hatten jeweils zirka vier Quadratmeter und Fenster. Die Wände waren mit grobem, gemustertem Papier tapeziert. Im ersten Raum war die Küche mit einem kleinen Tisch, einer Eckbank und einem kanonenrohrartigen einplattigen Öfchen. In einem Wandregal bewahrten wir Teller, Tassen und andere Gebrauchsgegenstände auf. Vor dem Häusl, unter dem nach außen geleiteten Ofenrohr, legte Ella einen kleinen Blumengarten an. Mit ihrer Blumenzucht erlebte sie viele Rückschläge, weil mehrmals das heiße Knie des Ofenrohrs abfiel und ihre aufkeimenden Pflänzchen verbrannte. Der zweite Raum war das Wohnzimmer mit kleinen Stühlen, einem Tischchen, Bildern an den Wänden und einem Regal.

Im Häusl waren wir an Regentagen oder wenn es im Garten temperaturmäßig ungemütlich war. An vielen Tagen stopften wir Strümpfe, denn es gab keine neuen zu kaufen. Meine Mutter trug die damals modernen Kunstseidenstrümpfe. Diese scheuerten hauptsächlich an den Fersen auf, sodass da nach einiger Zeit mehr Gestopftes als ursprüngliches Material zurückblieb und dies immer wieder erneut mit Stopfgarn zusammenzuhalten schwierig war. Wir ließen diese deshalb bis zuletzt und bearbeiteten erst alle anderen. Aber schließlich mussten wir ja ran.

Auf dem Öfchen wärmten wir manchmal eine Suppe oder brieten Eier. Martha, ein kleines, dünnes, quirliges Flüchtlingsmädchen von nebenan war viel bei uns. Sie brachte die Nachricht, dass es im Bäckerladen Fisch zu kaufen gäbe. Wir steckten ihr Geld zu und ein kleines Täschchen mit dem Auftrag, Fisch zu kaufen. Außerdem bläuten wir ihr ein, dass der Fisch keinesfalls größer sein dürfte als die Tasche, damit unsere Mutter nicht darauf aufmerksam würde. Es dauerte nicht lange und Martha lief die Dorfstraße zurück zu unserem Häusl laut schreiend: „An Kleineren hat's net geb'n!“ Und der Fisch quoll überall aus dem Täschchen. Es ging aber gut. Meine Mutter ahnte nicht, dass wir ein Fischbraten veranstalteten. Plötzlich fing das Fett mit dem Fisch in der Pfanne Feuer und die Flammen schlugen am Ofenrohr empor. In meinem Schreck packte ich die Pfanne und schleuderte sie samt Inhalt in den Garten. So endete das mit Spannung erwartete Fischessen.

Martha war immer unterwegs und zu jeder Art von Streichen bereit. Vor allem aber konnte sie mühelos in die höchsten Bäume klettern und auf uns herab schauen. Da dachte Ella, was Martha kann, kann ich auch. Sie schwang sich also über den Gartenzaun und riss sich dabei ein Stückchen Fleisch aus ihrem Hinterteil. Da wusste sie, Martha ist einmalig.

Zu uns ins Häusl kamen regelmäßig Schulkameradinnen. Wir erzählten, machten Spiele oder lernten bayerische Gedichte, beispielsweise: „Mir san Dachauer Bauern, san kreizfidel und froh ...“ Manchmal lasen wir auch Märchen. Als wir Rumpelstilzchen lasen, kam ich auf die Idee, dass man diese Geschichte auch spielen könnte. Ich machte die Idee den anderen schmackhaft und sie waren einverstanden. So verteilte ich auch gleich die Rollen. Ella war das Rumpelstilzchen und ihre Freundin Annie war die Königin. Beide lernten die Texte aus dem Buch und ich fungierte als Aufsicht. Ellas blaue Puppenwiege und ihre Puppe mit Schafzimmeraugen kam dabei zum Einsatz. Meine Mutter nähte die Kostüme. Als alles bereit war, erzählten wir allen Schulkindern von der bevorstehenden Aufführung bei uns im Laden. Die Bühne war am Boden vor den mit Leintüchern bespannten Lebensmittelregalen. Es gab eine lange Sitzbank für die Zuschauer. Eine Schulkameradin kassierte am Eingang den zehn Pfennig Eintritt. Bis heute erzählt Ella davon, wie sie dem Text entsprechend beim Aufdecken ihres Namens durch die Königin tot umfallen musste und jedes Mal auf ihren Krückstock fiel, dessen Knuppel sich schmerzhaft in ihren Rücken bohrte. Aber sie musste „tot“ liegen bleiben. Den Schulkindern gefiel das Spiel und sie erzählten darüber im Dorf. Daraufhin kam eine Einladung unseres Dorfpfarrers das Märchen für ihn im Pfarrhof zu spielen. Er war offensichtlich beeindruckt, wahrscheinlich weniger von der Aufführung als von unserer kindlichen Initiative aus Wenigem etwas zu machen.

Möglicherweise hat unser Rumpelstilzchen-Spiel den Dorfpfarrer auf die Idee gebracht etwas Größeres zu veranstalten. Jedenfalls wählte er das ziemlich lange Stück „Die heilige Imelda von Bologna“. Darin spielte ich die Imelda und meine gleichaltrige Schulkameradin Maritsch war mein Schutzengel. Imelda, das Kind reicher Eltern will ins Kloster gehen, ihre Mutter ist dagegen, aber schließlich bekommt Imelda ihren Willen durch „himmlische Einwirkung“ des Schutzengels. Die Aufführung war in der Kirche. Als Bühne diente die Erhöhung zwischen Kommunionbank und Altar. Die Leute strömten zur Vorstellung, einer willkommenen Ablenkung von den täglichen Sorgen und Nöten.

Neben den Festen des Kirchenjahres bestimmten die Jahreszeiten die Aktivitäten der Menschen im Dorf. Im Frühjahr waren die Felder zu bestellen und die Gärten zu bepflanzen. Im Frühsommer war die Heuernte, im Sommer die Getreideernte, im Herbst die Herbstheuernte und die Kartoffel- und Rübenernte. Im Winter musste Holz gehackt werden. Ein sehr aufwändiges Unternehmen war im Spätsommer das Dreschen des Getreides. Dies war jeweils ein Gemeinschaftsunternehmen, wobei mehrere junge Männer von den Nachbarhöfen zusammen arbeiteten. Ich verfolgte diesen Vorgang auf dem Hof meines Onkels und war davon fasziniert. Am frühen Morgen kam die einzige elektrische Dreschmaschine des Dorfes und wurde im Stadel abgestellt. Aus den Abteilen des Stadels wurden die Ährenbündel von Hafer, Gerste und Weizen herangetragen und in den Schlund der Dreschmaschine geworfen. Danach kam am anderen Ende der Maschine zum einen das gebündelte Stroh heraus und zum anderen die von Säcken aufgefangenen Getreidekörner. Das gebündelte Stroh wurde im Stadel gespeichert. Die Einzentnersäcke (fünfzig Kilo) wurden von den jungen Männern zum Haus und da über zwei Treppen auf den Dachboden zur Lagerung getragen. Die Maschine machte einen Höllenlärm. Die Arbeiter waren eingehüllt in Staubwolken. Der Schweiß rann ihnen in Strömen vom meist nackten Oberkörper. Verständlicherweise musste der dadurch aufkommende Durst mit reichlich kaltem Bier gelöscht werden. Das Dreschen dauerte je nach Größe des Hofes jeweils mehrere Tage und war nicht nur Schwerstarbeit für die Männer. Denn es mussten auch die Frauen in der Küche sowohl für die Brotzeiten als auch für die Hauptmahlzeiten stets schmackhaftes Essen bereit haben. Zur Brotzeit gab es Schwarzbrot, verschiedene Würste und Käse. Zur Hauptmahlzeit kamen Schweinebraten und Knödel auf den Tisch. Und dies alles aus Eigenherstellung. Nur das Bier kam vom Dorfwirt.

Auf der Dult

Ein aufregendes Ereignis für uns Kinder war der Besuch der Regensburger Dult (Jahrmarkt), die im Frühjahr und Herbst stattfand und bis heute stattfindet. Ohne öffentliche Verkehrsmittel mussten die Eltern jeweils sehr erfinderisch sein um uns dahin zu bringen. Wir trugen unsere Sonntagskleidchen und farblich dazu passende große Haarschleifen. Unser Vater trug Anzug und Krawatte, packte uns auf sein Geschäftsrad (eine Art Bäckerfahrrad mit Ladefläche über dem Vorderrad), meine zwei Schwestern vorne, mich hinten auf dem Gepäckträger und fuhr uns die zwölf Kilometer nach Regensburg. Uns entgegenkommende Radfahrerinnen riefen: „Oh, mei liabe Frau!“ Womit sie ausdrücken wollten: Welch eine Ladung! Mein Vater rief zurück: „Gell, da schaug’ts.“

Auf der Dult gab es viel laute Musik, die aus jedem Broaderer (Karussell) anders dröhnte. Da spielten sie die jedermann bekannten Schlager, wie „Du kannst es nicht ahnen, du munteres Rehlein du“ oder „Die Fischerin vom Bodensee ist eine fesche Maid, juchee!“ Wir tauchten ein in diese Stimmung und steuerten gleich auf den „Osaka Eispalast“ zu. Dessen Außenwände waren über und über mit Eisbären und großen aus dem Meer ragenden Eisschollen in den Farben weiß und blau bemalt. Es gab zirka sechs Sorten von Eis. Wir bevorzugten das uns bekannte

Vanilleeis. Hier war die süße Köstlichkeit geschmacklich um einiges besser als das an wenigen Sonntagen vom Dorfwirt daheim unter Zuhilfenahme von rotem Kuhsalz als Kühlungsmittel hergestellte Wassereis.

Als nächstes mischten wir uns in die Menge herausgeputzter Erwachsener und den, wie wir, sonntäglich gekleideten Kindern in Richtung Karussells. Kettenkarussellfahren war vergnüglich. Aber nachdem eine Fahrt in der Achterbahn die Wiederherausgabe meines gerade verzehrten Vanilleeises bewirkte, mied ich künftig diese Schaukeleien.

Faszinierend war für uns die Treffsicherheit, mit der junge Burschen und Männer die in mehreren Buden zu einer Pyramide aufgeschichteten Blechbüchsen mit einem Lederball aus zirka vier Meter Entfernung völlig zum Einsturz brachten. Die Regel war: Nach drei nacheinander kompletten Einstürzen gab es eine Belohnung in Form einer Papierrose.

Das Geisterhaus sah von außen ziemlich gruselig aus und die schaurige Musik tat ein Übriges uns von einem Besuch darin abzuhalten. Da teilten wir uns doch lieber einen Teller fingergroßer Rostbratwürstchen mit knackiger Bretzel. Vom gerösteten Steckerlfisch (auf Holzspieße gesteckte Kleinfische) hielten wir weniger.

Nachdem die Ausgabe eines regelmäßigen Taschengeldes an uns Kinder ein Fremdwort war, hat der Vater die diversen Vergnügungen bezahlt und war sicher froh, dass die Dult nur zweimal im Jahr stattfand.

Wieder zuhause, haben die Eindrücke von der Dult nachgewirkt. Ich beschloss: So was können wir auch veranstalten in unserem großen Garten. Meine Schwestern waren schnell dazu überredet. Die Veranstaltung wurde in die Sommerferien gelegt. Allen Dorfkindern und auch den auf den Einöden im Wald wohnenden wurde Ort und Zeit per Mundpropaganda mitgeteilt. Zunächst musste eine Schaukel als Karussellersatz beschafft werden. Diese bestand dann aus einem Baumstamm mit einem darüber gelegten Brett. Da wir kein Eis produzieren konnten, bekamen wir von der Mutter ein fünf Liter großes Glas mit selbst gemachter Zwetschgenmarmelade, das auf einem Tisch angerichtet war. Es wurde mit einem Esslöffel jeweils in kleine Gefäße gefüllt und zusammen mit einem Teelöffelchen ausgegeben. Meine Schwester Ella war zuständig für die Ausgabe an die Dult-Besucher. Sie langweilte sich und schleckte öfter mal mit dem Finger aus dem Glas. Als ich dies sah, rügte ich sie mit: „Das macht man nicht." Ein in der Nähe stehender Bub sagte: „Die frisst schon die ganze Zeit raus." Bis heute sorgt diese Anekdote für Gelächter bei Familienfesten. Unsere Wurfbude bestand aus einem Brettergestell, auf dem wir die Blechbüchsen ähnlich wie auf der Dult aufstellten. Als Wurfmittel mussten selbst genähte Stoffbälle herhalten, die zwar weniger effektiv als Lederbälle waren (in der Nachkriegszeit nicht käuflich), aber dennoch einige Volltreffer und besonders viel Belustigung bei diesem Wettbewerb erzeugten. Als Belohnung vergaben wir bunte papierene Schwäne in Flachformat. Zu unserer Dult waren fast alle Dorf- und Einödkinder gekommen. Das fröhliche Treiben dauerte bis Einbruch der Dunkelheit. Am ersten Schultag nach den Ferien forderte die Lehrerin die einzelnen Kinder auf über ihre Ferienerlebnisse zu erzählen. Von fast allen hörte sie: „Wir waren beim Kellnhauser auf der Dult." Die Lehrerin war verblüfft. Was sollte das heißen? Erst nach detaillierten Berichten konnte sie sich ein Bild von diesem dörflichen „Großereignis" machen.

Im Sommer und Herbst waren wir viel im Wald zum Himbeer- und Blaubeerpflücken. Wir kannten auch die Plätze, wo es die köstlichen Walderdbeeren gab. Regelmäßig gingen wir im Herbst ausgerüstet mit Leinensäckchen und Taschenmesser mit unserem Vater zum Pilzesuchen. Dabei durchstreiften wir die christbaumgroßen Fichtenpflanzungen, weil da auf dem Moosboden große Steinpilze mit kastanienbrauner Kappe zu finden waren. Im Hochholz fanden wir oft ganze Nester von zehn und mehr kleinen dicklichen Steinpilzen. Das war jeweils eine Riesenfreude. Die glückliche Finderin pfiff mehrmals. So wussten die anderen, dass ein Treffer gelandet worden war und dass sie kommen mussten. Sie kamen auch und bewunderten die Pracht, durften aber keinen für sich ausgraben. Nachdem wir mit unseren meist mehrere Kilo schweren Schätzen wieder daheim waren, wurde abzüglich unseres Eigenbedarfs jeder Pilz mit einem feuchten Lappen abgewischt, in Körbchen gestellt und von meinem Vater auf seinem kleinen weißen Motorrad zum Markt oder zum Großhändler nach Regensburg gebracht.

Auf einem dieser Waldgänge sah Maria einen ungewöhnlichen Käfer und wollte nicht weiter gehen. Sie deutete darauf und hauchte nur: „Angst." Darauf sagte mein Vater: „Der tut dir nix, der is so froh, wenn du ihm nix tust."

Manchmal gingen wir mit unserem Vater zum so genannten Stöcke reiten. Der Stock sind die Wurzeln eines Baumes. Nachdem wir in unserem eigenen Wald jährlich mehrere ausgedorrte Fichtenbäume für Brennholz absägten, wurden die Stöcke ausgegraben, klein gehackt und verheizt. Das Ausgraben der Stöcke mit Hacke und Axt war eine sehr mühselige und anstrengende Arbeit. Obwohl wir Kinder die Erde zwischen den Wurzeln ausräumten und auch mit der Axt hantierten, haben wir im Endeffekt wenig bewirkt. Für mich liegt der Gedanke nahe, dass uns der Vater mitnahm um nicht stundenlang allein sein zu müssen. Unsere gemeinsamen Pausen waren kurz, denn mein Vater vertrat die Ansicht: „Lang rasten macht faule Ross."

An heißen Sommertagen liefen wir mit anderen Kindern meist barfuß etwa eine halbe Stunde durch den Wald zu einem Weiher, der zu einem Einödbauernhof gehörte. Die Ufer waren dicht mit langstieligen Wasserpflanzen bewachsen, so dass man sich erst da durchkämpfen musste um zum Wasser vorzudringen. Das Wasser war unterschiedlich tief. Wer nicht schwimmen konnte, stand auf dem schlammigen Boden des Weihers und planschte. Doch wir wollten mit der Gruppe mithalten können und lernten mit ihr während eines Sommers schwimmen.

Gerne gingen wir zu einer unserer Schulkameradinnen, die im Herbst Kühe auf der Weide hüten musste. Wir machten ein Feuer und brieten darin Kartoffeln. Wenn auch meist die Schale ziemlich verkohlt und das innere ausgedörrt war, schmeckten sie natürlich köstlich.

Im Winter liefen wir nach der Schule zu den außerhalb des Dorfes gelegenen Hügeln und fuhren dort mit den anderen Kindern Schlitten. Ich hatte auch ein Paar Ski. Doch die Bindung bestand aus ausgeleierten Lederriemen und Schnüren, sodass ich damit nicht weit kam.

Obwohl wir die üblichen Kinderkrankheiten hatten und uns auch gelegentlich leichtere Verletzungen zuzogen, hat ein Arztbesuch so gut wie nie stattgefunden. Es wurden viele Hausmittel angewendet, man war nicht überängstlich und vertraute auf die natürliche Heilkraft des Körpers. Unterschwellig hatte diese Verhaltensweise der Dorfbewohner und auch meiner Eltern wohl damit zu tun, dass der Arzt sechs Kilometer entfernt war und nur ganz wenige Personen krankenversichert waren. Einmal passierte es, dass ich von einem nassen Baumstamm abglitt und direkt in einen aus einem Zaunpfosten hervorstehenden kappenlosen, gezackten Nagel rutschte. Der Nagel riss mir am Unterschenkel eine Wunde, aus der Blut am Bein hinunterlief. Ich rannte zu meinem Vater und wollte sein Taschentuch. Das gab er mir aus Gründen einer Infektionsverhütung natürlich nicht, sondern er rief meine Mutter. Sie legte einen sauberen Verband drauf, packte mich auf den Rücksitz ihres Fahrrads und fuhr mit mir die sechs Kilometer zum praktischen Arzt. Dort wurde die Wunde genäht und verbunden und wir fuhren wieder heim.

Für den Großteil des Jahres 1946 musste ich jeden Tag und bei jedem Wetter mit dem Geschäftsrad nachmittags ins zwei Kilometer entfernte Nachbardorf Gebelkofen fahren und mehrere Laib Brot holen. Das war eine ziemlich eintönige Tätigkeit und die Erinnerung daran steckt wohl dahinter, dass ich bis heute kein Fahrrad mehr sehen will.

Obwohl wir Kinder regelmäßig verschiedene Arbeiten im Haus oder außer Haus verrichten mussten, wären wir nicht im Traum auf die Idee gekommen, dass wir arbeiteten. Nachdem wir die Eltern so gut wie immer arbeiten sahen, war es für uns ganz selbstverständlich mitzuhelfen. Taschengeld war ein Fremdwort. Andrerseits hat es uns an nichts gemangelt. Wir bekamen zu bestimmten Anlässen Geschenke. Häufig durften wir mit den Eltern nach Regensburg radeln, wo sie uns das eine oder andere kauften und auch eine sogenannte Regensburger Knackwurst mit uns aßen.

Zirka zwei Jahre nach Kriegsende wurde der regelmäßige Schulunterricht wieder aufgenommen. Es kam eine junge Lehrerin, die Frische und Begeisterung in den Unterricht brachte. Ich ging gerne zur Schule und liebte die Fächer Geografie und Geschichte besonders. Nach entsprechender Vorbereitung machte die Lehrerin mit drei der oberen Schulklassen, zirka zwölf Schülerinnen und Schülern, einen Ausflug nach Passau. Nachdem es kein Transportmittel gab, mussten wir sehr früh morgens die acht Kilometer zur Bahnstation Obertraubling zu Fuß gehen. Im Zug hatten wir ein Abteil für uns allein. Das war lustig und aufregend zugleich. Manche der Kinder fuhren zum ersten Mal in ihrem Leben mit dem Zug. In Passau besuchten wir verschiedene Sehenswürdigkeiten, beispielsweise den Dom mit der größten Orgelpfeife der Welt und den Zusammenfluss der drei

Flüsse: Der blauen Donau, den aus den Alpen kommenden grünen Inn und der aus dem bayerischen Wald zufließenden schwarzen Ilz. Zwischendurch packten wir unsere mitgebrachten Brote aus und aßen sie auf einer Bank am Donauufer. Schon während unseres Umhergehens in der Stadt spürte ich Schmerzen an der rechten Ferse. Ich hatte mir in meinen hübschen und von meinem Vater für teures Geld gekauften Lederstiefeletten eine Blase gelaufen. Auf dem acht Kilometer langen Rückweg von der Bahnstation zu unserem Dorf gab mir die Lehrerin ein Paar dicke Socken. Darin konnte ich schmerzfrei heimgehen.

1.6

Die Mittelschule

Während im Frühjahr 1948 mein Volksschulabschluss heranrückte, besprach der Dorfpfarrer mit meinen Eltern, dass sie mich nach der Volksschule auf eine weiterführende Schule schicken sollten. Gedacht war dabei an die dreijährige Mittelschule im Internat der Klarissinnen von Sankt Anna in Riedenburg im Altmühltal. Meine Eltern waren nicht abgeneigt, doch es gab das Problem der Finanzierung.

Die Schule begann im September und im Juni hatte die Währungsreform stattgefunden. Dabei wurde die wertlose Reichsmark abgeschafft und die Deutsche Mark als neues Zahlungsmittel eingeführt. Gleich wie viel jemand gespart hatte, jede Person bekam vierzig DM so genanntes Kopfgeld. Von den Summen der Lebensversicherung, die meine Eltern im Hinblick auf unser Erwachsenwerden und der Anschaffung von Mitgiften mühsam angespart hatten, wurde gerade mal zehn Prozent ausgezahlt. Die Schule kostete monatlich achtzig DM. Dazu kamen Kleidung, Schulmaterialien und Taschengeld. Für meine Eltern mit den kleinen Geschäften als Einkommensquelle war dies eine große Summe und somit ein ernsthaftes Problem, das ich zu der Zeit nicht abschätzen konnte. Doch schließlich schafften sie es das Geld die ganzen drei Jahre über, wenn auch mit gelegentlichen Schwierigkeiten, aufzubringen, wofür ich ihnen bis heute zutiefst dankbar bin.

Denn ich kam in diese Schule aus einem dörflichen Umfeld, in dem Lernen eher nebensächlich war, in eine völlig neue Welt, in der Lernen den zentralen Punkt des Lebens darstellte. Hier wurde mir eine riesige Welt des Wissens erschlossen, die ich sonst nie hätte erahnen können. Ich war geradezu begeistert von dem interessanten Unterricht und liebte besonders die Fächer Geografie, Deutsch und antike Geschichte. Als wir die Pharaonen und die Pyramiden von Gizeh durchnahmen, fasste ich den Entschluss: Die Pyramiden werde ich besichtigen! Es vergingen Jahre, aber ich habe sie gesehen. Doch davon später. Wir waren zirka dreißig Schülerinnen in einer Klasse. Die Ordensfrauen lehrten mit großer Hingabe und gingen auf die Bedürfnisse der einzelnen ein. Sie verstanden es uns zu Bestleistungen zu motivieren und widmeten sich uns auch außerhalb der Schulstunden. Anfangs dauerte es ein wenig, bis ich meinen Lernrhythmus gefunden hatte. Da kam es dann schon vor, dass ich mit einer Taschenlampe unter der Bettdecke die für den nächsten Tag fälligen Gedichte oder andere Texte auswendig lernte.

Die Klosteranlage befindet sich aus Kelheim kommend an der Einfahrtsstraße nach Riedenburg. Eine Brücke führt über die Altmühl in den Ortskern. Rund um den Ort sind die Anhöhen des Jura. Auf einer dieser Anhöhen erhebt sich direkt über dem Ort die aus dem 12. Jahrhundert stammende Rosenburg, erbaut von den Grafen von Rosenburg, heute unbewohnt. Lediglich deren Liebe zur Falknerei wurde vor einigen Jahrzehnten durch die erneute Schaffung einer Falknerei wieder aufgenommen.

Die Gebäude des Klosters teilen sich auf in die Schulgebäude, den daran sich anschließenden Trakt der für uns nicht zugänglichen so genannten Klausur, den Wohnungen der Ordensfrauen, und im hinteren Teil in einen landwirtschaftlichen Betrieb. Die Klosterkirche steht direkt an der Straße und ist auch Besuchern von außerhalb zugänglich. Klosterbewohner erreichen die Kirche durch einen überdachten Korridor. Speziell die Sonntags- und Festgottesdienste in dieser Kirche waren und sind bei den Besuchern aufgrund der einzigartigen Chorgesänge der Klosterschülerinnen beliebt.

Das tägliche Leben rund um das Lernen war nach festen Regeln organisiert. Es gab Schlafzimmer mit vier Betten und einen großen Schlafsaal mit vierzig Betten. Täglich um sieben Uhr wurden wir von einer Ordensfrau mit „Gelobt sei Jesus Christus“ geweckt. Nach dem Waschen und Anziehen gab es Frühstück im Speisesaal. Anschließend war Gottesdienst in der Klosterkirche. Dann begann der Unterricht. Um dreizehn Uhr war Mittagessen. Dabei saßen wir an langen Tischen, fünf Schülerinnen auf jeder Seite. Die für den Speisesaal zuständige Ordensfrau schöpfte am Kopfende jedes Tisches aus einem großen Gefäß die Suppe oder verteilte andere Speisen auf die Teller und diese wurden ans Tischende weitergereicht. Irgendeine Speise nicht zu essen, beispielsweise Tomaten, gab es nicht. Wir mussten eine kleine Menge von allen Angeboten wenigstens probieren. Dadurch lernten wir so manches essen, was wir vordem gar nicht gekannt hatten.

Nach dem Mittagessen war Pflichtspaziergang für alle. Das hieß, wir gingen in einer langen Zweierreihe von zirka achtzig Schülerinnen bei jedem Wetter aus dem Kloster in die nähere Umgebung für zirka eine Stunde. Am Ende des Zuges gingen zwei Ordensfrauen. Selbstverständlich haben wir dabei viel geredet und gelacht, das sich aus der Entfernung wie Geschnatter anhörte. Deshalb wurden wir auch von den Riedenburgern „die Klostergänse“ genannt. Nach dem Spaziergang machten wir unter Aufsicht einer Lehrerin die Hausaufgaben. Einige

Schülerinnen gingen während dieser Zeit zum Klavierunterricht. Um achtzehn Uhr gab es Abendessen. Danach hatten wir Freizeit bis zum Bettgehen. Das war im Sommer um zweiundzwanzig Uhr, im Winter um einundzwanzig Uhr. Nach dem Bettgehen war Sprechen streng verboten.

Selbstverständlich wurden kirchliche und weltliche Feiertage mit musikalischen Darbietungen und Theateraufführungen entsprechend gefeiert. Bei einem von der Stadtverwaltung organisierten Umzug zum Erntedankfest stellten wir Schülerinnen die vier Jahreszeiten dar. Dabei verkleideten sich jeweils vier Mädchen als Frühling, Sommer, Herbst und Winter. Die Herausforderung dabei war, unsere Kostüme unter Anleitung der Handarbeitslehrerin hauptsächlich aus buntem Krepppapier herzustellen.

Unser privater Bereich bestand aus einem sehr schmalen Schrank in der vierten Etage, direkt unter dem Dach, in dem wir unsere wenigen Kleider, Unterwäsche, Familienfotos und sonstige Kleinigkeiten aufbewahrten. Nachdem sämtliche Schränke aller Schülerinnen hier standen, war dies auch ein Ort der Begegnung mit Schülerinnen anderer Klassen. Es gab da immer laute Gespräche und viel Gelächter.

Direkt unter den Fenstern des in der ersten Etage gelegenen Studiersaals gab es einen Kiosk, an dem häufig junge Männer herumstanden und neugierige Blicke zu den Fenstern dieses Saales hinauf warfen. Aus den Fenstern schauen oder sich gar hinauslehnen war uns strikt verboten. Trotzdem wurden immer wieder mal Mitschülerinnen von der für die Aufsicht zuständigen Ordensfrau dabei erwischt. Die Strafe hierfür war Geschirrspülen unter lästigen Dampfschwaden in der Großküche. Nachdem ich mir diese unangenehme Tätigkeit auf jeden Fall ersparen wollte, war es mir keine Mühe den Fenstern fern zu bleiben.

Ich hatte mich mit drei Mitschülerinnen näher angefreundet. Inge kam aus München. Sie war in Kinderheimen aufgewachsen, leichtgläubig und sehr anhänglich. Rosemarie kam aus der weiteren Umgebung meines Heimatortes. Sie war groß, dünn und hatte eine laute Stimme. Mit Familiennamen hieß sie Lochner. Demzufolge bekam sie den Spitznamen „Loch". Aurelia kam auch aus der weiteren Umgebung meines Heimatortes. Sie war dazu erzogen worden besonders in religiösen Dingen alles skeptisch zu hinterfragen. Deshalb nannten wir sie „Anti". Eines Tages beschlossen wir vier nicht mit dem Spaziergang mitzugehen. Um nicht entdeckt zu werden setzten wir uns auf dem Dachboden in einen Verschlag hinter dem abgeschirmt durch eine leichte Holzwand Koffer und Kartons gelagert wurden. Anscheinend hatten wir uns aber nicht entsprechend ruhig verhalten, denn plötzlich hörten wir Schritte. Unsere Herzen schlugen vor Anspannung bis zum Hals und wir waren jetzt mucksmäuschenstill. Nur Inges Blase hielt die Anspannung nicht durch. Ein kleines Bächlein bahnte sich langsam den Weg unter der Holzwand durch nach draußen. Ich schwitzte jetzt aus allen Poren. Jedoch ohne näher auf uns zu zu kommen entfernten sich nach einiger Zeit die Schritte. Wir waren gerettet und verzichteten künftig auf ein derartiges Abenteuer.

Im ersten Jahr war ich mit „Loch“ und zwei weiteren Schülerinnen in einem kleinen Schlafzimmer untergebracht. Während der nächsten zwei Jahre wurden wir zwei in den so genannten Großen Schlafsaal mit vierzig Betten verlegt. Auf der einen Seite des lang gestreckten Raumes waren Fenster, auf der Seite gegenüber war eine lange Reihe von Waschbecken. Eines Nachts konnte ich nicht einschlafen und neben mir „Loch“ lag auch noch wach. Sie flüsterte zu mir rüber „Holen wir uns Brot?“ Ich stand auf und wir beide huschten barfuß im Nachthemd die großen Treppen von der vierten Etage ins Erdgeschoß hinunter zum Speisesaal. Sie sagte leise: „Die haben heute Abend spät frisches Brot gebracht. Da holen wir uns die Scherzl (Anschnitte).“ Wir öffneten leise die Tür zum Speisesaal ohne Licht anzumachen. Der Vollmond schien durch die hohen Fenster. Hinter der Tür waren auf einem niedrigen Tisch in zwei großen mit weißen Tüchern ausgelegten Waschkörben fein säuberlich mehrere geschnittene Schwarzbrote. Als wir gerade die Scherzl einsammelten, hörten wir Schritte. Wir erstarrten hinter der leicht geöffneten Tür. Die Tür wurde von außen noch etwas weiter in unsere Richtung angeschoben. Die uns täglich im Speisesaal betreuende Ordensfrau kam in den Raum und ging ganz langsam, wie magisch angezogen, auf die vom Mond erleuchteten Fenster zu. In diesem Moment sprang ich um die Türe herum und lief hinaus auf den Gang zur Treppe. Ich rief noch: „Loch, renne!“ Sie war aber schon dicht hinter mir und wir erreichten in Windeseile unseren Schlafsaal, krochen unter die Bettdecke mit unseren Scherzeln im Arm und verhielten uns ganz still. Nach kurzer Zeit kam die Ordensfrau in den Schlafsaal. Ohne Licht zu machen ging sie im Mondlicht zwischen den Bettreihen durch. Nachdem sie nichts Ungewöhnliches entdecken konnte, verschwand sie wieder. Wahrscheinlich hat sie sich gewundert, was das wohl für ein nächtlicher Spuk gewesen sein konnte und beim morgendlichen Frühstück wohl auch darüber, wo denn die vielen Brotscherzl hingekommen waren. Die hatten wir, nachdem die „Luft rein war“, an unsere Bettnachbarinnen verteilt.

Dies waren vergleichsweise harmlose Jungmädchenscherze. Sie brachten Abwechslung in den Schulalltag und vertieften die Freundschaften. Ich war gern an der Schule, habe mit Freude gelernt und Bestnoten erzielt. Im Gegensatz zu vielen meiner Mitschülerinnen bin ich ungern in die Ferien gefahren. Daheim war der Alltag eher langweilig und es gab so gut wie keine intellektuelle Anregung.

Während meines letzten Jahres in der Mittelschule gab eine von mir sehr verehrte Ordensfrau mir zu bedenken, dass ich aufgrund meiner guten Noten studieren und Lehrerin werden könnte. Wenn ich in den Orden eintreten würde, gäbe es für mich keine Kostenfrage.

In den Ferien sprach ich mit meinem Vater darüber und sagte ihm auch, dass ich das gerne tun würde. Er meinte aber, ich sei viel zu jung eine derart gravierende Entscheidung zu diesem Zeitpunkt treffen zu können. Ich sollte noch einige Jahre warten und mir das alles gründlich überlegen, erst was anderes machen, denn „ins Kloster kannst du immer noch gehen“. Er meinte, ich hätte doch des Öfteren vom Beruf Krankenschwester gesprochen. Das sollte ich doch erst versuchen.

2.

Die Ausbildung zur Krankenschwester

Von den Feierlichkeiten des Mittelschulabschlusses an der Klosterschule heimgekehrt, besprachen wenige Tage später meine Eltern mit mir die Sachlage meiner Ausbildung zur Krankenschwester in München. So kam es, dass mich meine Mutter im Herbst 1951 ins Mutterhaus der Schwesternschaft vom Bayerischen Roten Kreuz nach München brachte.

2.1

München

Diese 1947 wieder aufgebaute Schwesternschaft war ein Zusammenschluss von unverheirateten Frauen mit dem Ziel Krankenpflege zu praktizieren. Wenn eine Schwester heiraten wollte, musste sie aus der Gemeinschaft austreten. Der Schwesternschaft gehörte ein eigenes Krankenhaus am Rot-Kreuz-Platz. Zahlreiche Schwestern aus diesem Verband waren in Krankenhäusern in und um München tätig.

Das so genannte Mutterhaus war ein wuchtiges vierstöckiges graues Gebäude in der Nähe des Rotkreuzplatzes. Im Gebäude gab es weitläufige blitzblank gebohnerte Dielen mit einladenden Sitznischen, einen großen Speisesaal mit strahlend weißen gestärkten Tischdecken, eine Aula, eine Kapelle, mehrere Klassenzimmer und Aufenthaltsräume. In den oberen Etagen waren die Schlafräume.

Bei Eintritt mussten zweihundert DM bezahlt werden für das Aufnahmeverfahren und die Schwesternkleidung. Mit Ausnahme von Schuhen und Strümpfen bekam ich mehrere graue Leinenarbeitskleider auf die ein weißer gestärkter Umlegekragen geknöpft wurde. Dazu kamen weiße Schürzen, ein dunkelblaues Kleid für Festtage, einige weiße gestärkte Schwesternhauben mit einem blauen überziehbaren Schleier passend zum dunkelblauen Kleid, einen dunkelblauen Wintermantel. Dazu wurden schwarze Schuhe und graue bzw. schwarze Strümpfe getragen.

Bei der ersten Zusammenkunft der „Neuen" war ich sehr froh, die Inge aus Riedenburg wieder zu treffen, denn ich kam mir hier doch etwas verloren vor. Es war ein herzliches lautes Wiedersehen, das unsere Mitschülerin und spätere Freundin Eva zu denken veranlasste: „Was sind das denn für zwei verrückte Hühner." Beide waren wir auch in den gleichen Schlafraum mit acht Betten eingeteilt. Zum Waschraum mussten wir über den Flur gehen. Baden war einmal die Woche zu bestimmten Zeiten möglich. Unsere wenigen Habseligkeiten konnten wir in uns zugeteilten kleinen Schränken aufbewahren.

Während unserer Einführungswochen gingen wir zu den Mahlzeiten in den Speisesaal. Dort regierte eine alte, korpulente, für den reibungslosen Ablauf der Speisenversorgung verantwortliche Schwester, die besonders uns Junge ständig im Visier hatte. Bei der Einnahme der Mahlzeiten herrschte ein striktes Ritual. An dem großen hufeisenförmigen Tisch mit den weißen Decken, dem edlen Porzellan und blitzblanken Gläsern standen Schwestern jeden Alters hinter ihren Stühlen und warteten auf die Ankunft der relativ jungen Generaloberin. Nachdem sie herein gerauscht war und sich auf ihren Platz gesetzt hatte, durften alle anderen sich auch setzen. Nach einem kurzen Gebet servierten Vorschülerinnen (angehende Schwesternschülerinnen unter achtzehn Jahren) die Schüsseln und Platten, von denen wir uns bedienen konnten. Die Konversation beim Essen war höflich verhalten. Die Beendigung der Mahlzeit wurde durch das Aufstehen der Generaloberin angezeigt. Erst nach ihrem Abgang verließen alle anderen den Speisesaal und beschäftigten sich wieder mit ihren diversen Tätigkeiten.

Im Speisesaal und auch in der Aula wurden viele Feste gefeiert. Wir waren an der Ausschmückung der Räume beteiligt, führten Theaterstücke und an Weihnachten Krippenspiele auf. Bei den Krippenspielen glänzte die aus meinem Kurs blonde, blauäugige Eva meist als Madonna. Ich war unter „ferner liefen" bei den Hirten oder anderem Fußvolk zu finden. An Fasching präsentierten sich die Verkleidungskünstler meist in selbst geschneiderten Kostümen und selbstverständlich ohne Männer.

Es gab bestimmte Hausregeln, nach denen wir im Sommer um zweiundzwanzig Uhr, im Winter um einundzwanzig Uhr zu Hause sein mussten. Wie in Riedenburg durften wir uns auch hier nicht aus den Fenstern lehnen. Der Besuch junger Männer war strikt untersagt. Das Tragen der Schwesterntracht wurde rigide überwacht. Als ich an einem kalten Tag es wagte dicke dunkelblaue Strümpfe zur Tracht zu tragen, setzte es umgehend eine grobe Rüge seitens einer Schulschwester, der ich zufällig über den Weg lief. In der Freizeit durften wir in Zivil weggehen.

Nachdem ich noch nicht ganz achtzehn Jahre alt war, konnte ich aus gesetzlichen Gründen die Krankenpflegeausbildung noch nicht beginnen. Ich kam deshalb zunächst für sechs Monate in eine Vorschule. Mehrmals pro Woche hatten wir einige Stunden Unterricht in Hauswirtschaft. Zur praktischen Umsetzung dieser Anleitungen wurde eine Mitschülerin und ich beauftragt den Betrieb des Schwesternspeisesaales in einem zirka dreißig Minuten Fußweg entfernten Krankenhaus zu übernehmen. Zu unseren Aufgaben gehörte das Eindecken der Tische, das Herbeiholen der Speisen aus der ziemlich weit entfernten Krankenhausküche, das Abräumen und Reinigen der Tische und des Mobiliars. Einmal kam es vor, dass eine Portion Essen fehlte. Ich ging zurück in die Küche und berichtete dies der ziemlich beleibten Küchenschwester. Sie kam mit einem großen Fleischmesser gefährlich fuchtelnd auf mich zu und schrie wütend: „Das kann nicht sein, wir können doch zählen.“ Ich bekam panische Angst und suchte das Weite, wohl wissend, dass ich weiterhin in diese Küche zurück musste und ihr sicher wieder begegnen würde. Zu meiner Erleichterung hat sich eine derartige Szene nicht wiederholt.

Unter diesen Umständen sehnte ich natürlich das Ende der Vorschule herbei. Im März 1954 begann meine damals gesetzlich festgelegte zwei jährige Ausbildung zur Krankenschwester. Wir waren zirka dreißig Schülerinnen. Der theoretische Unterricht befasste sich zunächst mit der körperlichen Unterstützung des Patienten, wie das sichere Anreichen von Essen, das korrekte Waschen, das unterstützende Aufstehen helfen, das körpergerechte Lagern und das für die bettlägerigen Patienten schonende Bettenmachen.

Für die praktische Tätigkeit wurden viele meiner Mitschülerinnen in verschiedenen Krankenhäusern in München und Umgebung eingesetzt. Ich wurde in das ungefähr dreißig Minuten Fußweg vom Mutterhaus entfernte Mütterheim eingeteilt. Das Gebäude lag in einer parkähnlichen Umgebung. Es war eine Entbindungseinrichtung mit etwa einhundert Betten. Dort gab es die Wöchnerinnenstationen und das Zimmer der Neugeborenen. Ich kam zunächst auf eine Wöchnerinnenstation. Diese bestand aus mehreren Ein- und Zweibettzimmern, einem Schwesternbüro, einer Teeküche und Abstellräumen. Die Patientinnen wurden im Tagdienst von einer Stationsschwester und zwei examinierten Schwestern, im Nachmittagsdienst von zwei examinierten, und nachts von einer examinierten Schwester betreut. Die Schwestern waren nett und freundlich zu mir und beantworteten die wenigen Fragen, die ich zu diesem Zeitpunkt meiner Ausbildung hatte.

Meine Aufgabe bestand darin, täglich mit einer examinierten Schwester früh und nachmittags die Betten der Patientinnen zu machen, zu den Mahlzeiten die Essen von der Teeküche aus in die Zimmer zu bringen, Fieber zu messen, aus dem eine Etage höher gelegenen Neugeborenen-Zimmer die Babies zu den Müttern zum Stillen zu tragen und wieder zurück zu bringen. Ich schaute der examinierten Schwester zu, wie sie den Müttern mit überschüssiger Milch half diese abzupumpen, setzte die Patienten bei Bedarf auf die Bettschüssel und spülte anschließend mit lauwarmem Wasser ihren Genitalbereich ab. Vor allem musste ich sehr zügig die Patientenklingeln beantworten.

Einen großen Teil des Tages verbrachte ich mit Putzen. Ausgestattet mit einem kleinen Eimerchen und Putzlappen musste ich vormittags durch alle Patientenzimmer gehen und dort die Nachtkästchen und Betttischchen abwischen sowie die Waschbecken reinigen.

Eine meiner weiteren Tätigkeiten war die von Besuchern mitgebrachten enormen Blumengebinde in Vasen zu stellen und zu betreuen. Betreuen bedeutete, dass ich speziell den vielen langstieligen Rosensträußen besondere Aufmerksamkeit schenkte. Ich schnitt sie täglich abends an den Stielen kürzer, legte sie komplett in Wasser und bewahrte sie im Abstellraum auf. Am nächsten Morgen stellte ich sie wieder in die Vasen und trug sie zu den jeweiligen Patientinnen in die Zimmer.

Im Zuge dieses Praxiseinsatzes wurde ich auch für einige Wochen in den Entbindungssaal eingeteilt. Ich half bei den Verlegungen der Patientinnen von den Zimmern in den Kreißsaal und wieder zurück, reinigte Instrumente und Mobiliar. Bei den Geburten konnte ich zusehen und die Verschiedenartigkeit der einzelnen Geburtsarten kennen lernen. Manchmal kam es zu einem Perineum-Riss (Dammriss) oder -Schnitt, den die Hebamme nähte. Selten sah ich Komplikationen wie eine Zangengeburt, oder dass eine Wöchnerin in letzter Minute in den Operationssaal zur Durchführung eines Kaiserschnittes gebracht werden musste. Die heutigen pränatalen elektronischen Untersuchungsmodalitäten waren unbekannt. Alle Tätigkeiten vor, während und nach der Geburt wurden von älteren, erfahrenen den Patientinnen und mir gegenüber schroff auftretenden Hebammen erledigt. Einmal stand ich neben einer kurz vor der Geburt stehenden Patientin und hielt die Brechschale bereit, weil sie von starken Brechanfällen mit eruptionsartigen Auswürfen geplagt war. Die Hebamme ahnte wohl das Kommen eines solchen Auswurfes, denn sie stieß mich zur Seite und rief: „Geh weg, die speit dich um!“ Ohne vorgehaltene Brechschale ergoss sich das Erbrochene über die ganze Bettdecke.

Für einige Wochen wurde ich auch zur Nachtwache eingeteilt. Meine Hauptaufgabe war, die Säuglinge zu bestimmten Zeiten zu den Müttern und wieder ins Babyzimmer zurück zu tragen, und die Klingeln zu beantworten. An einem sonnigen Sonntagmorgen ging ich nach durchwachter Nacht von meiner Arbeitsstelle ins Mutterhaus zurück. Zahlreiche Menschen aus den umliegenden Straßen kommend strömten an mir vorbei zur nahe gelegenen Kirche zur Morgenmesse. Ich dachte, das ist doch unglaublich, dass jeder einzelne dieser vielen Menschen einmal in einem derart von mir jetzt täglich beobachteten mühevoll schmerzlichen Einzelvorgang geboren wurde.

An unseren Einsatzorten bekamen wir Schülerinnen unentgeltlich Essen und manche, sofern sie nicht im Mutterhaus wohnen konnten, auch die Unterbringung. Vom Mutterhaus wurde uns ein Taschengeld von zehn DM im ersten und zwanzig DM im zweiten Lehrjahr gezahlt. Zum Vergleich ein paar Schuhe kostete dreißig DM. Die gerade in Mode gekommenen Nylonstrümpfe, die wir in der Freizeit gerne trugen, kosteten fünf DM. Sie waren sehr reißanfällig. Die geringste Unebenheit an einem Stuhl konnte mehrere Laufmaschen verursachen. Wir brachten sie in eines der vielen Reparaturgeschäfte, wo für das Aufnehmen einer Laufmasche zehn Pfennig zu bezahlen waren. Manche von uns gewöhnten sich deshalb diesen Luxus bald wieder ab.

Das karge Taschengeld bedeutete, dass wir weiterhin finanziell vom Elternhaus abhängig waren. Wir arbeiteten sechs Tage pro Woche. Arbeitsbeginn war um sieben Uhr bis offiziell zwanzig Uhr, inoffiziell bis alle Arbeiten erledigt waren. Freistunden waren von vierzehn bis sechzehn Uhr, wenn der Arbeitsanfall dies zuließ. Wir bekamen jährlich zwei Wochen Urlaub.

Es waren ungefähr zwölf Wochen meines Einsatzes im Mütterheim vergangen. Ich musste jeden Tag dieselben langweiligen Routinearbeiten machen und empfand das alles als höchst unbefriedigend. Ich war unglücklich und zweifelte daran, ob ich wirklich diesen Beruf erlernen wollte. Ich traute mich mit niemand darüber zu sprechen, schon gar nicht mit den autoritär auftretenden gefürchteten Schulschwestern.

2.2

Heidelberg

Während ich so meine Krise mit mir herumtrug, kam meine Rettung in Form einer Versetzung. Vier meiner Mitschülerinnen: Betti, Elfriede, Eva, Inge und ich wurden ins Schwesternbüro gerufen. Betti kam aus Schwaben, hatte rotes Haar und war immer fröhlich. Elfriede kam aus der Nähe von München, war dunkelblond und still zurückhaltend. Eva kam aus der Nähe von Augsburg, hatte blondes Haar und war immer für einen Spaß zu haben. Inge kam aus München, war blond und ungewöhnlich naiv. Man konnte ihr die unmöglichsten Geschichten erzählen, sie fiel prompt auf jeden Schwindel rein.

Im Schwesternbüro eröffnete uns eine der Schulschwestern, dass wir für sechs Monate nach Heidelberg in das Krankenhaus Speyrershof versetzt würden. Dieses internistische Krankenhaus lag auf einer bewaldeten Anhöhe außerhalb der Stadt. Ringsum gab es meilenweit Kirschbäume. Die Anlage war im Viereck gebaut mit einem großen Innenhof. Am Zusammenschluss von zwei Gebäuden stand ein runder Turm. In diesem Turm wurden wir im so genannten Turmzimmer in der vierten Etage einquartiert. Der Raum hatte rundum Fenster mit Blick zum Innenhof. Das Mobiliar bestand aus einem Doppelbett und drei Einzelbetten sowie einem Tisch und Stühlen. Zu jedem Bett gehörte ein Nachtschränkchen. In einem angrenzenden tür- und fensterlosen Raum waren ein Waschbecken sowie eine Kommode und ein Schrank, worin wir unsere Sachen unterbrachten. Betty und Elfriede entschlossen sich für das Doppelbett. Eva, Inge und ich belegten die Einzelbetten. Viel Bewegungsraum blieb nicht in dieser engen Behausung. Trotzdem hatten wir viel Spaß miteinander. Abends tauschten wir uns aus über die Erlebnisse auf den Stationen. Bei widrigen Erfahrungen trösteten wir uns gegenseitig. Die Geschenke von Patienten in Form von Pralinen oder Schokolade teilten wir uns. Als wir Bettis Fußschweiß bemerkten, musste sie ihre Schuhe nachts draußen auf die Fensterbank stellen.

Wir waren auf die einzelnen internistischen Stationen verteilt. Die Arbeitszeiten unterschieden sich nicht von denen in München. Die Stationen waren aufgrund der baulichen Gegebenheiten sehr weitläufig. Sie waren mit zirka dreißig Patienten belegt, die in Ein- und Zweibettzimmern untergebracht waren. Es gab die üblichen Nebenräume wie Schwesternbüros, Küchen, Bäder, Abstellräume.

Die Stationsschwestern waren unterschiedlichen Alters. Eva landete bei einer älteren mütterlich fürsorglichen Stationsschwester. Ich kam zu einer jüngeren meist lustig aufgelegten Frau. Die so genannten Zweitschwestern waren durchweg freundlich und hilfsbereit uns gegenüber und machten auch mal ein Späßchen mit uns. Überhaupt herrschte hier im Gegensatz zu München eine lockere entspannte Atmosphäre. Wir fühlten uns frei und von den Kolleginnen akzeptiert. Mit den Ärzten hatten wir außer den Visitezeiten wenig Kontakt. Sie besprachen Patientenbelange hauptsächlich mit den Stationsschwestern.

Es gab einen Oberarzt, der sich besonders hübsch und unwiderstehlich vorkam und auf Evas Station tätig war. Eva ihren Aufgaben nachgehend beachtete ihn nicht. Eines Tages fragte er sie: „Sagen Sie mal, warum grüßen Sie eigentlich nicht?“ Eva gab zurück: „Ich habe in der Schule gelernt, dass der Herr die Dame zuerst grüßt.“ Da war er platt. Das ganze blieb ohne Nachwirkungen.

Unser theoretischer Unterricht über internistische Erkrankungen wurde von einem jungen blonden Arzt meist auf einer Sitzgruppe im Wald durchgeführt; es war Sommer. Je nach Laune waren wir unterschiedlich aufmerksam. Er hat uns das Unterrichtete nie abgefragt und gab auch keine Hausaufgaben. Folglich nahmen wir das Ganze nicht ernst sondern schmiedeten lieber Pläne für unsere Freizeit.

Unsere Aufgaben auf den Stationen waren das tägliche Bettenmachen, Rückeneinreibungen, Blutdruck und Fieber messen, bei Leberkranken drei Mal täglich feuchte Wickel (feuchtwarme Auflage mit darauf liegender Wärmflasche) im Leberbereich zu machen, die Patienten zu Untersuchungsräumen zu begleiten, ihnen beim Aufstehen behilflich zu sein, ihnen in den Rollstuhl zu helfen und sie über eine Brücke auf eine Terrasse in den Wald zu fahren, sowie Essen in die Zimmer zu tragen.

Als ich unter Aufsicht der Stationsschwester meine erste intramuskuläre Spritze setzen durfte, verbog sich dabei zu meinem Schrecken die Nadel. Oh Gott, dachte ich, das lerne ich nie. Einige Patienten machten so genannte Rollkuren, beispielsweise bei Magengeschwüren, und wir achteten darauf, dass sie die Zeiten der körperlichen Links- und Rechtslage einhielten. Einmal wurde durch eine Ölkur ein zirka achtzig Zentimeter langer Bandwurm von einem Patienten ausgeschieden. Die Zweitschwester und ich mussten ihn penibel säubern, um erkennbar zu machen, dass auch der Kopf noch dran war, weil dadurch ein Nachwachsen verhindert wird. Nach dieser Prozedur präsentierte meine Kollegin das Objekt in einer Nierenschale dem Stationsarzt und verkündete: „Hier ist er frisch gewaschen und gebadet."

Selbstverständlich haben wir auch in diesem Krankenhaus täglich die Nachtkästchen, Betttischchen und Waschbecken gereinigt. Viel Zeit verbrachten wir mit dem Reinigen der Glasspritzen und Metallkanülen. Wenn sich die Spitze von Kanülen verbogen hatte, mussten wir diese wieder zurück biegen um einen schmerzhaften Einstich beim Patienten zu vermeiden.

Spritzen und Kanülen wurden in Spezialbehältern für eine bestimmte Zeit in sterilem Wasser ausgekocht und dadurch sterilisiert. Bei dem Kochvorgang kam es manchmal vor, dass das Wasser verdunstete und die Spritzen anbrannten. Der dabei entstehende penetrante Gestank durchzog die ganze Station und signalisierte allen: Die Schülerin hat „wieder geschlafen". Eine Rüge war sicher. Heute genutztes Einwegmaterial dieser Art war unbekannt.

Generell waren die Patienten nicht schwer krank. Mehrere blieben drei bis vier Wochen, um sich von ihren beruflichen oder geschäftlichen Anspannungen zu erholen. Sie waren bedeutende Persönlichkeiten im öffentlichen Leben, Firmenleiter oder Geschäftsinhaber. Entsprechend standen auch ihre Mercedes Limousinen auf dem Parkplatz des Krankenhauses. Manche fuhren nachmittags weg und kamen abends wieder. So entflohen sie der Eintönigkeit in ihren schlichten Krankenzimmern und vertrieben sich die Langeweile während ihres Aufenthalts.

Da blieb es nicht aus, dass manche ihre väterlichen Beschützergefühle für uns junge unerfahrene Mädels entdeckten und uns etwas Gutes zukommen lassen wollten. Folglich wurden einige von uns zu Spazierfahrten oder Kinobesuchen eingeladen. Ich war einmal Nutznießerin einer solchen Kinoeinladung, die an Inge ergangen war. Wir beide wurden im Wagen abgeholt und fuhren in die Stadtmitte von Heidelberg. Im Kino saß ich in der Stuhlreihe vor Inge und ihrem

Gönner. Als mir das Schlachtgetümmel in „Dschinghis Khans goldene Horde“ zu grausam wurde, drehte ich mich nach Inge um. Doch die küsste gerade den runzligen für meine Begriffe uralten Mann. Igitt, dachte ich, wie kann sie das nur tun! Ich war froh, als wir wieder daheim in unserem Turmzimmer waren und habe künftig auf derartige Einladungen verzichtet. Zu ekelig.

Ich ging stattdessen mit Eva, Elfriede und Betty in die Stadt. Wir besichtigten das Heidelberger Schloss und staunten über das riesige „Heidelberger Fass“, das zweihundertzwanzigtausend Liter Wein fassen kann und der Legende nach vom daneben stehen Zwerg Perkeo „auf einmal“ ausgetrunken worden sein soll. Wir schlenderten durch die engen Gassen oder spazierten am Ufer des Neckar entlang. Irgendwelche große Einkäufe waren bei den monatlichen zehn DM Taschengeld nicht drin, wenn gleich uns manchmal ein Patient fünf oder zehn DM in die Schürzentasche schob. Wir mussten es bei einer Limonade in einer der vielen Studentenkneipen oder einem billigen Kinobesuch belassen. Außerdem durften wir den letzten Bus am frühen Abend von der Stadtmitte zum Speyrershof nicht verpassen, denn wir mussten um zweiundzwanzig Uhr zu Hause sein. Gelegentlich pflückten wir nachts in der nahe gelegenen Plantage die großen saftigen Kirschen und aßen sie genüsslich bei Mondschein. Dabei hat sicher der Reiz des Verbotenen unseren Genuss stark erhöht.

2.3

München

Die sechs Monate unseres Einsatzes in Heidelberg waren schnell vergangen und wir mussten im Spätherbst zurück nach München. Die Unterrichtsschwestern merkten sehr schnell, was wir theoretisch alles nicht gelernt hatten und nahmen uns an die Kandare. Die „Heidelberger“ wurde von ihnen als negativer Begriff gebraucht und dabei trafen uns ihre strafenden Blicke. Nachdem jetzt ein straff organisierter Unterricht mit einer mehr oder weniger direkten Bezugsmöglichkeit zu unserer praktischen Tätigkeit im Krankenhaus geboten wurde, reagierte ich darauf mit großem Interesse und intensivem Lernen.

Der Unterricht war in Zwei-Stunden-Einheiten gegliedert und fand ein- bis zweimal pro Woche an Nachmittagen im Mutterhaus statt. Nachdem wir alle in verschiedenen Krankenhäusern in der Stadt zur praktischen Arbeit eingesetzt waren, mussten alle Schülerinnen am Nachmittag zur Schule fahren und nach dem Unterricht wieder an ihre Arbeitsstätte zur Abendarbeit zurückkehren.

Die überwiegende Anzahl der Stunden wurde von Schulschwestern erteilt. Es war Frontalunterricht, wobei wir viel mitschreiben und auswendig lernen mussten. Außer einem Anatomiebuch gab es keine spezifisch unterstützende Literatur. Es war höchst selten, dass eine Schülerin eine Frage stellte. Das lag zum einen daran, dass aufgrund der autoritären Unterrichtsweise der Schulschwestern uns der Mut dazu fehlte. Zum anderen waren wir so konzentriert auf das Mitschreiben und konnten, selbst wenn eine Frage aufkam, diese nicht formulieren. Außerdem wollten wir nicht als dumm oder schwer von Begriff abgestempelt werden. Obwohl wir in den Krankenhäusern sehr bald mit Tod und Sterben konfrontiert wurden, erhielten wir hierfür keinerlei Vorbereitung.

Die medizinischen Hauptfächer Chirurgie und Innere Medizin wurden von zwei Ärzten gelehrt. Der Chirurg war ein großer schlanker Mann mittleren Alters mit blondem schütterem Haar. Er war Chefarzt für Chirurgie in dem der Rot-Kreuz-Schwesternschaft eigenen Krankenhaus. Er stammte aus Prag und hatte dort studiert. Das Kriegsende hatte ihn nach München verschlagen. Er trauerte der Vorkriegszeit nach, war ziemlich unnahbar und autoritär, manchmal auch zynisch und konnte grammatikalisch oft den dritten und vierten Fall nicht auseinander halten. Der Internist war ein mittelgroßer Mann mit dichtem braunem Haar. Er war Chefarzt für Innere Medizin in einem städtischen Krankenhaus. Er war in etwa gleichaltrig mit dem Chirurgen. Er stammte aus Böhmen und war nach dem Krieg von dort vertrieben worden. Zu diesem ruhigen väterlichen Mann hatten wir Vertrauen. Wir gingen gern in seine Stunden und hatten im Gegensatz zum chirurgischen Unterricht keine Scheu auch mal etwas zu fragen.

Zur praktischen Ausbildung direkt am Bett waren wir in verschiedenen Münchner Krankenhäusern eingesetzt und arbeiteten dort jeweils mehrere Wochen auf unterschiedlichen Stationen. Ich kam mit Mitschülerinnen ins Rot-Kreuz-Krankenhaus und war auf der Inneren Abteilung, der Chirurgischen Abteilung, der Gynäkologie, der Hals-Nasen-Ohren Station, bei den Kindern, kurze Zeit im Labor und vier Wochen im Operationssaal eingesetzt.

Im Operationssaal regierten eine Oberschwester und mehrere Zweitschwestern. Die Patienten wurden von den Stationen auf einer fahrbaren Trage gebracht, nach der Operation vom Stationspersonal wieder abgeholt und in ihr Bett zurück verlegt. Es gab noch keine Aufwach-oder Intensivstationen, so dass die Schwestern auf den Stationen bei den narkotisierten Patienten sitzen mussten, bis sie sicher erwacht und ansprechbar waren. Diese Tätigkeit wurde meist Schülerinnen zugewiesen. Die Operationsschwestern waren mit der Vorbereitung, der operativen Assistenz und der Nacharbeit von Operationen beschäftigt. Sie verbrachten viel Zeit mit dem Reinigen und Sterilisieren der Instrumente und dem Pudern der mehrmals verwendbaren Gummihandschuhe. Ich war hauptsächlich zum peniblen Putzen von Waschbecken abgestellt. Nachdem ich dachte fertig zu sein, erfolgte die Inspektion durch eine Operationsschwester. Sobald sie auch nur einen Wassertropfen unter dem Becken, möglicherweise schon eingetrocknet fand, musste ich die ganze Prozedur von neuem durchführen.

In der Operationsabteilung herrschte meist eine für mich bedrückende Atmosphäre. Während der Operationen wurde nicht gesprochen, es sei denn, der Chefoperateur wies einen der ärztlichen Assistenten in harscher beleidigender Weise auf sein Fehlverhalten hin. Die Schwestern hatten aufgrund der Kopfbedeckung und Mundmaske nur die Augen frei. Wenn sie diese in meine Richtung rollten, erstarrte ich. Ich konnte vor Angst und Aufregung nicht erkennen, was sie von mir wollten oder was ich bringen sollte. Ich war darauf bedacht, mich so wenig wie möglich im Operationsbereich zu bewegen um nur ja nichts „unsteril" zu machen.

Als einmal ein Assistenzarzt ausfiel, wurde ich abkommandiert zum Hakenhalten bei der Operation einer Schilddrüse. Ich gab mir Mühe die Haken ruhig zu halten und mich nicht zu bewegen. Nach einiger Zeit merkte ich, wie mir schwindelig wurde. Ich traute mich dies aber nicht zu sagen, um nicht als nutzlos abgestempelt zu werden. Bums – fiel ich unter den Operationstisch und zog noch ein paar sterile Abdecktücher mit mir nach unten. Ich war in einem wundersamen Licht durchfluteten Garten mit herrlichen Blumen und kleinen Seen. Doch da rief mich immer jemand von außen. Das irritierte mich, denn ich wollte in meiner paradiesischen Umgebung nicht gestört werden. Dann war ich wach. Ich schämte mich, weil ich den Operationsverlauf durcheinander gebracht hatte. Ich wurde nie wieder zu einer Assistenz eingeteilt. Darüber war ich froh. Ich zählte sowieso die Tage bis ich aus dem Operationssaal heraus kommen und wieder auf einer Station arbeiten würde.

Auf den Stationen waren wir Schülerinnen unterschiedlichen Fachbereichen zugeteilt. Das heißt, wir hatten zwar regelmäßig Unterricht, der einen theoretischen Hintergrund zu bestimmten beruflichen Bereichen vermittelte, wurden aber in der Praxis nicht Theorie bezogen eingesetzt. Wenn wir beispielsweise im Unterricht die verschiedenen Herzkrankheiten, deren Symptome, Auswirkungen und Behandlungsweisen durchnahmen, waren nur wenige von uns auf einer kardiologischen Station tätig. Es war keine theoriebasierte oder theoriegeleitete berufliche Ausbildung. Es gab auch keine spezielle Person auf den Stationen, die uns bei praktischen Tätigkeiten gezielt anleitete. Folglich haben wir uns das praktische Können situativ durch gelegentliche Unterstützung von Zweitschwestern oder durch eigene Beobachtung und Selbstversuch angeeignet. Das sprichwörtliche „learning by doing" wurde allseits praktiziert.

Die einzelnen Stationen hatten zirka dreißig Betten, die auf Ein-, Zwei- und Dreibettzimmer, selten auf einen größeren Saal verteilt waren. In den Ein- und Zweibettzimmern waren die Privatpatienten untergebracht; in den anderen die Kassenpatienten. In den Zimmern gab es außer den Betten mit Nachtkästchen und Betttischchen kleine Schränke, einen Tisch mit Stühlen und ein Waschbecken. Andere Räume der Station waren das Stationszimmer mit Schreibtisch und Medikamentenschrank, eine Teeküche, von wo aus die Essen aus großen Behältern auf die Teller verteilt mit Getränken zu den Patienten in die Zimmer getragen und auf dem Betttischen abgestellt wurden. Nur wenige Patienten konnten aufstehen und am Tisch essen. In der Teeküche wurden auch kleine Wunschspeisen, wie Rührei oder Suppen zubereitet für Patienten, denen es nicht gut ging und die auf die Hauptspeise keinen Appetit hatten. Weitere Räume waren das Bad mit Wanne, Sitzwanne und Waschbecken sowie Abstellräume, ein Entsorgungsraum zum Entleeren von Bettschüsseln und Patiententoiletten. Etwa in der Hälfte der Station war ein Sitzplatz mit dekorativen Pflanzen für Angehörige und Aufstehpatienten.

Das Pflegepersonal einer Station für vierundzwanzig Stunden bestand aus einer Stationsschwester, vier Zweitschwestern, zwei bis vier Schülerinnen und einer Nachtschwester. Dem Pflegepersonal übergeordnet waren eine Oberin und deren Vertretung. Die Oberin kam selten auf die Station. Sie war eine gütige einfühlsame Krankenschwester mittleren Alters, die gegen Ende des 2. Weltkrieges in einem deutschen Lazarett in der Türkei gearbeitet hatte und besonders fürsorglich den finanziell knapp ausgestatteten Schülerinnen gegenüber war. Ihre Vertretung war wesentlich jünger als sie, unpersönlich und bürokratisch funktional. Sie machte regelmäßige Runden auf den Stationen und erkundigte sich nach positiven oder negativen Vorkommnissen, nahm Vorschläge oder Klagen entgegen.

Die absoluten Herrscherinnen der Stationen waren die Stationsschwestern. Die meisten waren jenseits der fünfzig und hatten während des Krieges in Lazaretten gearbeitet. Sie ließen sich auch von Chefärzten die „Butter nicht vom Brot nehmen". Die Stationsärzte wurden von ihnen dirigiert. Sie waren der zentrale Punkt der Station und hatten alles im Griff. An ihnen kam niemand vorbei. Bei den Chefarztvisiten waren sie die Hauptinformationsquelle über Heilverlauf und Behandlungserfolg der medizinischen Therapie. Sie verbrachten den Großteil ihrer Zeit mit führen der sogenannten Fieberkurven, auf denen nicht nur die zweimal täglichen Fiebermessungen, Puls, manchmal Blutdruck, Gewicht und Stuhlgang sondern auch alle verabreichten Medikamente, durchgeführten Infusionen, Laborbefunde, sowie alle Untersuchungen und Behandlungen eingetragen wurden. Für die meisten verkörperte eine exakt geführte Fieberkurve den Nachweis der Gesamtbehandlung und des Behandlungserfolgs der einzelnen Patienten auf ihrer Station. Viele von ihnen erlaubten keiner anderen Schwester oder sonst jemandem Zugriff auf die Kurven und machten alle Einträge der Einheitlichkeit der Schrift wegen selber. Verständlicherweise nahm dies mehrere Stunden des Tages in Anspruch. Außer den Kurven gab es keine Dokumentation über pflegerische Tätigkeiten; abgesehen von fragmentarischen Eintragungen ins Nachtwachenheft. Alle patientenrelevanten Vorkommnisse oder Veränderungen wurden fast ausschließlich mündlich weitergegeben.

Gegen zwanzig Uhr gingen die Stationsschwestern durch die Patientenzimmer mit einem Tablett verschiedener Medikamente und vergaben je nach Wunsch der Patienten ohne ärztliche Verordnung, jedoch mit deren vorausgesetztem Einverständnis, Abführ- und Schlafmittel. Den Patienten gegenüber waren diese Stationsschwestern höflich aber bestimmt. Die Patienten hatten ärztliche Anordnungen und stationäre Vorschriften zu befolgen. Da gab es nichts zu diskutieren.

Vor diesem Hintergrund ist es nicht erstaunlich, dass viele Stationsschwestern eine absolut autoritäre Umgangsweise an den Tag legten und sich unfehlbar fühlten. Die Zweitschwestern passten sich diesem Regiment an. Sie taten ihre Arbeit und gingen Konfrontationen mit der Chefin aus dem Wege. Von uns Schülerinnen wurden einige Stationsschwestern regelrecht gefürchtet. Nachdem wir zirka alle sechs bis acht Wochen auf eine andere Fachstation versetzt wurden, waren die Tage vor dem Wechsel reichlich angstbesetzt. Deshalb tauschten wir unsere diesbezüglichen Erfahrungen untereinander aus. Je nachdem, was die Mitschülerinnen von bestimmten Stationen berichteten, gaben wir uns gegenseitig Tipps, wie wir durch unser entsprechend angepasstes Verhalten unangenehme Erlebnisse von vorn herein abwenden könnten. Mehrmals war es für mich aber auch so, dass sich die schlimmen Vorhersagen nicht bewahrheiteten und ich mit der Stationsschwester relativ gut klar kam.

Der Arbeitstag auf der Station begann um sieben Uhr. Die Nachtschwester wusch zwischen fünf und sieben Uhr einige bettlägerige Patienten. Bei meiner Ankunft um sieben Uhr stellte ich den noch nicht gewaschenen bettlägerigen Patienten die Waschutensilien auf das Betttischchen. Während sie sich wuschen, machte ich mit einer Zweitschwester die Betten von Aufstehpatienten und wir führten dabei den erforderlichen Wäschewechsel durch. Danach gingen wir zurück zu den bettlägerigen Patienten, halfen ihnen den Waschvorgang zu beenden und machten ihre Betten. Im Anschluss daran wusch ich die noch verbliebenen ungewaschenen schwerkranken Patienten und holte mir Hilfe zum Bettmachen. Ich maß Fieber und Puls der Patienten und legte die auf einem Zettel notierten Werte der Stationsschwester auf den Schreibtisch.

Gegen acht Uhr wurde von den Zweitschwestern und mir das Frühstück in die Zimmer getragen und die Patienten im Bett aufgesetzt, damit sie vom Betttischchen bequem essen konnten. Patienten, die nicht selber essen konnten, gab ich das Frühstück und auch die anderen Mahlzeiten ein. Nachdem die Patienten gefrühstückt hatten, aßen die Stationsschwester, die Zweitschwestern und ich unser Frühstück in der Teeküche. Das Gleiche wiederholte sich zu den anderen Mahlzeiten. Ein Gang zum formalen Schwesternspeisesaal hätte zu viel Zeit in Anspruch genommen. Wenn Patienten in dieser Zeit klingelten, war es selbstverständlich, dass ich in die entsprechenden Zimmer ging und die Patientenbedürfnisse soweit wie möglich erfüllte oder mir Hilfe holte.

Während die Zweitschwester die Medikamente verteilte und Injektionen durchführte, zog ich auch in diesem Haus mit meinem Putzeimerchen los und reinigte in den einzelnen Zimmern Waschbecken und Mobiliar. Zwischendurch „antwortete" ich auf die Klingeln, setzte Patienten auf die Bettschüssel, entfernte diese wieder, leerte sie, wobei ich manchmal die Urinmenge messen, aufschreiben und im Stationszimmer vorlegen musste; fuhr Patienten in Untersuchungsabteilungen oder holte von dort Befunde, beobachtete Infusionen und meldete einen erforderlichen Behälterwechsel der Zweitschwester, half Patienten beim Aufstehen oder ging mit ihnen den Gang auf und ab.

Regelmäßig half ich der Zweitschwester beim Wechseln von Verbänden und lernte das dabei wichtige sterile Vorgehen. Sie instruierte mich unterschiedliche Injektionen zu setzen. Sie zeigte mir die Vorgehensweise bei speziellen Tätigkeiten, beispielsweise das Katheterisieren, das Legen einer Magensonde oder die Durchführung eines präoperativen Einlaufs.

Ich kannte die Diagnosen der Patienten, konnte diese aber schwerlich mit den Behandlungsweisen in Einklang bringen. Das war naturgemäß leichter auf der Chirurgie als auf der Inneren. Wenn ein Patient einen Darmverschluss hat, muss er operiert werden. Weil er nicht trinken darf, bekommt er Infusionen. Aber wenn ein Patient ein Magengeschwür hat, wie nützt da eine Rollkur oder wie wirken die verabreichten Medikamente? Ich war einerseits zu unbedarft und teilweise zu schüchtern um danach zu fragen, andererseits war ich so mit meiner Putzarbeit und den anderen Aufgaben beschäftigt, dass ich die sich hierfür ergebenden Möglichkeiten ungenutzt verstreichen ließ.

Gegen elf Uhr war Chefvisite und dabei der glanzvolle Auftritt der Stationsschwester. Vorab musste von den Zweitschwestern und mir sichergestellt werden, dass die Zimmer absolut aufgeräumt waren und die Patienten keine überflüssigen Gegenstände auf den Nachtkästchen stehen hatten. Die Stationsschwester sowie die Stationsärzte und Oberärzte berichteten jeweils aus ihrer Sicht über den Gesundungs- oder Verschlechterungsprozess von Patienten unter Zuhilfenahme von Röntgenbildern und Laborbefunden. Der Chefarzt unterhielt sich mit den Ärzten in Medizinersprache, gab seine mündlichen Anweisungen, die von der Stationsschwester notiert wurden, und war schon weiter beim nächsten Patienten. Der zurück gebliebene Patient war eingeschüchtert, konnte und traute sich in der Regel keine Frage stellen. Später fragte er die Schwester, was da eigentlich vorgegangen war und was mit ihm weiterhin geschehen sollte.

Nach der Visite war die Stationsschwester damit beschäftigt ihre Notizen in konkrete Arbeitsaufträge umzusetzen, beispielsweise Laboruntersuchungen zu beantragen oder Pflegebehandlungen durchführen zu lassen. Und vor allem damit dies alles feinsäuberlich in die Kurven einzutragen.

Zur Mittagszeit waren die Zweitschwestern und ich mit der Vergabe des Mittagessens beschäftigt, das sich in ähnlicher Weise vollzog wie das Frühstück.

Um vierzehn Uhr verteilte die Zweitschwester die Nachmittagsmedikamente. In der Zeit von dreizehn bis sechzehn Uhr gingen die Zweitschwestern und ich abwechselnd in die Freistunde. Wir hatten jeweils zwei Stunden frei pro Tag und einen Tag frei pro Woche. Es gab keine schriftlichen Dienstpläne. Wer wann seinen freien Tag hatte, wurde mündlich vereinbart. Die Stationsschwestern nahmen in der Regel keine Freistunden. Von vierzehn bis sechzehn Uhr war Besuchszeit für die Patienten.

Zurück aus meiner Freistunde war es meine erste Aufgabe, die von Besuchern mitgebrachten Blumen in Vasen zu stellen und zu den entsprechenden Patienten zurück zu bringen. Es wurden wieder die Betten gemacht. Ich maß Fieber und

Puls und schrieb dies auf. Um siebzehn Uhr wurde das Abendessen an die Patienten verteilt.

Auf der chirurgischen Station kamen am Nachmittag die operierten Patienten aus dem Operationssaal zurück. Ihre Betten waren während ihrer Abwesenheit mittels Wärmflaschen gewärmt worden. Sie kamen auf einer fahrbaren Trage, denn Betten mit eingebauten Rädern gab es in der Regel nicht. In extremen Fällen konnten am Kopf- und Fußende des Bettes spezielle Vorrichtungen mit Rädern angeklemmt werden, bei deren Handhabung ich mir nicht selten die Finger einzwickte. Ich saß bei den narkotisierten Patienten am Bett, bis sie aufgewacht waren. Dabei hielt ich die Brechschale bereit um zu verhindern, dass bei möglichem Erbrechen die Flüssigkeit in ihre Luftröhre und Bronchien geriet.

Offiziell ging mein Dienst und der der Zweitschwestern bis zwanzig Uhr; inoffiziell bis alle Arbeiten erledigt waren. Da konnte es einundzwanzig Uhr und später werden. Die Nachtschwester kam um zwanzig Uhr und war bis sieben Uhr im Dienst. Sie erhielt von der Stationsschwester einen mündlichen Bericht, speziell über schwer kranke Patienten und Hinweise, worauf sie besonders zu achten hatte. Die Nachtschwester machte mit einer Taschenlampe regelmäßige Runden durch die Zimmer, um nach dem Befinden der Patienten zu sehen. Sie vergab Schlaf- und Schmerzmittel, beantwortete die Klingeln, unterhielt sich mit Patienten, die nicht schlafen konnten. Sie behandelte diverse Notfälle und rief bei Bedarf den diensthabenden Arzt. Sie hatte eine Art Schulheft, das Nachtwachenbuch, in dem sie ungewöhnliche Vorkommnisse festhielt. Am Morgen gab sie der Stationsschwester, manchmal auch im Beisein der Zweitschwestern, Bericht über die Ereignisse der vergangenen Nacht.

Für meine einmonatige Nachtwache als Schülerin wurde ich auf einer dreißig Betten fassenden urologischen Fachabteilung für Männer eingesetzt. Neben den üblichen Aufgaben einer Nachtschwester musste ich besonders darauf achten, dass nach spezifischen Operationen die Dauerkatheter sich nicht mit Blutgerinnsel verstopften. Deshalb war ich viel mit Durchspülen der Katheter beschäftigt.

Nachdem im ganzen Krankenhaus viele Schülerinnen allein auf den Stationen wachten, gab es eine so genannte Hausnachtwache. Das war eine ältere erfahrene Krankenschwester, die zweimal pro Nacht ihre Rundgänge machte und uns nach möglichen Problemen befragte. Wir konnten sie auch in ungewöhnlichen Situationen rufen und ihre fachliche Hilfe erwarten. Obwohl ich regelmäßig meine Rundgänge gemacht und jeden Patienten im Bett beobachtet hatte, fand ich eines Morgens nach Einschalten des Lichts im Bettensaal einen älteren Patienten tot auf. Ich erschrak, löschte das Licht und rief die Hausnachtwache um Hilfe zur Entfernung des Toten. Die anderen Patienten sollten davon nichts merken. Denn Sterben im Krankenhaus war verpönt. Die Patienten waren im Krankenhaus um geheilt zu werden. In dieser Situation funktionierte ich perfekt vom Kopf her. Erst später auf dem Weg zu meinem Zimmer im Schwesternwohnheim und die nächsten Tage dachte ich darüber nach, ob ich diesen Tod hätte verhindern können. Ich habe mit niemand darüber gesprochen. Ich wollte keine Platitüden hören, wie: so ist es halt; oder: das gehört zur Pflege.

Mit Beginn des Jahres 1954 rückte das Ende der Ausbildungszeit immer näher. Meine Mitschülerinnen und ich waren im so genannten Examenskurs und wurden auf das Staatsexamen vorbereitet. Nachdem wir tagsüber auf Station gearbeitet hatten, gingen wir mehrmals pro Woche von achtzehn bis zwanzig Uhr zum theoretischen Unterricht. Es gab viel mitzuschreiben und auswendig zu lernen. Heimgekommen vom Unterricht war ich todmüde und fiel ins Bett, aber nicht ohne für den nächsten Tag um vier Uhr den Wecker zu stellen. Ich legte ihn unter mein Kopfkissen, damit meine Zimmerkolleginnen nicht geweckt wurden. Um vier Uhr begann ich den Stoff des Vortages durchzugehen und auswendig zu lernen. Um sieben Uhr ging ich auf die Station. Dort angekommen fühlte ich mich im Kopf wie bedeppert und stellte die Waschschüsseln für Patienten wie im Traum auf deren Betttischchen.

Das Staatsexamen wurde Mitte März in einem Großraum des Mutterhauses abgehalten. Wir waren zirka dreißig Prüflinge. Prüfer waren eine Schulschwester sowie der chirurgische und der internistische Chefarzt, die bei uns gelehrt hatten. Ein Regierungsvertreter aus dem Medizinalbereich war als Beobachter anwesend. Die Prüfung bestand aus mündlichen und praktischen Anteilen. Nachdem ich so viel auswendig gelernt hatte, konnte ich, beispielsweise gefragt nach den klassischen chirurgischen Wundinfektionen, diese wie aus der Kanone geschossen als Abszess, Furunkel, Karbunkel, Phlegmone herrattern und deren Unterschiede erklären. In der Inneren Medizin musste ich die meldepflichtigen Infektionskrankheiten auflisten sowie Auswirkungen von bestimmten Herz- und Lungenkrankheiten erläutern.

Beim praktischen Teil musste ich verschiedene chirurgische Instrumente benennen und deren Gebrauch erklären. Ich hatte mit einer rotgeränderten Mullbinde einen bestimmten Verband präzise anzulegen. Die roten Ränder ließen die korrekte Vorgehensweise erkennen. Speziell pflegerisch musste ich einen Patienten vorschriftsmäßig waschen und das Bett machen.

Nach bestandenem Examen war die Ausbildung zu Ende. Ich war jetzt formal ausgebildete examinierte Krankenschwester. An der weißen Schwesternhaube wurde ein schmales rot-weißes Band mit dem Rot-Kreuz-Emblem befestigt. Am Kragen wurde die Brosche der Rot-Kreuz-Schwester angesteckt. Beides signalisierte dem Betrachter meinen Status als so genannte Vollschwester; so die damalige Bezeichnung.

2.4

Die ersten Berufsjahre in München

Es war selbstverständlich, dass wir nach dem Staatsexamen alle in der Schwesterngemeinschaft blieben. Wir wurden lediglich auf verschiedene Krankenhäuser in und außerhalb Münchens verteilt. Wünsche bezüglich unserer Arbeitsstätten konnten geäußert werden. Ich wollte im Rot-Kreuz-Krankenhaus in München weiter arbeiten, weil ich die Strukturen, die Abläufe und viele Schwestern aus meiner Ausbildungszeit kannte. Dem Antrag wurde stattgegeben. Ich kam auf eine gemischte Männer/Frauen chirurgische Station mit zirka dreißig Betten. Die Stationsschwester stammte aus Hamburg, war ungefähr fünfzig Jahre alt, etwas pummelig, fröhlich und mütterlich. Eine „Ausländerin" in Bayern. Wenn sie manchmal in ihrer Mundart typische Hamburger Witze losließ, musste sie uns diese übersetzen. Umgekehrt mussten wir ihr unsere bayerischen Kraftsprüche erklären. Auf der Station waren auch zwei junge Zweitschwestern, Christa und Lisa, eine Nachtschwester und zwei Stationsärzte. Die Zweitschwester Christa war groß, blond und kräftig, immer freundlich. Mit ihr war es ein leichtes, Patienten vom Bett auf die Trage und umgekehrt zu verlegen. Lisa war etwas kleiner als Christa, blond, mit großen blauen Augen, immer gut gelaunt und idealistisch. Für sie gab es keine Probleme. Sie ging später nach Afrika und arbeitete bei Dr. Schweitzer in Lambarene. Es herrschte ein frohes ungezwungenes Klima auf der Station. Ich arbeitete gern in dieser Gruppe. Nachdem Lisa uns verlassen hatte, kam als Ersatz eine zweiunddreißigjährige freundliche Kollegin aus dem Rheinland. Sehr bald merkten wir, dass sie in einen der Stationsärzte verliebt war, obwohl sie versuchte dies mit aller Kraft zu vertuschen. Ich war gerade mal einundzwanzig Jahre alt und dachte, wie kann die sich denn noch verlieben? Die ist doch schon so alt. Im Laufe meines Älterwerdens und diesbezüglich gemachter Erfahrungen habe ich eine vollkommen andere Sichtweise hierfür gewonnen.

Meine Aufgaben als examinierte Krankenschwester auf der Station umfassten jetzt den gesamten Tätigkeitskatalog einer Vollschwester und ich war für alle meine pflegerischen Handlungen verantwortlich. Der Tätigkeitskatalog kann anhand von drei Hauptteilen grob umrissen werden:

Der patientenbezogene Teil beinhaltete die Einschätzung des Krankheitszustandes von Patienten bei Aufnahme unter Zugrundelegung der Diagnose sowie speziell pflegerische Beobachtungen; die Durchführung der ärztlichen Verordnungen sowie der erforderlichen Pflege; die Meldung an den Arzt von Fortschritten oder Rückschlägen im Krankheitsverlauf von Patienten.

Der mitarbeiterbezogene Teil bezog sich auf die gegenseitige Unterstützung bei der Durchführung der Patientenversorgung; die Weitergabe patientenrelevanter Informationen speziell bei der Schichtübergabe.

Der führungsbezogene Teil umfasste das Organisieren und teilweise Delegieren des täglichen Arbeitsanfalls; das Anleiten von Schülerinnen und Überwachen ihrer Aktivitäten; die Vertretung der Stationsschwester.

Die Durchführung dieser Tätigkeiten wurde von der Stationsschwester, den Kolleginnen und pflegerischen Vorgesetzten erwartet. Die Fähigkeit hierzu wurde vorausgesetzt. Es gab keine Tätigkeitsbeschreibungen.

Während der Durchführung manueller pflegerischer Tätigkeiten bemühte ich mich auf den jeweiligen individuellen Gemütszustand der Patienten einzugehen und in prekären Situationen korrekt zu reagieren. Manche prekäre Situation begleitete mich des Öfteren in meine Freizeit und wenige davon auch mein ganzes Berufsleben.

Eine davon ist die Situation des „Platzbauches". Ich war im Begriff das Bett eines am Vortag am Darm operierten korpulenten Patienten zu machen. Als ich die Bettdecke zurückschlug, sah ich, dass seine Gedärme ausgetreten waren und auf seinem Bauch lagen. Ich sah das zum ersten Mal und war schockiert. Trotzdem habe ich keinen Schreckensschrei ausgestoßen, sondern meinen Gesichtsausdruck beherrscht und dem Patienten gesagt, er möge ganz ruhig liegen bleiben. Ich müsste auf seinen Bauch etwas auflegen und wäre sofort wieder zurück. Im Laufschritt holte ich eine Kochsalzlösung und sterile Tücher, die ich in der Lösung anfeuchtete und auf die Gedärme legte. Während meines Laufens rief ich einer Mitschwester zu, sofort den Arzt zu holen. Dieser erklärte dem Patienten seinen Zustand und auch, dass er umgehend operiert werden müsse. Im Operationssaal wurden die Gedärme wieder im Bauch platziert und die Wunde erneut zugenäht. In dieser Situation hätte ich den Patienten durch mein Verhalten nicht verunsichern oder erregen dürfen. Er hätte sicher Schlimmes vermutet und wäre möglicherweise geschockt gewesen. Es reichte, dass ich es innerlich war.

Die Arbeitszeit von sechs Tagen pro Woche mit elf und des Öfteren mehr Stunden pro Tag war seit meiner Schülerinnenzeit gleich geblieben. Kost und Wohnung waren unentgeltlich. Mein Zimmer im Schwesternwohnheim teilte ich mit zwei Mitschwestern, die einige Jahre älter waren als ich. Irene hatte es aus Schlesien nach Bayern verschlagen. Sie war es leid gewesen in einem Familienladen in Oberbayern unter der strengen Fuchtel der Ehefrau und den Avancen des Ehemannes zu arbeiten und war in die Pflegeausbildung gegangen. Else war aus Bayern, stark von einem religiösen Hintergrund geprägt und wollte Gutes tun. Sie hatte eine Gruppe von Holzengelchen auf ihrem Nachttisch vor dem Fenster stehen. Unglücklicherweise wurden sie regelmäßig durch mein unachtsames Auf-

und Zuziehen des Fenstervorhangs zu Boden geweht. Sie ertrug es in Geduld. Neben unseren Betten, Nachtkästchen, Kleiderschränken und einem kleinen Bücherregal an der Wand gab es in der Ecke hinter der Tür ein Waschbecken mit Spiegel. Bäder und Toiletten waren auf dem Flur. In einem Gemeinschaftsraum konnten wir Radio hören.

Das Schönste an dem einen freien Tag pro Woche war das Ausschlafen. Meist machte ich mit Kolleginnen einen Stadtbummel oder wir gingen ins nahe gelegene Kino, wo wir in Filmen die heile Welt bewunderten. Im Sommer mieteten wir uns gelegentlich für wenig Geld ein Ruderboot und schipperten auf dem kleinen See im Englischen Garten. Auf dem Heimweg lutschten wir genüsslich ein Vanilleeis.

Im ersten Jahr nach dem Examen bekamen wir achtzig und im zweiten Jahr neunzig DM pro Monat Taschengeld. Die Anschaffung eines Wintermantels oder gar eines Fahrrads erforderten eine lange Zeit intensiven Sparens und sich darauf Freuens, während wir uns im Vorfeld mehrmals die Nase an den entsprechenden Schaufenstern platt drückten. Wir lebten in den engen Grenzen unserer finanziellen Verhältnisse. Kreditkarten waren unbekannt.

Nachdem ich zwei Jahre als Zweitschwester im Rot-Kreuz-Krankenhaus gearbeitet hatte, wurde mir von der Geschäftsführung einer Frauenklinik die Position einer Stationsschwester für deren Privatstation mit einem monatlichen Gehalt von einhundertfünfundachtzig DM angeboten. Obwohl ich gern in meiner Stelle im Rot-Kreuz-Krankenhaus war, fand ich die beiden Aspekte der höheren Position sowie der beachtlichen Gehaltserhöhung sehr verlockend und akzeptierte. So wechselte ich in die neue Stelle im Frühjahr 1956.

Die Klinik war in bester Lage in München und hatte zirka achtzig Betten. Es gab zwei Kategorien von Patienten: Junge Frauen, die hier ihre Kinder normal oder durch Kaiserschnitt zur Welt brachten, und ältere Frauen, die sich aufgrund unterschiedlicher gynäkologischer Diagnosen entsprechenden Unterleibsoperationen unterziehen mussten. Die Kassenpatientinnen lagen auf der Station im Erdgeschoß in Mehrbettzimmern. Die zirka fünfundzwanzig privat zahlungskräftigen Patientinnen waren im ersten Stock in Ein- und Zweibettzimmern untergebracht. Hier waren des Öfteren auch Patientinnen mit kosmetischen Operationen, die von einer Fachärztin für kosmetische Chirurgie durchgeführt wurden; beispielsweise die Anhebung von erschlafften Brüsten oder die Entfernung von Fältchen an den Augen. Bei letzteren mussten wir postoperativ kontinuierlich kleine in Rosenwasser getauchte Kompressen auflegen.

Meine Aufgaben als Stationsschwester waren durch entsprechende personelle Organisation und situative Delegation folgende:

- Für einen reibungslosen Arbeitsablauf bei der Patientinnenbetreuung zu sorgen,
- durch problemlösendes Vorgehen ein angenehmes Arbeitsklima für die Kolleginnen zu schaffen,

- durch die Beschaffung von erforderlichem Material und technischen Geräten die pflegerischen Tätigkeiten zu unterstützen und schließlich
- den behandlungsbedingten Gesamtaufwand zu dokumentieren und an die Verwaltung zur Rechnungslegung weiterzureichen.

Zu den Fieberkurven hatten alle Kolleginnen uneingeschränkten Zugang. Ich legte keinen Wert auf schön gemalte Dokumente, sondern hielt es für wichtiger, dass erbrachte Pflegeleistungen von allen Kolleginnen schriftlich festgehalten wurden.

Die Babies wurden tagsüber regelmäßig von zwei Kinderschwestern aus dem Babyzimmer zu ihren Müttern gebracht und wieder abgeholt. So hatten wir regen Kontakt mit beiden.

Schwester Louise war etwa vierzig Jahre alt, mittelgroß, mit dunklem Haar und einem immerwährenden Lächeln. Sie war äußerst gutmütig und positiv eingestellt. Für sie war es undenkbar, dass jemand etwas Schlechtes tun konnte, und das, nachdem sie den Krieg in München miterlebt hatte. Schwester Hermie war in meinem Alter, klein, zierlich mit braunem Haar, leuchtenden Augen, einem gewinnenden Lächeln und immer guter Dinge. Die beiden konnten von ihrem Naturell her gar nichts anderes sein als Kinderschwestern.

Hier habe ich auch mein erstes Baby mit Down Syndrom (Mongolismus) mit dem typischen Gesichtsausdruck gesehen. Die Eltern waren beide über vierzig, sehr distinguiert und offensichtlich wohlhabend. Wie üblich, hat auch diese Mutter die Abnormität ihres Babies nicht erkannt. Die Ärzte besprachen seinen Zustand mit dem Vater.

Mit mir auf der Station arbeiteten Merthe und Ria, zwei Zweitschwestern und die Nachtschwester Ilse. Merthe war mit ihrer kleinen Tochter, Mutter und Schwester unter abenteuerlichen Umständen aus der DDR geflohen. Sie war einige Jahre älter als ich, mittelgroß, blond, sehr beweglich, immer freundlich und lustig. Ria war groß, schlank, dunkelhaarig. Sie kam aus dem Johanniterorden in Bonn und fühlte sich wohl in unserem Arbeitsumfeld. Die Hausnachtschwester Ilse war mittelgroß, blond, stets fröhlich, geschieden und hatte einen kleinen Sohn. Sie war extrem leichtfüßig und flitze nur so über die Gänge in ihren weißen Sandalen. Als einzige Nachtschwester war sie für alle Patienten zuständig. Um die Klingeln schnell beantworten zu können, ignorierte sie den Aufzug und lief immer die Treppen auf und ab.

In dieser Klinik trugen wir Schwestern weiße Standardkleider mit weißen Hauben sowie Schuhe und Strümpfe unserer Wahl. Unsere Unterkünfte waren in einem der Nebengebäude. Ich teilte ein Zimmer mit Merthe. Darin gab es neben den zwei Betten, zwei Nachtkästchen, einen Tisch mit zwei Stühlen und einen Schrank. Zum Waschen gingen wir in einen in der Nähe unseres Zimmers gelegenen Waschraum mit mehreren Waschbecken. Hier war zu bestimmten Zeiten ein reges Kommen und Gehen. Intimsphäre – Fehlanzeige. Einmal pro Woche wurde Gelegenheit zum Baden gegeben.

Unser Essraum war ziemlich dunkel und uneinladend. Wir verbrachten möglichst wenig Zeit darin. An meinem einen freien Tag pro Woche ging ich in der Stadt frühstücken. Bis ich ausgeschlafen hatte und in der Stadt war, konnte es gut elf Uhr werden. Also durchaus eine richtige Zeit für sechs Rostbratwürstchen mit Kraut, Semmel und einem Weißbier.

An einem Frühsommertag beschlossen Hermie, die Kinderschwester, und ich in der nahen Isar zu baden. Wir wunderten uns, dass die Leute alle am Ufer saßen und niemand im Wasser schwamm. Bis zu den Knien hineingewatet, fühlten wir die extreme Kälte. Nachdem wir ringsum so viele Zuschauer hatten, die nur darauf warteten, dass wir aufgaben, wollten wir nicht als Feiglinge dastehen und platschten in den Fluss. Das Wasser war eisig. Mein Körper war in Kürze wie erstarrt. Ich konnte mich kaum bewegen. Das brauchte ich auch gar nicht, denn die Strömung riss uns weiter. Als wir es nach etwa fünfzehn Minuten ans Ufer schafften, waren wir durchgefroren und setzten uns erst mal ins Gras. Die Luft hat uns schnell wieder erwärmt und dieses „Auftauen" war ein unvergesslich wohltuendes Gefühl. Allerdings haben wir diese Eskapade nicht wiederholt.

Die Klinik war ein Familienbetrieb. Der Gründer und Besitzer der Einrichtung war ein alter Herr, Arzt, und angeblich sehr krank. Er lebte in seiner Villa auf dem Gelände. In geschäftlichen und administrativen Dingen wurde er von seiner Frau vertreten. Diese sehr modisch gekleidete Dame mittleren Alters mit pechschwarzem Haar stolzierte gelegentlich durch die Hallen und Gänge der Klinik und erteilte Befehle. Der ärztliche Dienst bestand aus zwei Fachärzten. Drei Hebammen betreuten die Gebärenden. Aus beiden Gruppen gab es verwandtschaftliche Beziehungen zum Klinikbesitzer. Diese Personalkonstellation brachte es mit sich, dass ich mich ständig von einem oder mehreren Familienmitgliedern beobachtet fühlte, und ich hatte auch den Eindruck, dass gemachte Beobachtungen an die Dame weiter getragen wurden. Folglich fühlte ich mich als Instrument, das zur Mehrung des Familienwohlstands beizutragen hatte, aber nicht als beruflich qualifizierte Person anerkannt wurde.

Hätte ich durch diese Zustände im Stress sein sollen? Diesen Begriff gab es damals noch nicht. Stattdessen trug ich mich aufgrund der widrigen beruflichen Situation in der Privatklinik mit dem Gedanken einer Veränderung. Immerhin hatte ich trotz der unangenehmen Verhältnisse ein Jahr in dieser Klinik Dienst getan. Zu jener Zeit war es verpönt weniger als ein Jahr in einer Stelle zu arbeiten. Als ich just zu dieser Zeit von einem Bekannten gefragt wurde, warum ich nicht ins Ausland, beispielsweise nach England gehen wolle, war dies für mich ein zündender Gedanke! Mein Entschluss war schnell gefasst.

3.

Das West Middlesex Hospital, London

Um die Idee in England beruflich zu arbeiten, zu verwirklichen, holte ich zunächst entsprechende berufsrelevante Informationen ein. Ich schrieb deshalb an das Amt für Stellenvermittlung im Ausland in Frankfurt am Main und erläuterte meine Absicht und Berufsbildung. Von dort wurde ich informiert, dass ich aufgrund meiner Ausbildung entweder als Schwesternhelferin oder als Schwesternschülerin in England arbeiten könnte. Für erstere Tätigkeit sei keine Ausbildung erforderlich. Für die zweite könnte ich als Schwesternschülerin in das dritte Ausbildungsjahr einsteigen, nach einem Jahr das englische Staatsexamen machen und wäre nach bestandenem Examen eine sogenannte Registered Nurse. Dies bedeutete, dass mein Name in ein Register bei der englischen Krankenpflegekammer eingetragen und mit einer Nummer versehen würde. Diese mir zugeteilte Nummer würde ich lebenslang behalten. In England gab es damals bereits die dreijährige Ausbildung, während in Deutschland die zweijährige noch bis 1965 durchgeführt wurde. Ohne lange zu überlegen stieg ich im Frühjahr 1957 als Schülerin in das 3. Lehrjahr ein.

3.1

Ausbildung

Demzufolge fuhr ich mit dem Zug nach Hook van Holland, von dort mit der Nachtfähre nach Harwich und weiter mit dem Zug nach London zu dem mir vorgegebenen West Middlesex Hospital in Isleworth, einem Vorort im Westen von London. Das Hospital war ein Kreiskrankenhaus mit zirka dreihundertfünfzig Betten mit den gängigen Fachrichtungen. Es war 1894 erbaut und seine zahlreichen Backsteingebäude standen auf einem weitläufigen gepflegten Gelände. Die meist dreistöckigen Gebäude hatten typischerweise die Feuerleitern außen montiert. Das Logo des Krankenhauses, das heißt die ideelle Einstellung der Betriebsleitung zur Art und Weise der Erbringung von Gesundheitsleistungen für die Bevölkerung wurde im großen Speisesaal für jedermann sichtbar auf einem großen an der Wand hängenden Emblem deklariert. Darauf waren in der Mitte drei orientalische Dolche abgebildet. Rund um diese Dolche rankte sich der Wahlspruch: „Servite in Laetitia“ = Diene mit Freuden. Dieses Emblem fand sich wieder auf den Broschen der Krankenschwestern. Leider habe ich den geschichtlichen Hintergrund der drei Dolche nie ausfindig machen können.

Nach meiner Ankunft im Krankenhaus wurde ich in mein Zimmer im Schwesternwohnheim gebracht. Überraschung! Ich hatte ein Zimmer ganz für mich allein. Die Einrichtung bestand aus einem Bett, einem Schrank, Tisch und Stühlen und einem Waschbecken. Obwohl das Mobiliar aus dunkelbraunem Holz offensichtlich gut genutzt war, fand ich das Einzelzimmer schlichtweg großartig – und das als Schwesternschülerin! Die Bäder waren auf dem Flur und ich konnte täglich, wenn ich wollte mehrmals, davon Gebrauch machen.

Gleich bei dieser Zimmerzuweisung erlebte ich eine weitere Überraschung. Ich hatte mir eingebildet, ich kann Englisch. Ich hatte es doch in der Mittelschule drei Jahre lang gelernt. Dann jedoch nicht mehr geübt. Jetzt verstand ich von einem englischen Satz zwei oder drei Worte. Da musste ich eiligst was tun.

Ich bekam mehrere hellblaue Leinenkleider mit weißen Schürzen, die vorne an die Kleider angeknöpft und hinten gebunden wurden. Auf der gestärkten weißen Haube waren drei schmale hellblaue Streifen angebracht. Die Streifen signalisierten, in welchem Lehrjahr die Trägerin war. Nachdem ich im dritten Jahr war, bekam ich also drei Streifen. Außerdem gab es einen großen Umhang, der außen dunkelblau und innen rot gefüttert war und am Kragen geschlossen wurde. Braune Strümpfe und braune, klassische bequeme Schwesternschuhe (so genannte Oxfords) musste ich selber beschaffen.

Entsprechend eingekleidet wurde ich am nächsten Tag von der Matron des Hauses = Pflegedirektorin empfangen. Sie war eine ältere, kleine, schmächtige Person mit großer Ausstrahlung. Nach der üblichen Begrüßung fragte sie mich, wie ich es denn mit der Ordnung hielte. Nachdem sie von meinem Gesicht ablesen konnte, dass ich nichts verstanden hatte, schaffte sie auf ihrem großen Schreibtisch eine entsprechende Unordnung. Da fiel bei mir der Groschen und ich konnte ihr mit viel Zeichensprache verständlich machen, dass ich eine ordnungsliebende Person sei. Die zweite Frage war kniffliger. Sie wollte nämlich wissen, wie ich darüber dächte, dass in Deutschland jetzt wieder eine Armee aufgestellt werden sollte. Persönlich war ich aufgrund meiner Kriegserinnerungen gegen diese Pläne der deutschen Regierung. Wie ich jedoch ihr meine Einstellung „hingestottert" habe, werde ich nie wissen. Sie schien verstanden zu haben.

Gegessen wurde von Schülerinnen und anderem Personal ausschließlich im Speisesaal. Die Stationsschwestern hatten ihren eigenen für uns nicht zugänglichen Essraum. Zunächst staunte ich nicht schlecht über die eigenartigen zum Frühstück servierten Speisen. Beispielsweise gab es neben Tee, Kaffee, Toast, Butter, verschiedenen Marmeladen, an bestimmten Wochentagen auch gebratene salzige Fische (Kippers), oder geschälte gekochte Tomaten mit Buttertoast, oder Bacon mit Rühreiern. Letzteres wurde zu meinem Lieblingsfrühstück. Bald hatte ich auch einige Mittagessen auf meiner Favoritenliste. Das waren Steak and Kidney Pie (geschnittene Steakteile und geröstete Nierenstückchen) in einer dunklen Soße mit Teig überbacken; oder auch Roast Beef, gebratene Kartoffel mit Bratensoße und Yorkshire Pudding. Unter dem Yorkshire Pudding darf man sich keinen Pudding nach deutscher Art vorstellen. Es ist ein gesalzener und cross gebackener Mehlteig. Es gab jeden Tag Nachtisch, meist eingelegtes Obst mit Vanille Pudding. Und zum Abschluss standen Käse mit Keksen und der zu jeder Tageszeit getrunkene Tee bereit.

Am Abend gab es kaltes Essen mit verschiedenen Käsesorten, Schinken, Tomaten und Watercress. Als ich die Kresse zum ersten Mal sah, dachte ich, oh, die Leute hier essen Gras. Wie komisch. Doch sehr bald habe ich den leicht herben frischen Geschmack dieses Gewächses schätzen gelernt. Heute wird es vielerorts als Delikatesse gehandelt. Wir konnten uns bei jeder Mahlzeit mit warmen und kalten Speisen selber bedienen. Das im Speisesaal tätige Personal war sehr freundlich und hilfsbereit.

Der Unterricht wurde in Blockform durchgeführt. Das heißt, wir waren vier Wochen im Klassenzimmer und behandelten bestimmte theoretische Inhalte. Im Anschluss daran hatten wir unsere praktischen Einsätze meist auf den, den vorausgegangenen Theorieinhalten entsprechenden Fachstationen, sodass ein bestimmter Theorie-Praxis-Transfer stattfand.

Was die Lehrinhalte betraf waren diese eine Erweiterung der Fächerinhalte meiner Erstausbildung in München. Die höchsten Stundenzahlen waren auf Chirurgie und Innere Medizin gelegt. Ein großer Zeitblock war den speziell pflegerischen Kenntnissen gewidmet. Wir besichtigten Spezialkliniken und die Manufakturen von medizinisch/pflegerischen Geräten und Materialien. Zwischenprüfungen wurden schriftlich abgehalten. Anfangs wagte ich nicht daran zu denken, wie ich da mithalten könnte. Gleich in meinen ersten Wochen mussten wir bei einem Test die unterschiedliche Beschaffenheit des Pulses zu Papier bringen. Ich ahnte Schlimmes. Sicher verwendete ich eine sprachlich primitive Ausdrucksweise. Aber ich bin durchgekommen und war auch nicht am untersten Ende der Notenskala in der Gruppe.

Obwohl die Lehrerinnen klar und deutlich sprachen, konnte ich ihnen nur mit Mühe folgen. Wie sollte ich da in einem Jahr das Staatsexamen bestehen können? Also fing ich an die Unterrichtstexte auswendig zu lernen. Außerdem war ich jeden Abend im Gemeinschaftswohnzimmer des Schwesternwohnheims zum Fernsehen. Bei den Familienschnulzen verstand ich einiges und konnte dabei Worte und Handlungen verbinden. Zudem sprach ich, wenn auch fehlerhaft, mit den Mitschülerinnen. Ich hörte nur Englisch um mich herum und begann die im Vergleich zur deutschen Sprache andersartigen Satzstellungen zu imitieren. Nach etwa drei Monaten fing ich an passabel zu sprechen und fast alles zu verstehen. Durch meine intensive Vorbereitung auf das Examen konnte ich ganze Kapitel unseres Textbuches mit den gängigen Redewendungen auswendig hersagen.

In meinem Ausbildungskurs waren wir eine internationale Gruppe. Mehrere farbige Schülerinnen kamen aus Liberia, Ghana und den Karibikinseln. Es war auch eine Schweizerin und eine Französin mit dabei. Die farbigen Mitschülerinnen aus den bis heute nach britischem System betriebenen Grundschulen ihrer Heimat kommend, sprachen ein ausgezeichnetes Englisch. Ich habe mir diesbezüglich viel von ihnen „abgehorcht." Neben mehreren Schwesternschülerinnen aus England, kamen auch einige aus Irland und Wales. Diese mussten bezüglich ihrer nationalen Herkunft besonders beachtet werden. Denn einmal bezeichnete ich in meiner Unwissenheit über die Historie von England und Wales eine Walliser Mitschülerin als englisch. Sie fuhr herum und zischte: „I am NOT English. I am Welsh!" In ähnlicher Weise haben sich auch die Irländerinnen gewehrt als englisch bezeichnet zu werden. Künftig nahm ich mich diesbezüglich in acht.

Die Lehrerinnen und ein Lehrer waren strikt aber zugänglich und hilfsbereit. Wir konnten jederzeit Fragen stellen und wurden ernst genommen. Die älteste der Lehrerinnen war etwas korpulent, mit forschem Schritt und sehr bestimmt in ihren Ansichten. Sie hatte mehrere Jahre in Indien Krankenpflege gelehrt. Der Abschluss ihrer Erklärungen endete immer mit dem an uns gerichteten lauten: „Got that?" = Habt ihr das verstanden? Sie kam täglich mit ihrem Austin Mini vorgefahren. Uns fielen die Augen aus dem Kopf beim Anblick eines derartigen, für uns aus damaliger Sicht, sicher in unserm ganzen Leben unerschwinglichen Vehikels. Der einzige Lehrer unter den Lehrenden war mittleren Alters, hatte im

Krieg ein Ohr verloren, war sehr ruhig und väterlich. Er sprach uns manchmal außerhalb des Klassenzimmers an und erkundigte sich nach unseren Fortschritten. Das war ungewöhnlich. Wir hätten nicht gewagt ihn zuerst anzusprechen. Denn es herrschte ein ungeschriebenes Gesetz dahingehend, dass bei einer zufälligen Begegnung auf den Fluren oder im Gelände des Krankenhauses die Vorgesetzten uns zuerst ansprachen, beispielsweise mit einem Gruß. Sich umgekehrt zu verhalten wurde als höchst unhöflich betrachtet.

Nach Abschluss eines Theorieblocks kamen wir zur praktischen Tätigkeit auf die Wards = Krankenstationen. Eine Station bestand aus einem großen lang gestreckten Saal, in dem die dreißig weiß lackierten Patientenbetten aufgereiht waren, auf jeder Seite fünfzehn. Zu jedem Bett gehörte ein Bettübertisch. Neben jedem Bett stand ein Nachtkästchen aus dunkelbraunem Holz mit einem angeschnittenen Teil, das als Sitzgelegenheit diente. Durch Hochheben des Sitzteiles konnten darunter Kleidungsstücke verstaut werden. Die Betten waren ausgestattet mit rechteckigen Kopfkissen, deren Bezug an einem Ende knopflos war. Ein Bettlaken, ein Durchzug, ein Leinenlaken mit Wolldecke und eine so genannte Counterpane = ein bunter Bettüberwurf komplettierten das Bettzeug. Es gab im Gegensatz zu Deutschland auch außerhalb des Krankenhauses keine Federkissen oder -betten. Das mochte wohl mit dem feuchten Klima auf der Insel zusammenhängen. Eine Klima Anlage war unbekannt. Um jedes Bett konnte ein von der Decke hängender abwaschbarer Vorhang gezogen werden, sodass die Privatsphäre des Patienten beispielsweise bei intimen Verrichtungen wie Benutzung der Bettschüssel oder speziellen medizinischen Behandlungen stets gewahrt wurde.

Nachdem diese Struktur der Krankenstationen in England landesweit bestand, war diese Art der Unterbringung für die Patienten nichts Besonderes. Zu allen Zeiten war mindestens eine Pflegeperson in diesem Großraum, sodass ein Blickkontakt genügte, um Patientenbedürfnisse zu erkennen und auf sie einzugehen. Außerdem hatten Patienten die Sicherheit: Es ist in unmittelbarer Nähe immer jemand anwesend und direkt zur Stelle. Mir kann nichts passieren. Es entwickelte sich auch ein gewisses Zusammengehörigkeitsgefühl unter den Patienten. Die Aufstehpatienten gingen zu den Bettlägerigen und unterhielten sich mit ihnen. So vertrieben sich beide die Langeweile. Für die Pflegenden lag der Vorteil in dieser Bettenanordnung darin, dass sie mit einem Blick alle Vorgänge im Raum übersehen konnten. Dadurch wurden Zustandsveränderungen von Patienten unmittelbar erkannt, oft sogar vorausgesehen.

Vor dem Eingang zu diesem großen Patientenraum befand sich auf einer Seite das Stationszimmer mit einem kleinen Fenster zum Großraum. Betten mit schwerkranken Patienten wurden direkt vor diesem Fenster aufgestellt, damit die in diesem Zimmer tätige Stationsschwester häufig einen Blick auf sie werfen konnte. Auf der Seite gegenüber dem Stationszimmer war die Teeküche.

Am anderen Ende des Patientenraums war auf einer Seite der „reine“ Raum für pflegerische Materialien jeglicher Art. Dem gegenüber auf der anderen Seite war der „schmutzige“ Raum, in dem Ausscheidungen entsorgt, Spritzen und Kanülen, benutzte Instrumente und andere Hilfsmittel gereinigt wurden. Es gab noch keinerlei Einwegmaterialien. Bei dieser Raumeinteilung herrschte durchweg das Prinzip der kurzen Wege.

Für meine erste Praxisphase kam ich auf eine Innere Station. Dort waren meist ältere Patienten, die wochenlang blieben. Mit zwei weiteren Schülerinnen führte ich die Körperpflege durch, maß Fieber, Blutdruck und die Atemfrequenz, half Patienten beim Aufstehen, setzte sie auf die Bettschüssel oder führte sie zur Toilette und achtete darauf, dass sie regelmäßig tranken und ihre Mahlzeiten einnahmen. Diese wurden in großen Behältern aus der Küche geliefert und die Stationsschwester portionierte sie nach den individuellen Vorlieben der Patienten.

Wir kannten die Diagnosen der Patienten, verteilten die verordneten Medikamente, beobachteten deren Wirkung und berichteten alles Ungewöhnliche der Ward Sister = Stationsschwester oder einer der wenigen Staff Nurses = Zweitschwestern. Diese waren, ähnlich wie die Stationsschwester, freundlich und hilfsbereit und zeigten speziell mir gegenüber viel Verständnis bezüglich meiner mangelhaften Sprachkenntnisse. Sie machten ähnliche Arbeiten wie wir und führten uns ein in zahlreiche manuelle Tätigkeiten, wie beispielsweise spezielle Waschungen zur Fieberreduzierung oder das korrekte Absaugen von Schleim bei Schlaganfallpatienten. Am Abend wurden wenige Schlafmittel verabreicht. Stattdessen gab es für alle Patienten ein warmes Getränk. Ovaltine, ein kakaoartiges Getränk war sehr beliebt.

Regelmäßig mussten wir Patienten wiegen. Das ermittelte Gewicht wurde in Stones angegeben. Ein Stone war 14 lbs (lbs = englisches Pfund) = 6,350293 kg. Die Fieberkurven wurden locker gehandhabt. Jede Pflegeperson hatte Zugriff und konnte darin eine schriftliche Eintragung machen.

Es herrschte auch hier ein gewisses Visiten-Ritual. Neben den aufgeräumten Bettplätzen und den in ihren Betten platzierten Patienten wurde Wert darauf gelegt, dass die knopflosen an einem Ende offenen und deshalb unansehnlichen Kopfkissen alle in einer Richtung arrangiert waren, nämlich die Öffnungen in entgegen gesetzter Richtung vom Eingang zur Station.

Der Chef-Internist war die leitende Figur unter den Ober- und Assistenzärzten. Er wurde nicht mit Dr., sondern mit Mr. tituliert. Die Stationsschwester lieferte alle Informationen über die Befindlichkeiten der Patienten, nahm die entsprechenden mündlichen Verordnungen entgegen und stellte deren Ausführung sicher. Die Zweitschwestern und wir verblieben in respektvoller Distanz, stets bereit auf einen Wink der Stationsschwester angemessen zu reagieren.

Nach dem Unterrichtsblock mit chirurgischen Lehrinhalten kam ich auf eine chirurgische Männerstation mit dreißig Betten. Die bauliche Struktur war mit der der Inneren identisch. Auch der Tagesablauf war ähnlich. Unterbrechungen im Tagesablauf fanden statt durch das Fahren der Patienten in den Operationssaal, to the theatre, wie dieser genannt wurde, und deren Rückkehr. Der Patient wurde von einem Transportdienst abgeholt und auch wieder gebracht. Sodass die

Pflegenden damit keine Zeit verbringen mussten. Auf dieser Station waren wir drei Schülerinnen verschiedener Ausbildungsjahre. Wir verbrachten viel Zeit mit der Narkosewache, das heißt, wir saßen beim Patienten, hielten aufgrund möglichen Erbrechens die Brechschale bereit, registrierten die vitalen Zeichen und blieben bei ihm, bis er aufgewacht und ansprechbar war. Aufwachräume waren unbekannt. Die beiden Zweitschwestern führten uns in manuelle Tätigkeiten ein wie beispielsweise Infusionen wechseln, Urin Katheter legen oder Drainagen entfernen. Täglich gingen wir unter ihrer Aufsicht mit dem Verbandswagen von Patient zu Patient und übten die verschiedenen sterilen Verbandwechsel. Bei dieser Tätigkeit war es im Hinblick auf die Intimsphäre des Patienten von Vorteil, dass wir die Bettvorhänge zuziehen konnten. Wir waren mit den Patienten im Großraum und antizipierten die postoperativen Wundschmerzen der einzelnen. Sie mussten uns hierfür nicht rufen. Wir sprachen sie darauf an und gaben ihnen die entsprechenden verordneten Medikamente. Die Vergabe von Opiaten wurde nach einem strengen System gehandhabt. Den Schlüssel zum Opiate-Schrank hielt die Stationsschwester oder in ihrer Abwesenheit eine der Zweitschwestern. Das schriftlich verordnete Medikament wurde hinsichtlich Bezeichnung und Dosierung von zwei Personen verifiziert. Nach Entnahme des Medikaments aus dem Schrank wurde ein entsprechender Eintrag in einem Logbuch vorgenommen und von beiden Personen unterzeichnet.

Die Patienten waren größtenteils Männer mittleren Alters. Sie durften nach ihrer Operation mehrere Tage nicht aufstehen. Sie lasen Zeitungen, machten Kreuzworträtsel oder Puzzles. Eines Tages war ich baff erstaunt, als ich einen Hünen von Mann, einen Schotten, im Bett sitzen sah, der strickte! Es gab kein Fernsehen auf der Krankenstation, noch kein Handy oder eine MP3 Musik.

Die Stationsschwester, eine Irin, war speziell mir gegenüber ziemlich aufsässig. Das zeigte sich darin, dass sie bei jeder Gelegenheit meine fehlerhafte Sprechweise imitierte und vor allen Anwesenden ins Lächerliche zog. Das ging so einige Wochen und hat mich stark verunsichert und bedrückt. Ich ging ungern auf die Station. Aber ich nahm mir fest vor: Du hältst das durch! Was auch passiert, du bleibst mindestens ein Jahr. Ich wollte mir selber beweisen, dass ich das kann. Ich sollte Jahre später vor einer ähnlichen Situation stehen. Mich zurückerinnernd, habe ich auch diese erfolgreich durchgestanden. Just zu dieser Zeit wurde ich, wie auch alle anderen Schülerinnen des dritten Lehrjahres, einzeln für einen Zwischenbericht ins Büro der freundlichen Oberin gerufen, die ich bei meinem Einstieg kennen gelernt hatte. Sie fragte mich nach meinen Fortschritten in der Schule und auf der Station und wie ich mich eingelebt hätte. Ich fing an zu berichten, doch auf einmal kullerten die Tränen. Sie zeigte sich sehr besorgt und holte den Grund dafür aus mir heraus. Am nächsten Tag sah ich sie im Stationszimmer mit meiner Stationsschwester sprechen. Von nun an war die Stationsschwester von ausgesuchter Höflichkeit zu mir. Sie sprach zu mir besonders klar und ausgesucht langsam.

Selbstverständlich mussten wir als Schülerinnen auch Nachtwachen machen. Diese gingen meist über vier Wochen. Ich kam also um zwanzig Uhr auf die Station und erhielt von einer Zweitschwester einen Bericht über die dreißig Patienten sowie spezielle Hinweise, auf welche Patienten hinsichtlich ihres Zustandes ich besonders zu achten hatte. Gegen zweiundzwanzig Uhr machte eine junge schnellfüßige Hausschwester ihre Runde auf den Stationen. Sie erwartete, dass ich den Namen jedes Patienten und seine Diagnose kannte und ihr auch über Zustandsänderungen von Schwerkranken berichten konnte. Dies war nichts besonders Anstrengendes, wenn man regelmäßig auf der gleichen Station wachte. Ich war allerdings ein so genannter Springer, der überall dort aushelfen musste, wo aus Krankheits- oder anderen Gründen jemand fehlte. Da konnte es vorkommen, dass ich nur eine oder zwei Nächte auf ein und derselben Station wachte. Wann immer ich auf einer mir unbekannten Station Dienst tat, hatte ich rund zwei Stunden Zeit meine Runde bei den Patienten zu machen um ihren Zustand zu erkunden, sowie alle Namen und Diagnosen zu lernen. Ich stellte mich darauf ein, unterdrückte meine Angst Fehler zu machen und es ging recht gut. Eines Nachts stand ich mit der Hausschwester im Patientensaal und gab ihr Bericht. Dabei habe ich mich ans Fußende eines Bettes gelehnt. Die Rüge kam prompt: „Nurse, stand up straight when I am talking to you." (Schwester, stehen Sie gerade, wenn ich mit Ihnen spreche.) Meine Antwort: „Yes, Sister." Das ist mir nicht noch mal passiert.

Zwischen meinen regelmäßigen Rundgängen im Licht einer Taschenlampe und den an Patienten erforderlichen Verrichtungen saß ich am Ende des Krankensaals bei einer abgedeckten Lampe und las oder lernte. So nahe an den Patienten hörte ich ihre leisesten Bewegungen und kannte jedes Geräusch. Wenn bei den Patienten etwas zu Boden fiel, wusste ich sofort ohne nachzuschauen, das ist eine Brechschale, ein Spucknapf, eine Zeitung oder etwas anderes. Ich konnte auch einschätzen, ob ich da gleich hingehen musste, oder ob es Zeit hatte. Diese unmittelbare Nähe zur Pflegeperson auch nachts hat den Patienten ein absolutes Gefühl der Sicherheit vermittelt. Ich selbst war auch beruhigt, weil mir auf diese Weise nichts entging. Vor der Verabreichung von Schmerzmitteln rief ich die Hausschwester, die nach Überprüfung der schriftlichen ärztlichen Verordnung deren Entnahme aus dem Opiate-Schrank gegenzeichnete.

Gelegentlich kam es vor, dass ich eine merkliche Verschlechterung im Zustand eines Patienten feststellte. In dieser Situation rief ich die Hausschwester. Sie kam prompt, begutachtete den Patienten und rief dann den Arzt, dem sie einen differenzierteren Bericht geben konnte, als ich dazu in der Lage gewesen wäre. Wenn indiziert, wurden die Angehörigen benachrichtigt, die folglich ins Krankenhaus und auf die Station kamen. Da war dann meine erste Aufgabe für die Angehörigen Tee zu kochen, um ihre Sorge und Anspannung bei einer Tasse Tee mit Milch zu mildern.

Um sieben Uhr früh, nach Übergabe meines Nachtreports an die Stationsschwester und die Schwestern der Tagschicht, ging ich öfters mal in den nahe am Krankenhaus gelegenen Friedhof. Die kleine gotische Kapelle und die alten Gräber haben mich fasziniert. Es waren keine Gräber wie ich sie von daheim kannte. Es gab auch keine Grabumrandungen. Da standen lediglich niedrige zirka fünfzig mal fünfzig Zentimeter große steinerne Kopfplatten im Gras, in welche die Namen der Verstorbenen eingemeißelt waren. Viele der Steine neigten sich zur Seite oder waren umgefallen. Nur mit Mühe konnte ich die Jahreszahlen aus dem 17. und 18. Jahrhundert ablesen.

3.2

Erkundungen

Unsere Arbeitszeit ging von sieben bis zwanzig Uhr mit zwei Freistunden dazwischen. Wöchentlich hatten wir eineinhalb Tage frei. In meiner Freizeit war ich allein oder mit anderen Schülerinnen in London unterwegs. Ich bekam ein moderates Taschengeld, von dem ich monatlich sogar einige Pfund sparen konnte. Ein sogenanntes Pfund Sterling hatte zwanzig Schilling, ein Schilling zwölf Pence. Im Zuge der Mitgliedschaft Großbritanniens in der EU wurde diese Einteilung durch das Dezimalsystem abgelöst. Die vielen eindrucksvollen geschichtsträchtigen Gebäude Londons bestaunend war ich oft in den berühmten Museen unterwegs. Im Britischen Museum bewunderte ich neben den zahllosen antiken Objekten besonders die in kuneiform geschriebenen Tontäfelchen des Gilgamesch Epos aus Mesopotamien. In der National Galerie hatten es mir die großen Gemälde der italienischen Renaissance-Künstler angetan.

Einmal besuchte ich mit meiner farbigen Mitschülerin aus Liberia ein Konzert in der Royal Festival Hall. Wir machten uns dafür besonders fein. Sie trug auf ihrer schwarzen Haut ein strahlend weißes Cocktailkleid mit viel Tüll. Ich trug auf meiner weißen Haut ein schwarzes Cocktailkleid mit Stola. Also, ein Fall von Black und White. So fuhren wir im Bus in die Stadt zur Konzerthalle. Wenn sich die Mitfahrenden über uns wunderten, haben sie es in typisch britischer Manier nicht gezeigt.

Natürlich war ich auch in Ascot. Ich verstand nichts vom Pferderennen und wäre nicht auf den Gedanken gekommen auf die Pferde zu wetten. Mich interessierten viel mehr das allgemeine Ambiente dort und vor allem die wagenradgroßen verrückten Hüte der Damen. Es gab viele davon. Man musste sie nicht suchen, weil die Trägerinnen in den Rennpausen ständig hin und her flanierten. Ihr Mut, diese Dinger zu tragen, war für mich bewundernswert.

Teil der Schlossanlage von Windsor Castle ist die gotische Sankt Georgs Kirche. Darin hängen Dutzende von teilweise zerschlissenen oder angesengten Fahnen einzelner britischer Regimenter aus vielen historischen Feldzügen. Heute sind sie Erinnerungen an Heldentum, Tod und Leid.

Aus meiner Kindheit kannte ich Einzimmer-Puppenküchen. Deshalb war ich fasziniert in einem der Räume des Windsor Schlosses ein ganzes Puppenhaus zu finden, mit dem Königin Victoria in ihrer Kindheit gespielt haben soll. Es war zirka eineinhalb Meter hoch und etwa ein Meter im Quadrat. Es beeindruckte durch eine reich verzierte Fassade mit vielen Fenstern und einer hübschen Eingangstür. Es gab drei Etagen. Um in den einzelnen Räumen spielen zu können, wurde der Fassadenteil abgehoben. Im Erdgeschoss waren die prunkvollen Wohnräume und in den oberen Etagen die reich möblierten Schlafzimmer sowie die mit fließendem Wasser ausgestatteten Bäder. In allen Räumen gab es elektrisches Licht.

In meiner Einzimmer-Puppenküche daheim verstrahlte eine kleine Stehlampe mittels einer versteckten Batterie elektrisches Licht. Und ich fühlte mich damals privilegiert. Offensichtlich sind Steigerungen immer wieder möglich.

In Hampton Court, einem südwestlich von London am Ufer der Themse gelegenen, teilweise im Tudorstile erbauten königlichen Palast, wandelte ich beim Besuch der einzelnen Hallen ganz bewusst in den Fußspuren der unglücklichen Anne Boleyn. Es war in diesen Räumen, in denen die zweite Frau Heinrichs VIII ihre wenigen glücklichen Jahre mit ihrem Gatten verbrachte.

Das sogenannte Tower Green ist der Platz im Hof des Tower of London, auf dem einstmals ein Schafott stand. Es war die gesellschaftlich hoch stehenden Personen vorbehaltene Hinrichtungsstelle. Hier wurden im fünfzehnten und sechzehnten Jahrhundert mehrere namhafte Noble enthauptet. So wurde beispielsweise Anne Boleyn im Mai 1536 an dieser Stelle durch das Henkerbeil zu Tode gebracht. Sir Thomas Morus, der Kanzler Heinrichs VIII und Verfasser von „Utopia", wurde hier 1535 enthauptet. Ein trauriger Ort, der nachdenklich stimmt über absolute Macht in der Hand eines Menschen und die totale Ohnmacht der davon Betroffenen.

Der berühmte im 11.Jahrhundert erbaute Tower, eine mächtige, an seinen vier Ecken mit Türmen gekrönte Burg nahe der Themse ist heute größtenteils Museum. Beeindruckend sind die dort in mehreren Sälen ausgestellten präzise gearbeiteten Rüstungen für Ritter und deren Pferde. Viele davon stammen aus der Hand von Augsburger Kunstschmieden.

In Stratford on Avon besuchte ich das Cottage von Anne Hathaway, das Wohnhaus von William Shakespeare. Das mit Reed gedeckte Fachwerkhaus mit tief heruntergezogenem Dach ist ungewöhnlich und beeindruckend. Der typisch englische Garten quillt über mit einer Vielfalt von farbenprächtigen Blumen. In einem Pub genoss ich die schmackhaften englischen Fish and Chips, habe aber kein Ale dazu bestellt. Ich erlebte nämlich gleich zu Beginn meines Aufenthalts mit Enttäuschung, dass dieses warme Bier mit unserem bayerischen Gerstensaft so gar keine Ähnlichkeit hat.

An einem freien Nachmittag eröffnete mir Susan, eine meiner englischen Mitschülerinnen, dass wir zwei ein Picknick im Park des Syon Hauses machen würden. Ich solle mich zu einer bestimmten Zeit bereithalten, sie würde alles organisieren. Ich könnte mich jetzt schon darauf freuen, denn es würde „smashing“ werden. Ich kämpfte wieder einmal mit der Sprache und dachte, was ist smashing? Im Wörterbuch stand: smashing = großartig. Das Syon House ist ein typisches englisches Herrenhaus, der Wohnsitz des Herzogs von Northumberland, etwa fünfzehn Minuten Fußweg vom Krankenhaus entfernt. Besucher kommen durch ein hohes eisernes Tor in die Anlage. Sie können Teile des Gebäudes und anschließend den riesigen dazu gehörenden Park besichtigen. Am Eingang zum Park steht ein Langbau mit Glaswänden und einer zentralen Kuppel, das Gewächshaus. Davor plätschert ein imposanter runder Springbrunnen mit vielen weißen Seerosen im Wasserbecken und einem auf einer Säule balancierenden Hermes. Der immens große Park bietet unzählige exotische Sträucher und Bäume aus aller Welt. Dazwischen erstrecken sich weite manikürte Rasenflächen und liebliche Teiche mit Dutzenden von Enten. Im Umfeld schwirrt es von Vögeln aller Art. Gelegentlich sind auch Karnickel zu beobachten.

Susan, eine hübsche schlanke Schwesternschülerin mit Schulter langem hellbraunem Haar, leuchtenden Augen und immer einem freundlichen Lächeln hatte in der Tat unser Picknick fest im Griff. Sie kam zur vereinbarten Zeit mit einem großen Picknickkorb voll Köstlichkeiten. Sie war zum etwas älteren Küchenchef des Krankenhauses gegangen und hatte ihm mit ihrer gewinnenden Art und offensichtlicher Begeisterung von unserem Picknick vorgeschwärmt. Wie konnte er ihr da etwas verweigern? Wir machten uns auf zum Park. Selbstverständlich passierten wir nicht den Haupteingang. Da hätten wir doch Eintritt zahlen müssen. Susan wusste ein mit Büschen fast verdecktes unverschlossenes Gartentürchen in der Parkmauer. So kamen wir ungesehen hinein und suchten uns einen gemütlichen Platz unter den großen Ästen einer Buche in der Nähe eines Teiches. Susan breitete eine Decke aus und ich holte die Esswaren aus dem Korb. Da waren Schinken, verschiedene Käse, Eier, Tomaten, Gürkchen, Brot, Chips, Erdnüsse und zwei verschiedene Limonaden. Wir genossen unsere Köstlichkeiten, erzählten, schauten den Enten zu und verbrachten einen großartigen Nachmittag. Susan behielt Recht, es war smashing. Jahre später war sie mit der Royal Air Force in Libyen stationiert und besuchte mich in meiner damaligen Arbeitsstelle in Alexandrien in Ägypten. Seiher habe ich nichts mehr von ihr gehört.

Im Spätsommer 1958 flog ich von London nach Brüssel zur Weltausstellung. Es war der erste Flug in meinem Leben und ich war neugierig und aufgeregt. Hatte ich doch schon oft von der Besucherterrasse des Londoner Flughafens Ankunft und Abflug der großen Flugzeuge aus aller Welt bestaunt und mir gewünscht auch mal zu fliegen. Von meinem Fensterplatz aus konnte ich bei strahlendem Sonnenschein die großen aufgebauschten weißen Wolkengebilde vor dem Hintergrund des blauen Himmels bestaunen, die sich ständig bewegten. Mal kamen sie ans Flugzeug heran, dann entfernten sie sich wieder. Sie sahen aus wie enorme Watteballen. Ich hätte sie gern anfassen mögen. Es war es ein großartiges Gefühl über Städten und Landschaften zu schweben. Mein Traum vom Fliegen war erfüllt.

In der Ausstellung fuhr ich natürlich in die Spitze des Atomiums hinauf und hatte von da oben einen großartigen Blick über das Ausstellungsgelände und die Stadt. Die einzelnen Ausstellungshallen boten faszinierende technische Neuheiten wie beispielsweise ein Telefon mit kleinem Bildschirm, auf dem man den Gesprächspartner während des Sprechens sehen konnte. Eine annähernde Verwirklichung dieses Prototyps ließ lange auf sich warten. Auf dieser Ausstellung zeigten die Deutschen erstmalig die zeltähnliche Dachkonstruktion, die heute die Olympiahalle in München deckt.

Überwältigt war ich beim Anblick der im Jahre 1500 vom fünfundzwanzigjährigen Michelangelo geschaffenen Pieta im Pavillon des Vatikans. Das hing sicherlich damit zusammen, dass das lebensgroße Kunstwerk aus weißem Marmor am Boden stand und jeder Besucher bis auf zirka einen Meter herangehen konnte. Die schlichte Absperrung mit einem Seil ringsum verhinderte lediglich das Berühren der Figur. Ansonsten konnte ich auf Augenhöhe die Feinheiten der Körperdarstellung und der Kleidung lange betrachten. Es waren wenige Besucher neben mir, sodass ich ungestört dieses einmalige Werk auf mich wirken lassen konnte. Das war Jahre bevor ein Fanatiker 1972 der Madonna einen Arm abschlug und das Meisterwerk jetzt auf einem der Altäre in der Peterskirche in Rom platziert ist.

Unwiderstehlich waren die einladenden Restaurants in den Pavillons der verschiedenen Nationen, die vielfach sogar für mich erschwingliche Menüs anboten. An der Fischtheke des russischen Restaurants staunte ich nicht schlecht über die auf Eis gesetzten enormen Schüsseln von Kaviar, den ich nur vom Hörensagen kannte.

Abschießend besuchte ich im Stadtzentrum den berühmten Brüsseler Marktplatz mit seinen beeindruckenden alten Gebäuden. Im gotischen Rathaus bewunderte ich die großflächigen Gobelins, die größtenteils zur Verherrlichung von Schlachten geschaffen worden waren.

Wieder zurück im Krankenhaus zeigten sich manche meiner englischen Mitschülerinnen verwundert über meine Reise. Warum nach Brüssel? Das lag doch auf dem europäischen Festland. Also weit weg von der Insel mit ihrer „splendid isolation“. Der Eurotunnel lag noch in weiter Ferne.

3.3

Abschluss

Mein Jahr als Schwesternschülerin ging zu Ende. Ich konnte inzwischen fast alles verstehen und mich verbal und schriftlich verständlich ausdrücken. Der Termin des Abschlussexamens rückte näher. Es mussten zwei Examina abgelegt werden. Das erste war das sogenannte Hospital Examen und das zweite war das von der Pflegekammer abgehaltene Staatsexamen. Das Hospital Examen war eine krankenhausinterne Angelegenheit und bestand aus einem schriftlichen und einem praktischen Teil. Es wurde von den Lehrerinnen und dem Lehrer der Krankenpflegeschule erarbeitet und auch abgenommen. Beim schriftlichen Teil wurden in einer Zeit von fünf Stunden die Fragen handschriftlich beantwortet. Beim praktischen Teil musste ich beispielsweise für eine Katheterisierung vorbereiten. Das bedeutete, dass ich einen kleinen Metallwagen mit einer Desinfektionslösung reinigen musste. Darauf kam ein steriles Tuch und auf dieses Tuch wurden sämtliche für diesen Vorgang erforderlichen Einzelteile in der Reihenfolge der Nutzung gelegt. Es durfte dabei auch nicht die geringste Kleinigkeit vergessen werden. So vorbereitet, musste ich meine Vorgehensweise bei dieser pflegerischen Tätigkeit der Prüferin erklären.

Ich bestand das Examen und bekam als sichtbares Zeichen dafür einen zirka sieben Zentimeter breiten dunkelblauen elastischen Gürtel mit verzierter Schnalle, der als Statussymbol zur Schwesternkleidung getragen wurde. Die drei hellblauen Streifen auf der Haube, die mich bisher als Schülerin im dritten Lehrjahr kennzeichneten, wurden entfernt. Dadurch wurde allen Krankenhausmitarbeitern signalisiert: Sie ist eine hospital-examinierte Krankenschwester, kurz vor dem Staatsexamen.

Bei der offiziellen Abschlussfeier wurden uns von der Herzogin von Gloucester die Schwesternbrosche mit dem Emblem des Hospitals und ein Zertifikat überreicht. Sie saß dabei auf einem Podest und wir in unserer besten Schwesternkleidung und mit weißen Handschuhen mussten einzeln hinaufgehen, knicksen und die Artikel in Empfang nehmen. Im Vorfeld hatten die Französin und die Schweizerin diskutiert, ob sie diesen Knicks machen sollten. Schließlich kämen sie doch aus Republiken und hätten mit diesen royalen Traditionen nichts am Hut. Letztendlich haben sie dann doch geknickst.

Einige Wochen später wurde das Staatsexamen abgehalten. Ich hatte mich monatelang darauf vorbereitet. In einer fünfstündigen Sitzung wurden ähnlich wie beim Hospital-Examen die Fragen handschriftlich beantwortet. Da waren zwei

Fragen, die auf die Jahre vor dem 3. Lehrjahr zurückgriffen und deren Antworten ich nur mangelhaft wusste. Jedenfalls habe ich dieses Examen nicht bestanden. Das hat mich zwar kurzzeitig enttäuscht und betrübt, aber es gab gleich den Lichtblick der Wiederholungsmöglichkeit nach drei Monaten.

Während dieser drei Monate arbeitete ich auf einer orthopädischen Station. Dort herrschte eine freundliche kollegiale Atmosphäre. Die etwas rundliche, blonde Stationsschwester mittleren Alters, Irin, war stets guter Dinge, hilfsbereit und unterstützend. Beim täglichen Dienstbeginn zeigte sie uns zunächst die neuesten Röntgenbilder einzelner Patienten und erläuterte die Einzelheiten des Heilungsprozesses. Sie wies darauf hin, worauf beispielsweise bei der Lagerung speziell zu achten war. Generell war auf dieser dreißig Betten Station die Hautpflege unsere vorrangige Aufgabe. Das Gros der Patientinnen hatte Beinbrüche oder Schenkelhalsfrakturen. Sie waren wochenlang im Bett. Ein Wundliegen sollte auf jeden Fall vermieden werden.

Drei Monate später habe ich dann das Staatsexamen wiederholt und auch bestanden. Kurze Zeit darauf bekam ich vom General Nursing Council for England and Wales = Pflegekammer meine Urkunde und die Schwesternbrosche, die auf der Vorderseite die Abbildung der Hygieia, die griechische Göttin der Hygiene zeigt, und auf der Rückseite meine Registriernummer ausweist. Ich war somit eine State Registered Nurse in England bzw. in Großbritannien. Eine der beiden Broschen wird von ihren Besitzerinnen immer im Dienst getragen. Sie wird am linken Oberteil des Schwesternkleides festgesteckt. Direkt darunter wird eine so genannte Pulsuhr angeklippt. Durch das für die englische Pflege typische Nichttragen von Armbanduhren sollen Infektionen vermieden werden.

Das Ziel meines Aufenthalts in England war erreicht. Ich hatte meine zusätzliche Ausbildung zur Krankenschwester erfolgreich abgeschlossen und mir nebenbei passable Kenntnisse der englischen Sprache erworben. Wie sollte es beruflich weitergehen?

In Gesprächen mit Kolleginnen wurde öfters die Idee einer pflegerischen Arbeitsmöglichkeit in den USA diskutiert. Ich wollte es genau wissen. Deshalb verschaffte ich mir einen Termin bei einer der Vermittlungsagenturen in der Londoner Innenstadt. Bei diesem Gespräch wurde ich gleich gefragt, in welcher Stadt in den USA ich denn arbeiten möchte. Mir fielen keine anderen Städte ein, so sagte ich New York oder Chicago. Meine Gesprächspartnerin warf einen Blick auf die hinter ihr hängende mit vielen Fähnchen besteckte Landkarte der Vereinigten Staaten und sagte: „In New York haben wir nichts. Nach Chicago können wir Sie vermitteln." Demzufolge habe ich mich für Chicago entschieden. Nach wenigen Wochen bekam ich Namen und Adresse des Krankenhauses zugeschickt. Es war das Little Company of Mary Hospital in Evergreen Park, einem Vorort von Chicago. Als Vermittlungsgebühr musste ich einhundertfünfzig Dollar entrichten. Der Umrechnungskurs betrug 1958: 1.00 $ = 4,20 DM. Im Hinblick auf meine bevorstehende berufliche Veränderung kündigte ich meine Stelle am West Middlesex Hospital und flog erst mal heim zu meiner Familie.

4.

Das Little Company of Mary Hospital, Chicago

Gleich am ersten Tag daheim habe ich meinen Eltern meine Pläne für einen beruflichen Aufenthalt in den Vereinigten Staaten eröffnet. Sie hatten keine Einwände oder besorgte Fragen. Zum einen dachten sie wahrscheinlich, ich würde trotz ihrer Bedenken alles dransetzen dahin zu kommen. Und zum anderen hatten sie nicht die geringste Vorstellung vom Trubel und den Gefahren einer amerikanischen Großstadt. Was ich allerdings nicht ahnen konnte war, dass mein Vater sich insgeheim große Sorgen um meine Sicherheit machte. Es ist mir erst viele Jahre später bewusst geworden, als er mir von seinem schauerlichen Traum während dieser Zeit erzählte. Von ihm habe ich mir das Geld für meine Flugreise geliehen, denn diese Summe hätte meine Ersparnisse erheblich überstiegen.

4.1

Ankunft in Chicago

An einem Tag im Januar 1959 flog ich von München nach Chicago. Die Flugzeit betrug vierzehn Stunden in einer Turboprop Maschine. Ähnlich den anderen Frauen reiste ich im Tweedkostüm mit Stöckelschuhen und weißen Handschuhen.

Unterwegs sind meine Knöchel beachtlich angeschwollen und ich war heilfroh, als wir endlich in Chicago landeten. Ich nahm meinen Koffer und stieg in das nächstbeste Taxi um zum Krankenhaus zu fahren. Kaum hatte ich dem Taxifahrer die Adresse angegeben, sagte er schroff: „Da fahr ich nicht hin, raus." Da stand ich also auf dem Bürgersteig und wunderte mich, warum der Fahrer so reagiert hatte. Später habe ich mir sagen lassen, dass die Stadt in bestimmte Fahrbereiche aufgeteilt war und deshalb die einzelnen Bereiche nur von bestimmten Fahrern bedient wurden. Das half mir allerdings nichts in meiner akuten Situation. Zum Glück kamen Passanten vorbei, die diesen Hintergrund kannten und ein entsprechendes Taxi für mich heranwinkten.

Endlich im Krankenhaus angekommen, musste ich auf die Abholung durch meine Vermieterin warten. Es kam eine freundliche Frau, zirka fünfzig Jahre alt, mit rötlichen Haaren und einer großen Handtasche. Sie brachte mich in ihr Haus und wies mir mein Zimmer mit Badezimmer auf der ersten Etage zu. Ich schlief zunächst zwölf Stunden durch. Danach informierte mich meine Vermieterin, Frau Spencer, über die Gepflogenheiten in ihrem Haus und über Wissenswertes der näheren Umgebung. Das Haus hatte große Räume im Parterre, die von ihr und ihrem Mann genutzt wurden. In der Küche konnte ich mir Kleinigkeiten zubereiten. Auf der ersten Etage gab es neben meinem Zimmer mit Bad noch ein weiteres leer stehendes Schlafzimmer. Frau Spencer war hauptsächlich Hausfrau, spielte jedoch die Orgel an Sonntagen und anderen entsprechenden Anlässen in der nahe gelegenen katholischen Kirche. Herr Spencer war nahe siebzig, litt an Lungenemphysem und saß stundenlang an einem Wohnzimmerfenster, von wo aus er das Leben draußen verfolgte. Regelmäßig stieg er in seinen großen Buick und holte sich Zigaretten. Er erklärte mir, es sei zwar nicht weit zum Kiosk. Aber zu Fuß wäre ihm das zu beschwerlich. Im Gegensatz zu seiner gesprächigen Frau war er ruhig und zurückhaltend. Er war immer sehr freundlich zu mir und fragte mich oft, wie ich denn so zurecht käme im Hospital.

An Sonntagen begleitete ich, fein herausgeputzt, Frau Spencer zur Kirche. An einem dieser Sonntage ging ich auf dem Heimweg an einer Gartenhecke vorbei, in der Vögel brüteten. Bevor ich mich versah, flog einer heraus und griff das Blütenarrangement auf meinem weißen Hütchen an. Er war sehr hartnäckig in seiner Verteidigungswut und ich musste mein Handtäschchen zur Abwehr einsetzen. Diesen Weg habe ich fortan gemieden.

4.2

Berufstätigkeit im Hospital

Zwei Tage nach meiner Ankunft wurde ich im Krankenhaus vorstellig, wo ich erwartet wurde. Das Little Company of Mary Hospital gehörte einer Gemeinschaft von Ordensfrauen, die sich Little Company oft Mary nannte. In diesem zirka dreihundertfünfzig Betten fassenden Privatkrankenhaus gab es die gängigen Fachabteilungen mit dem Schwerpunkt auf Innere Medizin und Chirurgie.

Ich wurde auf einer chirurgischen Station in der Nachmittagsschicht eingesetzt. Die Arbeitszeit war vierzig Stunden pro Woche und in klassische acht-Stunden-Schichten eingeteilt. Die Frühschicht ging von sieben bis fünfzehn Uhr dreißig, die Nachmittagsschicht von fünfzehn bis dreiundzwanzig Uhr dreißig und die Nachtschicht von dreiundzwanzig bis sieben Uhr dreißig. Die jeweils überlappende halbe Stunde war für die Übergabeberichte gedacht.

Wir pflegten Patienten mit traditionellen chirurgischen, in der Regel nicht lebensbedrohlichen Eingriffen, die zeitlich unbegrenzt bis zur völligen Genesung auf der Station bleiben konnten. Nach wenigen Wochen auf dieser Station wurde mir die Leitung der Nachmittagschicht und damit die Gesamtverantwortung dafür übertragen.

Die Atmosphäre auf der Station war frei und fröhlich. Nach so viel in Deutschland und teilweise auch in England von mir jahrelang erlebtem Autoritätsgebaren seitens mancher Vorgesetzter und der von ihnen ausgeübten Missachtung, Zurücksetzung und Einschüchterung ihrer Nachgeordneten, wirkte die hier von Freundlichkeit und Wohlwollen geprägte berufliche Umgangsweise auf mich wie eine Befreiung von Druck und Angst. Es herrschte ein kollegiales Miteinander. Wir hatten Spaß und Freude bei der Arbeit. Bei zeitlichen Engpässen haben wir unaufgefordert und selbstverständlich einander geholfen. Wenn Fehler vorkamen, haben die Vorgesetzten auf sachliche Weise vor allem die Ursachen des Problems mit den einzelnen besprochen und gleichzeitig Unterstützung zur Verbesserung angeboten. Es herrschte die Einstellung, dass niemand absichtlich Fehler macht. Deshalb mussten die dazu führenden Umstände aufgedeckt und beseitigt werden, um eine Wiederholung auszuschalten und dadurch qualitativ höhere Leistungen zu erzielen. Unsere arbeitstechnischen Vorschläge wurden gehört und viele davon konnten wir mit Unterstützung der Vorgesetzten realisieren. Für die nichtumsetzbaren Vorschläge erhielten wir plausible Erklärungen.

Neben der Mehrzahl der Amerikanerinnen gab es eine kleine internationale Gruppe junger Krankenschwestern auf der Station. Es waren zwei Irinen, eine Engländerin, eine Australierin und ich. Die irischen Kolleginnen, Anne und Mary, waren freundlich und hilfsbereit, aber eher still und zurückhaltend. Die Engländerin, Houtie, war temperamentvoll und lebenslustig. Die Australierin, Chris, war sehr selbstbewusst, draufgängerisch und angriffslustig. Ich fühlte mich wohl in dieser Gruppe.

Mit uns auf der Station arbeiteten auch wenige junge in der Pflege ausgebildete Ordensfrauen. In ihren weißen Kleidern mit den langen himmelblauen Schleiern sahen sie aus wie die Madonna von Lourdes und gaben ein höchst ästhetisches Bild ab. Sie hatten eine praktische und bodenständige Einstellung zum pflegerischen Alltag und es war ein gutes Arbeiten mit ihnen. Gelegentlich kam auch der Krankenhausseelsorger, Father O'Brian, ein freundlicher Ire, für ein Schwätzchen mit uns auf die Station. Manchmal fuhr er uns Nicht-Autobesitzerinnen zum Bus- oder Zugbahnhof, von wo aus wir unsere diversen Ausflüge ins Land antraten.

Gleich bei Einstellung erfuhr ich, dass meine Dienstkleidung nicht vom Krankenhaus gestellt wird, sondern ich sie mir selber besorgen und reinigen musste. Es gibt spezielle Dienstkleidungsgeschäfte, die von Unterwäsche über Hauben, Strümpfe und Schuhen alles Nötige anbieten. Der Vorschrift entsprechend mussten weiße Kleider, weiße Strümpfe und weiße polierte Schuhe sowie eine Haube getragen werden. Die Schwesternkleider sind keine lose hängenden Kittel, sondern auf Figur genähte mit allerlei Biesen, Falten, Knöpfen und anderen Verzierungen unterschiedlich gearbeitete attraktive Dienstkleidung. Diese wird täglich gewechselt. Die verschiedenen mehr oder weniger prestigeträchtigen amerikanischen Krankenpflegeschulen vergaben bei Abschluss der Ausbildung unterschiedlich, manchmal kurios geformte Schwesternhauben. Die amerikanischen Krankenschwestern trugen diese mit Stolz, weil daran ihre Ausbildungsstätte abzulesen war. Nachdem heute Hauben größtenteils abgeschafft sind, tragen die Schwestern weiterhin voller Stolz die ihnen von ihrer jeweiligen Ausbildungseinrichtung verliehene Brosche. Da ich keine Schwesternhaube hatte, besorgte ich mir eine Standardausführung im Geschäft. Meine englische Schwesternbrosche mit den drei Dolchen hat regelmäßig zu kollegialen Diskussionen geführt, nachdem ihre Broschen doch viel harmlosere Embleme auswiesen.

Die Patienten und deren Angehörige waren sehr freundlich, leicht zugänglich, und manche fragten mich nach meiner Herkunft. Wenn sie Deutschland oder Bayern hörten, waren sie erfreut, weil der eine oder andere Mann gute Erinnerungen hatte an seine Soldatenzeit in unserem Land. So war es nicht verwunderlich, dass mir eines Nachmittags ein Besucher eine Büchse Bier schenkte. Als ich zum Abendessen in die Cafeteria ging, nahm ich das Bier mit und trank es zum Essen. Plötzlich stand eine ältere Kollegin, eine Australierin, neben mir, schaute sich die Bierbüchse an und sagte: „Na, das schmeckt." Bevor ich etwas erwidern konnte, war sie verschwunden. Ich habe mir nichts dabei gedacht und ging zurück auf meine Station. Kaum angekommen, wurde ich telefonisch ins Pflegebüro zur Leiterin der Pflegeabteilung, einer älteren Ordensfrau, beordert. Sie eröffnete mir, dass ich etwas ganz Schreckliches getan hätte. Ich war wie vom Donner gerührt und mein Gesicht drückte dies wohl auch aus. Sie fuhr erklärend fort, dass so etwas nur Matrosen tun. Ich konnte nur denken, die Matrosen haben den Schlagern zufolge in jedem Hafen ein Mädchen. Aber wie passte das auf mich? Als ich immer noch sprachlos und verdutzt da saß, wurde sie deutlich und sagte, ich hätte im Dienst ein Bier getrunken. Jetzt war alles klar. Ich erläuterte ihr, dass ich aus München in Bayern komme, dass dort Bier so ungefähr das Nationalgetränk ist, und dass wir Schwestern zu unseren Abendessen im Krankenhaus oft eine Flasche Bier bekamen. Sie mag entgeistert gewesen sein, verriet dies jedoch nicht in ihrem nach wie vor strengen Gesichtsausdruck. Sie sagte ganz ruhig, dass ich jetzt nicht weiter im Dienst bleiben könne und heimgehen sollte. Alles Weitere würde ich erfahren. Ich tat wie mir befohlen. Allerdings war ich sehr besorgt, dass ich wegen dieser banalen Büchse Bier womöglich meine Stelle verlieren könnte. So war ich denn enorm erleichtert, als am nächsten Morgen der Anruf kam, ich könnte wieder zu meinem Dienst zurückkehren. Dieser aus Unwissenheit über die landesüblichen kulturellen Gepflogenheiten begangene Fehler ist mir nicht noch mal passiert.

4.3

Freizeitaktivitäten

Ohne Alkohol im Dienst blieb ich jedoch in der Nähe von Alkoholischem. In einem mittelgroßen Geschäft mit allen Sorten von alkoholischen Getränken kam ich eines Tages mit dem Besitzer ins Gespräch, der mir sein Leid über Diebstahl klagte. Das Ende dieser Unterredung war, dass ich an meinen freien Nachmittagen in einer bestimmten Ecke seines Ladens saß und einfach nur vor mich hinschaute. Die Diebstähle hörten auf. Ich bekam zwei Dollar pro Stunde. Zum Vergleich: Eine Gallone Benzin (= vier Liter) oder ein Dutzend Eier kosteten fünfundzwanzig cents, ein Kinobesuch fünfzig cents. So gesehen war dies kein schlechtes Taschengeld.

Von Evergreen Park bis zum Stadtzentrum von Chicago war mit Bus und Hochbahn ein weiter Weg. Ich habe ihn einige Male gemacht und mir die Hochhäuser, die belebten verkehrsreichen Straßen und das Ufer des Michigan Sees angeschaut. Tief beeindruckt war ich im Museum of Natural History unter anderem von der Nachbildung der Dinosaurier.

In zahlreichen Restaurants der Innenstadt waren der Schweinsbraten mit Knödeln oder die Bratwürstchen auf Kraut genauso gut wie in München. Nur das Bier war merklich dünner.

Mit Chris machte ich eine Busfahrt zu den Niagara Fällen. Diese teilweise im Bundesstaat New York und teilweise in der kanadischen Provinz Ontario gelegenen Fälle verdienen zu recht den ihnen von den Indianern gegebenen Namen „Donnernde Wasser“. Wir bewunderten von der amerikanischen Seite aus von oben diese riesigen Wassermassen, die mit wildem Getöse in die Tiefe stürzen. Wir ließen uns auch mit gelben Regenmänteln einkleiden, um so der aufsprühenden Gischt trotzen zu können, die uns auf unserer Schifffahrt zur unmittelbaren Nähe an die Fälle heran eindeckte. Ich betätigte meine Box-Kamera und machte viele Fotos.

Chris animierte mich wenige Male mit ihr einen Abend in einer Bar zu verbringen. Sie hatte viel Freude daran mit den jungen Männern zu spaßen und zu flirten. Ich dagegen kam mir vor wie auf einem Präsentierteller, der die Männer einlud eine Auswahl zu treffen. Deshalb habe ich diese Abende sehr schnell eingestellt.

Als ich einmal in meiner Dienstkleidung auf dem Postamt einen Einschreibebrief an meinen Vater aufgeben wollte, fragte mich der ältere, gutmütig aussehende Postbeamte, was denn in dem Brief drin sei. Ich sagte fünfzig Dollar (damaliger Umrechnungskurs 1 Dollar = 4,20 DM). Daraufhin riet er mir einen Postscheck zu kaufen. Er meinte: „Da kann nichts passieren. So kannst du dein als Krankenschwester schwer verdientes Geld nicht verlieren.“ Ich ging gerührt nach Hause und habe noch lange über seine Fürsorglichkeit nachgedacht.

Eines Abends nach Dienstschluss um dreiundzwanzig Uhr dreißig fuhr ich mit Hootie in ihrem gerade gekauften Gebrauchtauto und auf der Grundlage ihres jüngst erworbenen Führerscheins als Beifahrerin auf der Autobahn. Unser Ziel war ein Tanzlokal. Wir hatten uns umgezogen und unsere Schwesternkleidung nebst Hauben hinten ins Auto gelegt. Nach kurzer Fahrt schrammte sich ein Laster an unserem Auto entlang. Wir wurden über eine niedrige Böschung auf eine Wiese geschoben. Das Auto hüpfte auf und nieder. Es dauerte sicher nicht lange. Aber mir erschien es eine unendlich lange Zeit und ich dachte, wann hört denn das endlich mal auf. In Kürze war die Autobahnpolizei da und deren erster barscher Satz war: „In welcher Bar wart ihr Mädchen denn trinken?“ Als sie aber unsere Schwesternkleidung sahen und wir erklärten, dass wir gerade vom Dienst kämen, waren sie schlagartig freundlich zu uns. Keine von uns war verletzt und die Angelegenheit wurde routinemäßig abgewickelt. Generell habe ich amerikanische Polizisten Krankenschwestern gegenüber, sogar bei deren Fahrfehlverhalten, sehr nachsichtig erlebt. Dies ist möglicherweise darauf zurückzuführen, dass sie regelmäßig in den zahlreichen Notfallambulanzen mit Krankenschwestern eng zusammenarbeiten und sich dadurch bei ihnen ein Gefühl der beruflichen Verbrüderung entwickelt hat.

4.4

Veränderungspläne

Nachdem ich zirka sechs Monate in diesem Krankenhaus gearbeitet hatte, erfuhr ich im Gespräch mit Kolleginnen, dass wir Ausländerinnen bei gleichen beruflichen Leistungen wie unsere amerikanischen Kolleginnen einhundert Dollar pro Monat weniger verdienten. Ich wollte den Grund hierfür wissen. Deshalb ging ich ins Büro der Pflegedienstleitung und fragte nach. Dort wurde mir erklärt: „Sie haben ein ausländisches, jedoch nicht das amerikanische pflegerische Staatsexamen abgelegt." Meine Antwort darauf: „Das lässt sich ändern." Daraufhin fasste ich den Entschluss, das amerikanische Staatsexamen zu machen. Nachdem einige amerikanische Kolleginnen Urlaub in Miami Beach gemacht hatten und von Palmenstränden, den warmen Temperaturen, dem immerwährenden Sonnenschein und nicht zuletzt den grandiosen Auftritten von Frank Sinatra im Fontainebleau Hotel geschwärmt hatten, dachte ich, da gehe ich hin. Es hielt mich nichts in dem im Winter eiskalten und vom Stadtzentrum Chicagos abgelegenen Evergreen Park. Und wenn es in Miami den Erzählungen nach so wunderbar war, dann brauchte ich nicht in Urlaub dahin fahren, sondern konnte dort arbeiten und somit immer dort sein.

Ich kontaktierte deshalb die Pflegekammer des Bundesstaates Florida und erfragte die von mir zu erfüllenden Voraussetzungen zur Ablegung des amerikanischen Staatsexamens. Dem Bescheid zufolge hatte ich lediglich drei Monate Theorie und Praxis in einer psychiatrischen Einrichtung abzuleisten, bevor ich zur Ablegung des Examens zugelassen würde. Ansonsten wurden alle Komponenten meiner bisherigen Ausbildung von der Kammer als gültig anerkannt. Es wurden mir auch psychiatrische Einrichtungen in Florida genannt, in denen ich diese Ausbildung machen könnte. Leider waren die entsprechenden Einrichtungen in Miami alle privater Natur und die zu zahlenden Studiengebühren hätten mein Erspartes weit übertroffen. Deshalb habe ich das verlockende Miami zunächst zurückgestellt und mich für das im Nordwesten des Bundesstaates Florida gelegene Florida State Hospital in Chattahoochee entschieden. Im November 1959 reiste ich also mit Zwischenstopps in New York City und Washington DC nach Florida.

5.

Die Städte New York City and Washington DC

Da ich auf meinem Weg nach Florida etwas von Land und Leuten kennen lernen wollte, fuhr ich mit der bekannten Greyhound Buslinie. Dieses Busliniennetz durchzieht das ganze Land, bietet relativ bequemes Reisen zu erschwinglichen Fahrpreisen. Die Busse sind mit einem regelmäßigen Fahrerwechsel vierundzwanzig Stunden am Tag unterwegs. In den großen Städten fahren sie die Greyhound Busbahnhöfe an und machen dreißig Minuten halt, damit Fahrgäste aus- und andere zusteigen können. Außerdem besteht die Möglichkeit im Bahnhofsrestaurant etwas zu essen sowie die Örtlichkeiten aufzusuchen. Dieser Transport wird erwartungsgemäß von minderbemittelten Fahrgästen genutzt, von denen viele interessante, Lebens erfahrene Persönlichkeiten sind. Sie zu beobachten und mit ihnen ins Gespräch zu kommen war faszinierend und hat die mehrstündige Fahrt von Chicago bis New York City kurzweilig gemacht.

5.1

New York City

Die Anfahrt auf New York hinterlässt einen unvergesslich grandiosen Eindruck. Da wächst eine Vielzahl gigantischer Gebäudetürme in scheinbar dichter räumlicher Gemeinschaft aus dem Boden, die ihre Spitzen in den Himmel strecken. Die Wolkenkratzer des „Big Apple" faszinieren Besucher und ziehen Künstler und Photographen gleicher Weise an. Bald verschwand unser Bus in einer der tiefen Gebäudeschluchten in Richtung Busbahnhof in dieser über 8.215.000 Einwohner zählenden Stadt.

Ich wohnte im YWCA = Young Women Christian Association, einer Jugendherberge ähnlichen, preiswerten Unterkunft. Dieselbe gibt es auch für Männer unter der Bezeichnung YMCA = Young Men Christian Association. Ich teilte die Schlafstätte mit mehreren jungen Frauen unterschiedlicher Nationalitäten, die tagsüber alle ihrer Wege gingen. Als Vorsichtsmaßnahme legte ich nachts meine Handtasche mit dem wenigen jedoch lebenswichtigen Inhalt unter meinen Kopf und schlief darauf.

Um mir einen Gesamteindruck von der Stadt zu verschaffen machte ich eine Schiffsrundfahrt mit Führung um die Insel Manhattan. Dabei sah ich die Wolkenkratzer noch mal aus anderer Perspektive. Sie waren nicht minder beeindruckend. Außerdem fügte ich bestimmte von der Führung hervorgehobene Sehenswürdigkeiten auf meine Liste von „muss besichtigen" hinzu.

Als erstes war da das berühmteste Bauwerk von New York, das Empire State Building an der Fifth Avenue. Es wurde von 1930–1931 im Jugendstil erbaut und zählt einhundertzwei Stockwerke. Einer der dreiundsiebzig Aufzüge bringt Besucher ganz schnell zur Besucherplattform im sechsundachtzigsten Stockwerk. Von dort bietet sich bei einem Rundgang eine grandiose Aussicht über die Stadt in alle vier Himmelsrichtungen. Die Autos in der Tiefe erscheinen wie Miniaturfahrzeuge und der ganze Verkehr wirkt eher unwirklich.

Aufgrund eines Insider Tipps war ich am späten Nachmittag auf der Besucherplattform, damit ich den Ausblick sowohl bei Tageslicht als auch in der Dunkelheit genießen konnte. Es war in der Tat ein einmaliges Erlebnis als langsam die Lichter angingen und die Wolkenkratzer in einem einzigen riesigen bunten Lichtermeer verschwanden.

Vom Empire State Building schweift der Blick hinüber zum Chrysler Building. Dieses Gebäude mit seinen siebenundsiebzig Stockwerken, errichtet 1930, mit seiner klassischen Jugendstilfassade ist es für mich der Form vollendetste Wolkenkratzer New Yorks. Leider gibt es hier keine Besichtigungen.

Von hier oben sieht es so aus, als würde die St. Patricks Kathedrale schier erdrückt von den umstehenden Gebäudetürmen. Der Central Park bildet eine grüne Oase im grauen Häusermeer.

In dieser riesigen Stadt ist es leicht seinen Weg zu finden. Denn in New York, wie in den anderen amerikanischen Städten auch, sind die Straßen nummeriert. Dabei laufen die Avenuen von Süden nach Norden und die Straßen von Osten nach Westen. Selbst wenn manche Straßen Namen haben, ändert das nichts am Nummernraster.

Was wäre ein Besuch in New York ohne eine Bootsfahrt mit der Staten Island Ferry zur Freiheitsstatue auf der Insel Staten Island, wenige Meilen vor New York. Die Freiheitsstatue war 1886 ein Freundschaftsgeschenk Frankreichs an die Vereinigten Staaten. Nachdem Frankreich den Unabhängigkeitskrieg der Amerikaner gegen England tatkräftig unterstützt hatte, sollte dieses Geschenk ihre Bewunderung ausdrücken über das Gelingen der Etablierung einer freiheitlichen amerikanischen Republik. Die Freiheitsstatue misst inklusive Sockel einhundertzwei Meter. Von einem der fünfundzwanzig Fenster in ihrer siebenzackigen Krone bietet sich ein einmaliger Blick über Meer und Himmel und speziell über das Wolkenkratzerarsenal von Manhattan. An diesem Monument herrscht reges Treiben. Es sind Touristen aus der ganzen Welt zu treffen. Bezeichnenderweise sind die wenigsten von ihnen Amerikaner.

Auf dem Rückweg ging ich durch Greenwich Village. Die Gegend ist bekannt und beliebt wegen der internationalen Künstlergemeinde, die hier lebt und wirkt. Neben vier- bis zehnstöckigen Gebäuden gibt es zahlreiche schmucke Einfamilienhäuser und gemütliche kleine Restaurants. Darin und auf den von Bäumen gesäumten Straßen konnte ich so manche urige Typen und eigenartig gekleidete Individualisten beobachten. Auf den freien Plätzen üben Gaukler und Mimen ihre Kunst und bieten so kostenlose Unterhaltung für Passanten, die kurz innehalten und den Darbietungen zusehen.

Der Broadway, ein von Süden nach Norden Manhattan durchziehender ehemaliger Indianerpfad, ist heute eine verkehrsreiche laute Durchfahrtsstraße. Auf den breiten Bürgersteigen wogt ein unübersehbares multiethnisches Menschengewirr, von denen die einzelnen leicht zugänglich und äußerst hilfsbereit sind. Rechts und links der Straße sind unterschiedlich große Läden, die Waren aus aller Welt anbieten. Es herrscht eine lebensfrohe Atmosphäre wie auf offenen Märkten. Die Verkäufer sind meist Einwanderer der ersten Generation, sprechen mehrere Sprachen und sind humorvoll. Ihre Geschäfte sind täglich vierundzwanzig Stunden geöffnet. Frank Sinatra hatte also recht, als er sang von der „city that never sleeps“. Die vielen dazwischen liegenden Theater mit ihren Glitzerreklamen laden zum Besuch ein.

Im mittleren Abschnitt des Broadways liegt der Times Square. Hier treffen mehrere Straßen zusammen und die Verkehrsdichte wie auch die Masse der Passanten ist entsprechend kompakt. An einem der Wolkenkratzer läuft vierundzwanzig Stunden eine Leuchtschrift, die kontinuierlich die neuesten Ereignisse aus aller Welt in Kurzform anzeigt.

Während meiner Zeit als Krankenschwester in München hatte ich im Bayerischen Nationaltheater mehrere Opern gesehen. Deshalb wollte ich auf jeden Fall im weltberühmten altehrwürdigen Metropolitan Opera House, der Met, eine Opernaufführung erleben. Das heutige neue Opernhaus im Lincoln Center gab es damals noch nicht. Tatsächlich habe ich auch eine Karte für die Aufführung von Mozarts „Hochzeit des Figaro" bekommen. Ich war noch ganz in meiner Freude darüber benommen, als ein zirka dreißigjähriger Mann auf mich zukam und mich einlud an einer Führung hinter der Bühne teilzunehmen. Ich sollte ihm folgen. Das hörte sich interessant an und natürlich war ich gleich dabei. Der Gang hinter die Bühne zog sich allerdings hin und ich dachte, warum warten wir in einer spärlich beleuchteten Ecke auf weitere Teilnehmer? Irgendetwas war komisch. Plötzlich fiel mein Blick auf den geöffneten Hosenschlitz des Mannes, der mir alles zeigte, was er so hatte. Ich erschrak, stürmte aus der nächst besten Tür ins Freie und mischte mich unter die vorübergehenden Passanten. Es war meine erste Erfahrung dieser Art. Sie sollte sich viele Jahre später in einem anderen Land wiederholen. Doch da kannte ich den psychologischen Hintergrund dieser Verhaltensweise und konnte diese Zurschaustellung mit einem müden Lächeln abtun.

Das Metropolitan Museum of Art, eines der führenden Kunstmuseen der Welt, zeigt Kunstwerke aus allen Ländern von der Antike bis zur Gegenwart. Die Architektur der neo-klassischen Fassade setzt sich fort in der Eingangshalle mit ihren Rundbogen und den ionischen Säulen. Es ist unmöglich in dieser Art Museum alle Kunstwerke zu sehen ohne total verwirrt wieder heraus zu kommen. Deshalb war meine Strategie entweder sehr berühmte oder mir aus Kunstbüchern bekannte, sowie mich speziell interessierende Originale anzusehen. Hier konzentrierte ich mich auf die amerikanische Abteilung, die Gemälde, Skulpturen, Möbel, Silberarbeiten und Textilien amerikanischer Künstler zeigt.

Im Guggenheim Museum für moderne Kunst war ich fasziniert von dem spiralförmigen Aufgang, der über alle Stockwerke hochführt und wobei man die an den Wänden hängenden Gemälde moderner Kunst betrachten kann. Paul Klee und Wassily Kandinsky neben vielen anderen ihrer Kunst schaffenden Zeitgenossen sind hier beheimatet.

Das schmale rechteckige Hauptgebäude der Vereinten Nationen, der so genannte Secretariat Tower, fertiggestellt 1952, steht mit seinen neununddreißig Stockwerken inmitten seiner niedrigen Nebengebäude am East River. Der ganze Komplex ist eine internationale Zone mit eigener Polizei, Feuerwehr und Poststelle. Während einer Führung durch den allgemeinen Versammlungssaal kamen wir zur interkonfessionellen Kapelle. Hier ist das zentrale religiöse Symbol ein Baum.

Der Baum des Lebens worunter sich alle religiösen Orientierungen wieder finden können. Der Souvenirladen ist eine Fundgrube für handwerkliche Gegenstände aus aller Welt.

Der Central Park ist die dreihundertneunundvierzig Hektar große grüne Oase auf der nördlichen Hälfte von Manhattan, entrückt dem mörderischen Verkehr und dem pulsierenden Getriebe der Stadt. Er ist reichlich bevölkert mit Spaziergängern, Frauen oder Nannies mit Kinderwagen, spielenden Kindern und Liebespaaren. Ich setzte mich auf eine Bank, verzehrte mein Sandwich, schaute den Enten im Teich und dem bunten Treiben der Menschen zu.

Von da machte ich mich auf den langen Weg zu den Cloisters an der nördlichsten Spitze von Manhattan, die wir auf der Rundfahrt um die Insel nur in weiter Entfernung sehen konnten. The Cloisters, oder die Klöster, bestehen aus mehreren gotischen Gebäuden mit einer gotischen Kirche und einem mit Blumen und Sträuchern bewachsenen Kreuzgang. Die Gebäude stammen aus fünf französischen Klöstern, die in Teilen importiert und hier wieder zusammen gebaut wurden. Im Gegensatz zu ihrer Bezeichnung Cloisters war hier nie ein Kloster. Die Anlage, 1928 eröffnet, war immer Museum, das eine mittelalterliche klösterliche Atmosphäre europäischer Art vermitteln soll. Entsprechend werden hier nahezu fünftausend Kunstgegenstände vom 12.–15. Jahrhundert ausgestellt, wie Manuskripte, Buntglas- und Metallarbeiten, Elfenbeingegenstände. Beeindruckend sind die zahlreichen Gobelins, speziell die der Einhorn-Sage.

Die neogotische St. Patricks Kathedrale (St. Patrick, der Schutzpatron der Iren) ist die Hauptkirche der römisch katholischen Erzdiözese von New York. Nach Einstellung der Bauarbeiten während des amerikanischen Bürgerkriegs wurde sie 1879 fertig gestellt und eröffnet. Der klassische gotische Innenraum schließt den Straßenlärm aus und lädt zum Verweilen ein. Die beiden Türme streben nur gute einhundert Meter in den Himmel und das ganze Gebäude wird von den benachbarten Wolkenkratzern, alle zwischen zweihundert und zweihundertfünfzig Meter hoch, so richtig eingekesselt. Allerdings macht es mit seiner weißen Fassade beständig und hartnäckig auf sich aufmerksam.

Von St. Patrick führt ein kurzer Weg zum Rockefeller Zentrum. Das Zentrum wurde von John D. Rockefeller zur Zeit des großen Börsen Crash um 1929 als Einkaufs- und Bürokomplex erbaut. Es besteht aus mehreren zweihundertsechzig Meter hohen Wolkenkratzern. Auf dem zentralen Platz inmitten der Gebäudetürme stemmt ein kolossaler Atlas eine riesige stilisierte Weltkugel. Auf einem anderen Areal kann die Jugend, überwacht von einem auf einem Reif schwebenden vergoldeten Promoteus mit flammender Fackel, im Sommer Rollschuh fahren und im Winter Schlittschuh laufen. Traditionell wird auf diesem Platz jedes Weihnachten ein großer Christbaum aufgestellt.

In direkter Nähe zum Rockefeller Zentrum ist das Theater Radio City Music Hall. Hier sind die so genannten Rockettes zuhause. Das sind sechsunddreißig junge hübsche Tänzerinnen mit endlos langen wohlgeformten Beinen, die sie zu mitreißender Musik einträchtig schwingen. Ich habe eine großartige Vorstellung von ihnen, alle in die brasilianischen Landesfarben gekleidet, erlebt. Der Höhepunkt der Darbietung war ein plötzlich das ganze Theater durchflutender Kaffeeduft.

Nach diesen aufregenden und interessanten Tagen in New York City wurde es für mich Zeit wieder in einen Greyhound zu steigen um meinen Weg nach Süden fortzusetzen.

5.2

Washington DC

Washington, die Hauptstadt der Vereinigten Staaten, wurde am 16. Juli 1790 gegründet. Die Stadt Washington war ursprünglich eine eigenständige Gemeinde innerhalb des Territoriums von Columbia, bis der Kongress per Gesetz 1871 die Stadt und das Territorium in eine Einheit zusammenführten, genannt das District of Columbia. Dies ist der Grund, warum die Stadt, während sie von Rechts wegen District of Columbia heißen müsste, heute als Washington DC bekannt ist. Sie liegt am Nordufer des Potomac Flusses und hat zirka 5.300.000 Einwohner. Ein merklicher Unterschied zur Bevölkerungszahl des „Big Apple" New York mit seinen über 8 Millionen Einwohnern. Hier gibt es kaum Wolkenkratzer. Es herrscht eine völlig andere Atmosphäre als in New York. Die Menschen bewegen sich langsamer, fast gemächlich im Vergleich zu den New Yorkern. Sie erscheinen ruhig und ausgeglichen. Das heißt nicht, dass es nicht auch hier massive Verkehrsbewegungen speziell zu den Stoßzeiten gibt. Denn immerhin sind hier neben tausenden in Firmen beschäftigten Menschen, Dutzende von ausländischen Botschaften, weltweit agierende Organisationen und Banken, die Vertretungen aller Bundesstaaten, der Oberste Gerichtshof sowie zahlreiche professionelle Institutionen angesiedelt.

Gleich am ersten Tag schloss ich mich einer Führung durch das Weiße Haus an. Das im klassizistischen Baustil errichtete Gebäude besteht aus drei Gebäudekomplexen, wovon meist nur der Mittelbau in den Medien abgebildet wird. Hier ist der Amtssitz und die offizielle Residenz des Präsidenten der Vereinigten Staaten. Außerdem sind hier auch die Büros des Vizepräsidenten sowie zahlreiche andere Regierungsabteilungen untergebracht. Logischerweise konnten wir nur durch wenige der einhundertzweiunddreißig Räume geführt werden, wie zum Beispiel dem Ballsaal und Lincolns Schlafzimmer. Lincoln musste sich wegen seiner ungewöhnlichen Größe ein extra langes Bett anfertigen lassen. Durch den Rosengarten und andere penibel gepflegte Blumenrabatten wurden wir nach draußen geleitet.

Das riesige im klassischen Stil erbaute Kapitol ist der Sitz des Kongresses/Parlaments der Vereinigten Staaten. Hier finden die Sitzungen der Abgeordneten und der Senatoren statt. Es beherbergt zahlreiche Büros und Sitzungssäle sowie Ausstellungshallen und Besuchergalerien. Die Führung begann in der eindrucksvollen Rotunde des Zentralgebäudes, deren Durchmesser neunundzwanzig Meter und deren Kuppel fünfundfünfzig Meter misst. In der Rotunde sind acht Gemälde zu sehen, welche die Entwicklung der USA als Nation zeigen, beispielsweise die Landung der Pilger auf der Mayflower on Plymouth Rock, oder die Entdeckung des Mississippi. Im Rund stehen lebensgroße Marmorstatuen berühmter Amerikaner. In dieser Rotunde wurde, ähnlich wie andere im Amt verstorbene Präsidenten vor ihm, auch John F. Kennedy aufgebahrt. Wir wurden über Marmortreppen zu einer der Besuchertribünen geführt und konnten von da oben auf einen der Plenarsäle herunterblicken. In weiteren Hallen sahen wir Gemälde über amerikanische Geschichte und Gesetzgebung sowie einheimische Tiere und Pflanzen.

Das 1922 fertig gestellt Lincoln Memorial ist ein im klassizistischen Stil erbauter weißer Säulentempel zu Ehren von Abraham Lincoln, des 16. Präsidenten der Vereinigten Staaten. Die sechzehn dorischen Säulen symbolisieren die zu seiner Zeit bestehenden sechzehn Bundesstaaten. Die Namen der später hinzugekommenen vierzehn Staaten sind um das Dach und am Boden eingemeißelt. Viele Stufen führen hinauf zur großen Halle des Tempels, in der die fünf Meter achtzig hohe aus weißem Marmor gemeißelte, in einem gewaltigen Lehnstuhl sitzende Statue von Abraham Lincoln zu bewundern ist.

In seiner Amtszeit von 1860–1865 tobte der amerikanische Bürgerkrieg zwischen den Nord- und Südstaaten, bei dem es ihm neben der Abschaffung der Sklaverei der schwarzen Bevölkerung hauptsächlich darum ging, die Abspaltung der Südstaaten zu verhindern und dadurch die Einheit des Landes zu erhalten. Nach dem Krieg galt seine Sorge der Aussöhnung der ehemals verfeindeten Bundesstaaten und damit der Festigung eines einheitlichen Staatengebildes basierend auf der bestehenden Gesetzgebung einer freiheitlichen Gesellschaftsordnung. Dies ist ihm gelungen. Er wurde 1865 von dem Fanatiker John Wilkes Booth ermordet.

Bis heute wird Abraham Lincoln vom Volk als einer der herausragenden Präsidenten der Vereinigten Staaten verehrt. Das hält einzelne jedoch nicht davon ab ihn spaßhaft „old Abe“ (alter Abraham) zu nennen.

Was die Sklaverei der schwarzen Bevölkerung betrifft, sollte diese erst zirka hundert Jahre später unter Präsident Johnson durch das 1964 erlassene Gesetz zur Anerkennung ihrer Bürgerrechte und das 1965 herausgegebene Gesetz zur Realisierung ihres Wahlrechts offiziell aufgehoben werden.

Von den Stufen dieses Denkmals bietet sich ein weiter Blick entlang eines zu beiden Seiten in Stein eingefassten Kanals, hin zu dem am anderen Ende in den Himmel ragende Washington Monument. Diese Gedenkstätte ist ein weißer Marmorobelisk errichtet zum Andenken an George Washington, den ersten

Präsidenten der Vereinigten Staaten. Der Obelisk ist einhundertneunundsechzig Meter hoch und an seiner Basis sechzehn Meter breit. Somit ist er bis heute der höchste Obelisk der Welt. Das Monument ist für Besucher begehbar. In der Eingangshalle steht eine lebensgroße Statue von George Washington.

Das Smithsonian Museum für Flug und Weltraum hat die größte Sammlung von Luftfahrt Objekten der Welt. Sehr beeindruckt war ich von den von der Decke hängenden Originalflugzeugen aus vergangener Zeit, wie zum Beispiel des „Spirit of St. Louis“, mit dem Charles Lindbergh 1927 allein den Atlantik überquerte. Mein Besuch liegt vor der Zeit der Mondlandung. Es ist leicht sich vorzustellen wie viele Gegenstände dieser Art seither dazu gekommen sein müssen.

Während eines Frühstücks in einem Restaurant lernte ich eine freundliche Amerikanerin kennen. Als sie erfuhr, dass ich Deutsche bin, wurde sie freudig erregt und meinte ich müsste unbedingt ihren Bruder, einen Junggesellen kennen lernen. Ich ahnte ihre dahinter liegende für mich nicht sehr reizvolle Absicht, stimmte aber dennoch ihr zuliebe einem Treffen mit ihrem Bruder zu. Das Abendessen mit ihm verlief angenehm. Er war Rechtsanwalt und ziemlich introvertiert. Ich bedankte mich bei ihm und bestieg am nächsten Tag wieder den Greyhound Bus um mein Endreiseziel, den Ort Chattahoochee, in Florida zu erreichen.

Der Bus fuhr auf dem Weg nach Florida durch die Südstaaten North Carolina, South Carolina and Georgia. Als wir in den großen Städten in den Busbahnhöfen Halt machten, war ich total erstaunt über den Toiletten zu lesen NUR FÜR WEISSE – NUR FÜR SCHWARZE. Ich habe auch gesehen und erlebt, dass die schwarzen Fahrgäste sich ihre Mahlzeiten mitgebracht hatten, weil sie nicht in die Restaurants durften und dort auch nicht bedient worden wären. Die schwarzen Personen saßen hinten im Bus, die weißen nahmen die vorderen Sitze ein. Ich konnte es nicht glauben, sollte aber diesbezüglich im Florida State Hospital in Chattahoochee noch mehr davon erfahren.

Die Einfahrt in den Norden des Bundesstaates Florida erlebte ich wie den Eintritt in ein Paradies. Zur rechten und linken der Straße erstreckten sich so weit das Auge reichte Zitrus Plantagen. Im November war gerade die Blütezeit und teilweise auch schon der Beginn der Ernte. Die Bäume waren übersät mit kleinen weißen Blüten und den zwischen dem satt grünen Laub in der Sonne leuchtenden Früchten. Der geballte Blütenduft von Orangen, Zitronen und Pampelmusen drang durch die Busfenster und war so intensiv, dass ich nach einiger Zeit Kopfschmerzen davon bekam.

6.

Das Florida State Hospital, Chattahoochee

Chattahoochee liegt im äußersten Nordwesten des Bundesstaates Florida. Die Straße führt von hier küstennah weiter nach Alabama und Mississippi. Einfamilienhäuser, wenige Geschäfte, eine Poststelle und ein Kino stehen entlang dieser Straße. In der Nähe des Ortes gibt es einen gleichnamigen Fluss. Beide Namen stammen offensichtlich von Indianerstämmen. Die Einwohner des Ortes arbeiten größtenteils in verschiedenen Positionen im Hospital. Sie sind gutmütig, vertrauensvoll und hilfsbereit sowie vorsichtig neugierig auf alles Neue von außen.

Das Florida State Hospital, das staatliche psychiatrische Krankenhaus des Bundestaates Florida, mit nahezu eintausend Patienten, im Pavillonstil erbaut, liegt abseits vom Ort und der Hauptstraße unter schlanken Palmen, riesigen alten Gummibäumen, tropischen Büschen und Sträuchern. Überall auf dem immensen Gelände blühen Blumen auf gepflegten Rasen.

6.1

Ausbildung

Eines der vielen Gebäude ist das Schwesternwohnheim, in das ich im November 1959 einzog. Darin wurde mir ein Zimmer mit einfachen metallenen Möbeln zugewiesen. Essen konnte ich mit Kolleginnen in der Cafeteria. Nach wenigen Tagen begann der Unterricht in Psychiatrie. Dabei lernte ich auch die anderen Kursteilnehmerinnen kennen. Es waren zirka zwölf Krankenschwesternschülerinnen aus den umliegenden Bundesstaaten wie Mississippi, Alabama, Louisiana. Sie hatten an ihren Krankenpflegeschulen keine Möglichkeit in Theorie und Praxis der Psychiatrie eingeführt zu werden und kamen deshalb für diesen dreimonatigen Teil ihrer Ausbildung hierhin. Sie waren alle freundlich und hilfsbereit mir gegenüber und manche sprachen mit dem in einigen der Südstaaten charakteristischen nasalen Singsang-Tonfall.

Wir hatten an vier Tagen vormittags theoretischen Unterricht. Dabei wurden uns die mannigfachen Ausprägungen psychischer Störungen vermittelt. Die andere Zeit waren wir auf den Stationen für unseren praktischen Teil. Zur Einführung wurden wir von einer Krankenschwester durch die meisten der zahlreichen zweistöckigen Gebäude geführt. Sie zeigte uns auch die hoffnungslosen Patienten, die seit zwanzig oder mehr Jahren in der Institution waren, sich ständig auszogen, auf dem blanken Boden saßen oder lagen, mit bloßen Händen aßen oder das Essen wegschütteten und unverständliche Laute ausstießen. Die Wärter ließen sie gewähren.

Die Gebäude waren nach Prognosestufen belegt. So gab es die Häuser mit akut erkrankten Patienten und andere mit chronisch Kranken und wiederum andere mit den hoffnungslosen Fällen. Es herrschte eine strikte Rassentrennung, die sich darin ausdrückte, dass in bestimmten Gebäuden nur weiße Patienten und in anderen nur schwarze untergebracht waren. Entsprechend war auch das zugeteilte Pflegepersonal entweder weiß oder schwarz.

Wir Schülerinnen wurden den Akutstationen mit weißen Patienten zugeteilt. Ausgehend von der Diagnose der einzelnen beaufsichtigten wir die Patienten oder halfen ihnen, wo nötig bei der Körperpflege, vergaben Medikamente und sorgten dafür, dass sie eingenommen wurden. Wir beobachteten die Patienten bezüglich ihres Verhaltens, sowie ihrer therapeutischen Fortschritte oder Rückschritte. Wir unterhielten uns mit ihnen und gaben unsere Eindrücke an die medizinisch Verantwortlichen weiter. Sehr belastend empfand ich persönlich die an

Patienten häufig durchgeführten Elektroschocks, wobei wir deren Transport auf einer Trage und die nach der Behandlung erforderliche Betreuung durchführten, indem wir ihre Hand hielten und sie anzusprechen versuchten.

Chattahoochee liegt weitab von jeder größeren Stadt. Das einzige Kino bot nicht viel Zerstreuung. Die wenigsten von uns hatten ein Auto. In dieser Situation fühlte sich wohl die Schulleitung verpflichtet diesbezüglich etwas besonders für uns zu tun. So kam einmal monatlich ein Bus, der uns zur zirka einer Stunde entfernten Air Base zu einem Tanzabend mit den dortigen Luftwaffekadetten fuhr. Die Schulleitung war mit dabei und fungierte offiziell als Aufpasserin. Es wurde gemunkelt, dass sie eine Liaison mit einem der dortigen Offiziere hatte und deshalb besonders gern mitkam. Wie auch immer, wir tanzten uns heiß und hatten viel Spaß mit den jungen Männern. Ich war nicht wenig erstaunt, als ich unter ihnen auch einige deutsche Auszubildende antraf.

Die drei Monate gingen mit Unterricht und praktischer Tätigkeit sowie meiner Vorbereitung auf das Staatsexamen schnell vorbei. Zum entsprechenden Termin fuhr ich mit einigen Mitschülerinnen zirka drei Autostunden von Chattahoochee nach Jacksonville, einer Stadt im Osten des Bundesstaates Florida, wo das Staatsexamen abgehalten wurde. Nach wenigen Wochen hatte ich meinen positiven Bescheid. Somit war ich jetzt eine Registered Nurse, eine lizenzierte Krankenschwester im Bundesstaat Florida und, aufgrund der gegenseitigen Anerkennung der Krankenpflegelizenzen durch die Pflegekammern, auch in allen anderen Bundesstaaten der Vereinigten Staaten.

6.2

Berufstätigkeit im Hospital

Nach Erhalt meiner Urkunde nahm ich das Angebot der Pflegedienstleitung des Hospitals an und wurde als pflegerische Abteilungsleitung im Nachtdienst tätig. In dieser Position arbeitete ich mit zwei Kolleginnen mit gleichen Aufgaben von dreiundzwanzig Uhr bis sieben Uhr dreißig zusammen. Mrs. Ellis war zirka fünfunddreißig Jahre alt, hatte zwei kleine Kinder und wohnte in einem komfortablen Wohnwagen mit Garten. Mrs. Turner war etwa fünfundfünfzig Jahre alt, hatte erwachsene Kinder und wohnte in einem hübschen Einfamilienhaus unweit des Hospitals. Ihr Mann war in der Administration des Hospitals tätig. Mrs. Turner war nicht nur altersmäßig die Seniorin sondern auch was ihre Arbeitsjahre in der Institution betraf. Sie hatte eine Fülle von beruflichem, speziell psychiatrischem Wissen und unerschöpfliche Kenntnisse über Vorkommnisse im

Hospital. Sie kannte die betrieblichen Strukturen und befolgte strikt die administrativ vorgegebenen Richtlinien. Wir orientierten uns an ihren Anweisungen. Sie war die anerkannte Autorität in unserer Gruppe.

Unser Pflegebüro war im Hauptgebäude der Institution. Von dort machte jede von uns nachts regelmäßige Rundgänge durch die verschiedenen im Park verstreut stehenden Gebäude. Die in den Gebäuden tätigen Krankenpfleger/innen oder Wärter/innen gaben mir Bericht über den Zustand oder das Verhalten bestimmter Patienten, den ich wiederum an Mrs. Turner weiterleitete. Einige Male wurde ich gerufen, weil Patienten sich auffällig verhielten, zum Beispiel weil ein Patient einen Wärter mit Schuhen bewarf und ein gegenseitiges Gekreische im Gange war. In dieser Situation war mir schon etwas mulmig, denn ich hatte keine Erfahrung für eine dafür angemessene Behandlung. Aber ich musste dem Patienten als auch dem Wärter gegenüber eine Mutprobe abliefern. Ich ignorierte den Wärter, ging ruhig auf den Patienten zu und sprach mit ihm in normalem Tonfall. Er hörte mir zu. Nach einiger Zeit legte er sich ruhig auf sein Bett und ich ging erleichtert weg.

Mein Rundgang durch die mit schwarzen Patienten belegten Gebäude war anfangs eine Herausforderung für mich dahingehend, dass mir beim Eintreten ein stark unangenehmer Geruch entgegenschlug, von dem mir übel wurde. Die Ursache hierfür war die spezifische Schweißausdünstung dieser Patienten. Ich habe mich sehr bemüht, mir nichts anmerken zu lassen und schließlich habe ich mich mit der Zeit einigermaßen daran gewöhnt.

Zu Anfang meiner Nachtwachentätigkeit kam ich von meinem Rundgang zurück und teilte Mrs. Turner mit, was Mrs. Johns, eine schwarze Wärterin, über den Zustand bestimmter Patienten berichtet hatte. Mrs. Turner ließ mich wissen, dass schwarze Mitarbeiter nicht mit Mrs. oder Mr. tituliert werden. Sie werden stets mit Vornamen angesprochen. In diesem Fall hieß die Wärterin Anni-Mae. Mit Anni-Mae werde sie angesprochen und so werde auch von ihr gesprochen. An diese Gepflogenheit musste ich mich erst gewöhnen. Aber so war die Wirklichkeit.

Bei Todesfällen ging ich nachts mit Mrs. Turner ins Archiv. Das war ein riesiger Raum mit tausenden von Krankenakten in meterlangen Regalen. Ich war immer wieder fasziniert, wie Mrs. Turner da überhaupt die betreffende Akte fand und war heilfroh, dass ich bei dieser Tätigkeit nicht auf mich allein gestellt war. Wir mussten die entsprechende Krankenakte des meist über zwanzig Jahre in der Institution verbliebenen Patienten für die Administration am nächsten Morgen bereitlegen. Diese hatte die schwierige Aufgabe nach den Angehörigen des Verstorbenen zu suchen, von denen nach so vielen Jahren kaum noch jemand den Patienten besucht oder sich um ihn gekümmert hatte, und die möglicherweise auch selbst verstorben waren.

Die Krankenschwestern und -pfleger und die Wärter sahen es als willkommene Abwechslung, wenn ich zu bestimmten Zeiten auf meinen regelmäßigen Rundgängen auf den Stationen zu ihnen kam, mich mit ihnen kurz unterhielt, sowie Nachrichten oder Anweisungen zurückließ. Dabei hatte ich öfters das Gefühl, dass sie mir gar nicht zuhörten. Als ich dann herausfand, dass sie von meinem Akzent fasziniert waren und darüber den Inhalt meiner Hinweise überhörten, habe ich sie vor meinem Weggang stets gefragt: „Was habe ich denn gesagt?“ So funktionierte es.

Bei meinem Alter von siebenundzwanzig Jahren waren die meisten von ihnen wesentlich älter als ich. Einer davon hatte offensichtlich Vatergefühle für mich entwickelt. Er brachte mir nämlich regelmäßig gebratene Hähnchenschenkel und gekochte Erdnüsse mit Grüßen von seiner Frau. Bis zu dieser Zeit wusste ich nicht, dass Erdnüsse aus der Schale genommen auch gekocht gegessen werden können. Beim Kochen schält sich die feine, den Kern umschließende Haut nur teilweise ab, sodass der Rest noch abgezogen werden muss. Eine etwas mühsame Arbeit. Natürlich sah Mrs. Turner bei meiner Rückkehr ins Büro diese nahrhaften Geschenke und hat mich entsprechend veräppelt mit: „Ich seh’ schon. Er war wieder besorgt.“ Mit ihr und Mrs. Ellis hatte ich ein gutes kollegiales Verhältnis. Von beiden wurde ich regelmäßig zu ihnen nach Hause eingeladen.

Nachdem in einem der vielen mit schwarzen Patienten belegten Gebäuden auch eine Neugeborenen Station war, wollte ich unbedingt diese Schokoladenbabies sehen. Ich war für dieses Gebäude nicht zuständig und bat deshalb Mrs. Turner mit mir dahin zu gehen. Eine schwarze Krankenschwester führte uns ins Babyzimmer und blieb in der Nähe. Als ich die Neugeborenen in ihren Bettchen sah, war ich total erstaunt und sehr enttäuscht, denn sie waren nicht Schokoladen farbig sondern beige. In meiner Verwunderung habe ich immer wieder laut gesagt: „Aber die sind ja weiß, die sind ja weiß.“ Mrs. Turner stieß mich in die Rippen und zischte: „Sei still.“ Ich war perplex. Außerhalb des Gebäudes erklärte sie mir, dass schwarze Babies doch nicht immer von schwarzen Vätern stammen müssten. Wenn, wie hier, offensichtlich weiße Väter im Spiel waren, dürfte man dies auf keinen Fall laut sagen.

6.3

Freizeitaktivitäten

An einem der vielen sonnigen Tage fuhr ich mit Kolleginnen zum Strand. Wir wollten uns mit Gewalt einen aufsehenerregenden Teint holen und hatten uns deshalb mit einer Mischung aus Öl und Jod eingerieben. So saßen wir mehrere Stunden in der prallen Sonne im Sand. Als Folge davon habe ich eine äußerst schmerzvolle Bekanntschaft mit der Einwirkung der Florida Sonne gemacht. Auf dem Heimweg merkte ich nämlich, dass mein ganzer Körper und speziell mein Rücken feuerrot waren. Mir war übel. Ich legte mich ins Bett und bekam einen Schüttelfrost. Kolleginnen versorgten mich die nächsten Tage, bis ich wieder Dienst machen konnte. Mrs. Turner gab den einheimischen Kolleginnen die Schuld an diesem Desaster. Sie hielt ihnen vor, dass sie es hätten besser wissen müssen als ich ausländischer Neuling im Sonnenstaat Florida.

In meiner Freizeit war ich viel in der Bibliothek. Hier konnte ich die neueste berufliche und andere Literatur einsehen und auch Bücher ausleihen. Nachdem mir langsam die starke Abgeschiedenheit von Chattahoochee und des Hospitals vom Rest der Welt so richtig zum Bewusstsein kam, widmete ich den Stellenangeboten in den Fachzeitschriften zunehmend meine Aufmerksamkeit. Als ich eine Anzeige las, die um Krankenschwestern am Universitäts-Hospital in Alexandrien in Ägypten warb, war es geschehen. Das war's doch! Ich hatte mir doch schon in der Mittelschule in Riedenburg vorgenommen einmal die Pyramiden zu sehen. Jetzt war die Gelegenheit da. Jetzt wollte ich sie ergreifen.

Ich bewarb mich mit den üblichen Unterlagen bei der Betriebsleitung des Universitäts-Hospitals von Alexandrien und bekam nach wenigen Wochen einen positiven Bescheid. Auf meine Frage, welche Sprache am Hospital gesprochen wird, kam die Antwort: Englisch und Arabisch sind die am Universitäts-Hospital gängigen Sprachen. Das war eine für mich beruhigende Antwort, die jedoch, wie sich später herausstellen sollte, mit der Realität wenig gemein hatte.

7.

Das Universitäts Hospital, Alexandrien

Vor meiner Abreise nach Ägypten im Januar 1962 verbrachte ich wenige Wochen mit meiner Familie in Deutschland. Meine Eltern nahmen meinen bevorstehenden neuen Auslandsaufenthalt gelassen. Als Freunde und Bekannte von meiner Reise nach Ägypten hörten, kamen zahlreiche negative Prophezeiungen wie „du wirst verkauft, du kommst in den Harem, du wirst nicht wieder gesehen". Ich dachte: Lassen wir's drauf ankommen. Wenn ich von einem auffallend gekleideten wichtigtuerischen Herrn mit großer Limousine vom Schiff abgeholt werde, dann geht's ab in den Harem. Kommt aber ein schlichter Mann mit normalem Auto, passiert gar nichts dergleichen.

Die Schiffsreise begann in Genua und führte zunächst nach Piräus, dem Hafen von Athen. So nutzte ich die Gelegenheit die Akropolis, den Berg der Götter, zu besichtigen. Den weltberühmten Parthenon, einen rechteckigen Tempel mit einer Länge von zweiundsiebzig Meter und einer Breite von dreiunddreißig Meter umschließen einhundertsechsunddreißig dorische Säulen. Er ist der Stadtgöttin Athena geweiht und beherrscht seit 2.500 Jahren die Akropolis und das Stadtbild von Athen.

Das Erechtheion, das ich so oft in meinen Kunstbüchern bewundert hatte, und dessen Korenhalle damals noch von den Original Karyatiden (Mädchenfiguren) getragen wurde, bevor diese zu ihrem Schutz vor dem sauren Regen in ein Museum in Athen verfrachtet wurden, konnte ich noch in seiner ursprünglichen Schönheit bestaunen.

Das Dionysos-Theater am Fuße der Akropolis aus dem 5. Jahrhundert vor Chr. belegt eindeutig die Rücksichtnahme auf die gesellschaftlichen Unterschiede der damaligen Theaterbesucher. Die siebenundsechzig Sitzreihen boten Platz für 17.000 Zuschauer. Dabei waren in den ersten Reihen kunstvoll verzierte steinerne Armsessel. Die restlichen Plätze waren einfache Sitze ohne Rücken- oder Armlehnen.

Zurück auf dem Schiff offerierte mir ein Besatzungsmitglied eine mit Glasperlen besetzte Brosche im Austausch für bestimmte Dienste. Ich wurde laut und erklärte ihm, dass ich sein Ansinnen seinem Vorgesetzten melden würde. Daraufhin war er umgehend verschwunden. Ich achtete danach besonders darauf mich immer in der Nähe von anderen Passagieren aufzuhalten.

Es war eine ruhige Fahrt über das Mittelmeer von Piräus nach Alexandrien mit einem grandiosen Sonnenuntergang, der das blaue Wasser in flüssiges Gold verwandelte, an dessen Oberfläche Scharen von Möwen hinter dem Schiff her flogen.

7.1

Ankunft in Alexandrien

Bei unserer Landung im neuen Hafen von Alexandrien war ich natürlich äußerst gespannt auf die mich abholenden Personen. Es waren zwei Männer, von denen der ältere das Sagen hatte. Der jüngere fungierte als Fahrer. Beide trugen schlichte Mäntel und Baskenmützen. Der mittelgroße Opel hatte schon bessere Zeiten gesehen. So viel zu den Kassandrarufen und meiner Entführung in den Harem.

Gleich nach unserer Ankunft im Hospital wurde ich zu Bey (Mr.) Ibrahim geführt, der in Generalsuniform hinter einem riesigen Schreibtisch in seinem enorm großen Büro saß. Er war von der Armee entlassen und auf den Posten des Administrators dieses staatseigenen Hospitals gesetzt worden. Er war ein mittelgroßer Mann, etwa fünfzig Jahre alt, mit schütterem blondem Haar und guter Figur. Er begrüßte mich freundlich und bedeutete mir, mich zu setzen. Er erkundigte sich nach meiner Reise und fragte nach bestimmten Punkten meiner beruflichen Tätigkeit. Er ließ einfließen, dass ich die einzige Ausländerin im Hospital sei. Sodann gab er mir eine einstündige Lektion in Englisch über die Struktur des Hospitals mit seinen über tausend Betten und den einzelnen Fachrichtungen. Ich war müde von der Reise, all den neuen Eindrücken, und konnte kaum die Hälfte seiner Erklärungen aufnehmen. Deshalb war ich heilfroh, als er mich zu meiner Unterkunft in der zweiten Etage des Personalgebäudes bringen ließ.

Die Unterkunft war zu meiner Überraschung ein großes Apartment mit Wohnzimmer, Esszimmer, Schlafzimmer und Bad. Im Wohnzimmer waren die üblichen

Polstermöbel mit Tischchen und Lampen. Im Esszimmer stand ein weiß gedeckter Esstisch für sechs Personen mit der entsprechenden Anzahl von Esszimmerstühlen. Im Schlafzimmer wurde das Doppelbett, von zwei großen Kleiderschränken und einem langen Toilettentisch mit Spiegel und Schubfächern ergänzt, alles war hellblau gestrichen. Eine Tür führte vom Schlafzimmer in das sehr große Bad mit Marmorfußboden. Von meinem Schlafzimmerfenster aus konnte ich in einiger Entfernung das Meer sehen. Ich habe mir sagen lassen, dass vor meiner Zeit hier eine ausländische Pflegedirektorin wohnte. Nachdem sie nun weg war, kam ich in den Genuss dieser großzügigen Wohnung.

Auf der gegenüberliegenden Seite meines Appartements wohnten zwei angehende Augenärztinnen, Farida und Selima.

Links vor dem Eingang zu meinem Appartement war eine Küche, in der Hekmat das Regime führte. Sie war eine ältere, dickliche, sehr mütterliche und besonders um mich besorgte Frau. Sie trug die üblichen bodenlangen Kleider mit Kopfschleier. Ihre Aufgabe war es für die Ärztinnen und mich die täglichen Mahlzeiten zu kochen. Ihre treue Stütze war Ali, ein älterer Mann mit langem weißen Leinenkleid und weißem Käppi. Er ging täglich zum Markt und kaufte frische Lebensmittel. Ich gab ihm dafür das nötige Geld.

Eine Etage darunter wohnten die einheimischen Krankenschwestern in Gemeinschaftsschlaf- und -essräumen. Die meisten von ihnen verbrachten hier wenig Zeit, weil sie regelmäßig zu ihren Familien in die Stadt gingen.

Am nächsten Tag hatte ich einen Termin mit dem ärztlichen Direktor des Hospitals. Dr. Mutini war ein älterer etwas korpulenter Mann, zirka fünfundfünfzig Jahre alt, der in autoritärer Pose hinter seinem Schreibtisch saß und mir Fragen über meine Berufserfahrung und über Deutschland stellte. Die Gläser seiner Brille waren extrem dunkel, fast schwarz. So konnte ich ihm nicht in die Augen sehen. Das hat mich während unseres ganzen Gesprächs ungemein irritiert. Ich musste mich anstrengen um konzentriert zu bleiben.

Anschließend daran besichtigte ich das Gelände des Hospitals. Es gab mehrere kleine Gebäude neben dem vierstöckigen Zentralbau. Das Ganze war von einem zwei Meter hohen schmiedeeisernen Zaun umgeben. Am Eingang war ein hohes Eisentor, das von Polizisten bewacht und nur zu Besuchszeiten oder für ambulante Patienten und Krankenwagen geöffnet wurde. Nahe dem Personalwohnhaus und direkt unter meinem Schlafzimmerfenster war eine kleine Moschee. Wenn der Muezzin täglich bei Sonnenaufgang zum Gebet rief, war es mit meinem Schlaf vorbei. Mit der Zeit habe ich mich daran gewöhnt und bin nicht mehr durch seinen Ruf aufgewacht.

7.2

Berufstätigkeit im Hospital

Meine Arbeitsstelle war in der Abteilung Thoraxchirurgie. Auf der Etage gab es neben den fachspezifischen Operationssälen eine Männer- und eine Frauenstation mit jeweils dreißig Betten. Auf der Frauenstation waren auch kranke Kinder im Alter von drei bis zehn Jahren untergebracht. Bei deren Aufnahme kamen ihre Mütter mit. Sie schliefen meist im gleichen Bett. Geleitet wurde die Frauenstation, der so genannte Harem (ausgesprochen Harim), von Sister Safaiah, einer fünfzigjährigen, kleinen, quirligen und durchsetzungsfähigen Kollegin. Für die Männerstation war Munirah zuständig, eine dreißigjährige hübsche, aufgeschlossene Krankenschwester. Das Pflegepersonal auf beiden Stationen bestand aus Krankenschwestern und Krankenpflegehelferinnen. Die Krankenschwestern absolvierten eine dreijährige Diplomausbildung. Die Krankenpflegehelferinnen hatten eine einjährige Ausbildung. Es gab auch Absolventinnen eines amerikanischen Colleges mit Bachelorabschluss in der Pflege. Diese wurden gleich nach ihrer Ausbildung als leitende Personen auf den Pflegestationen eingestellt. Jedoch aufgrund ihrer mangelhaften Erfahrung in der Pflegepraxis trotz ihrer umfassenden theoretischen Kenntnisse vom Pflegepersonal größtenteils ignoriert wurden. Es gab eine Pflegedirektorin, die ich allerdings nie auf der Station sah. Sie stand gewöhnlich vor der Tür ihres Büros im Freien und sprach mit einzelnen Schwestern, die auf ihrem Weg zum Dienst im Hospital an ihr vorbei gehen mussten. Wir haben uns gegrüßt. Ansonsten gab es keinen Austausch. Das mag auch daran gelegen haben, dass ich zu Anfang kein Arabisch konnte und ihre Englischkenntnisse begrenzt waren.

Zwischen der Männer- und der Frauenstation lag die Intensiveinheit. Ich wurde mit der Leitung der Intensiveinheit betraut. Mit mir arbeitete Semirah, eine junge sehr schlanke, feinfühlende und liebenswürdige Krankenpflegehelferin.

Die Intensiveinheit bestand aus zwei Räumen. Im Hauptraum waren vier Betten mit Nachtkästchen und hell gestrichenen hölzernen Trennwänden zwischen den Betten. In der Mitte stand ein kleiner Metallschreibtisch mit den Patientenakten. Es gab ein Waschbecken, einen kleinen Medikamenten- und einen größeren Vorratsschrank. Im Nebenraum waren zwei Betten. Hierhin wurden Patenten nach der Akutphase aus dem vier Betten-Raum zur weiteren Pflege verlegt.

Es wurden hauptsächlich Patienten mit drei Arten von Operationen in dieser Intensiveinheit gepflegt.

Die erste Art war die Entfernung von Lungenlappen (Lobektomie) meist aufgrund von Tuberkulose.

Die zweite Art war der Zusammenschluss (Anastomose) der Pfortader mit der unteren Hohlvene zur Verminderung des intra-abdominalen Drucks. Diese Operation wurde ausschließlich an erwachsenen Bauern vorgenommen. Während sie im stehenden Wasser Reis pflanzten, hatten sie sich Bilharzia zugezogen. Bei dieser Krankheit dringen Parasiten durch die Haut in den Körper ein, verursachen eine Verhärtung und Vergrößerung der Leber und erzeugen so einen abdominalen Überdruck mit negativen Auswirkungen auf die anderen Organe.

Die dritte Art wurde auch an erwachsenen Patienten mit Bilharzia durchgeführt. Es war die Rekonstruktion der Speiseröhre durch einen Teil des Dünndarms (Oesophago-Jejunostomie). Die von der Krankheit verursachte starke Anschwellung der Venen der Speiseröhre und der dadurch häufig auftretenden starken Blutungen wird hierdurch Abhilfe geschaffen.

Die gleiche Art der Operation wird auch an Kindern durchgeführt, jedoch aus einem anderen Grund. Krabbel- und Kleinkinder und manchmal auch ältere verwechseln eine weiße ätzende, zum Waschen verwendete Flüssigkeit mit Milch, und trinken sie. Die ätzende Flüssigkeit zerstört ihre Speiseröhre und diese wird unter Verwendung eines Teils ihres Dünndarms wieder hergestellt.

An medizinischer Ausstattung stand in der Intensiveinheit an jedem Bett eine vom Rost angegriffene Sauerstoffbombe. In der Ecke des Raumes war auch ein Sauerstoffzelt, das kaum je benutzt wurde. Es gab einen kleinen Kocher für Glasspritzen und Metallkanülen. Das heutige Einwegmaterial war noch nicht erfunden. Der Kocher hat oft nicht funktioniert. Wiederholte „Reparaturen" daran haben nie lange vorgehalten. Das bedeutete, dass ich diese Materialien nach deren Nutzung an einem Patienten und vor Nutzung an einem weiteren nicht sterilisieren konnte. So hatte ich die Wahl: Ich konnte den Patienten nach ihren großen Operationen und den damit einhergehenden starken Schmerzen aus Mangel an sterilem Injektionsmaterial keine Schmerzmittel geben; oder ich nutzte unsterile Spritzen und Kanülen und riskierte eine Infektion. Ich wählte mit beträchtlicher innerer Unruhe und sehr schlechtem Gewissen die letztere Version. Zur Minderung meiner Gewissensbisse ist glücklicherweise nie ein Spritzenabszess aufgetreten.

Überhaupt habe ich mich immer gewundert, wie die unterernährten Patienten nach ihren großen Lungenoperationen die teilweise massiven Infektionen trotz mangelhafter Antibiotika-Versorgung und unzureichender Ernährung überleben konnten. Es gab kaum Todesfälle. Außer Schmerzmittel waren wenige Medikamente im Medikamentenschrank vorhanden. Ich musste täglich speziell die verordneten Antibiotika an der Ausgabe abholen. Da war es dann nicht ungewöhnlich, dass die Kollegin das speziell verordnete Antibiotikum nicht mehr hatte und es durch ein anderes ersetzen musste. So kam es vor, dass der Patient beispielsweise an fünf Tagen drei verschiedene Antibiotika bekam. Ich fragte mich ernsthaft nach deren Wirkung.

Die nach den großen Operationen lebenswichtigen Infusionsflüssigkeiten wurden in einem krankenhausinternen Labor hergestellt. Nicht selten bekamen die Patienten während einer Infusion starken Schüttelfrost. Offensichtlich lag dies an der mangelnden Sterilität dieser Lösungen. Obwohl ich diese Vorkommnisse dem zuständigen Arzt meldete, wurde nichts verbessert.

Die Ableitungen von Magensonden haben wir in den an die Betten gebundenen ausgemusterten Infusionsflaschen aufgefangen. Manchmal, wenn der Patient sich viel bewegte, kamen die Schläuche aus der Flasche und der gelbgrüne Saft lief entweder auf den Boden oder schlimmer, über das ganze Bett. Das bedeutete, ich musste beim Basch Tamargi (oberste Serviceperson auf Station) vorstellig werden und ihm saubere Bettwäsche entlocken, die er außertourlich nicht gerne herausrückte. Der Basch Tamargi war ein älterer wuchtiger Mann mit ausladendem weißen Kleid, weißem Strickkäppi und ausgetragenen Ledersandalen. Er war leicht dunkelhäutig, hatte ein markantes Gesicht und große kräftige Hände. Er war im Grunde gutmütig, jedoch stets auf der Hut nicht von den Schwestern der Station übervorteilt zu werden. Er hatte sein Büro unweit der Intensiveinheit. Dort standen weitere rostige Sauerstoffbomben, über denen er mehrere Bettlaken trocknete, die er am nächsten Tag ungefaltet in einem großen Ballen zu uns brachte. Das hieß aber nicht, dass sie alle auch trocken waren. Nicht selten mussten wir leicht feuchte Bettwäsche verwenden.

Es gab eine tragbare Pumpe zur Absaugung von Luftröhrensekret. Der dabei verwendete Katheter wurde jeweils für den damit behandelten Patienten in Desinfektionslösung aufbewahrt und mehrmals benutzt. Verschiedene Urin Katheter, alltäglich genutzte chirurgische Instrumente und steriles Verbandsmaterial waren ausreichend vorhanden.

Unweit der Intensiveinheit waren die Patienten-Toiletten. Dort leerte ich die Ausscheidungen der Intensiv-Patienten. Es kostete mich jedoch jedes Mal einige Überwindung einzutreten, weil es keine Toilettentüren und auch keine Sitze gab. Es waren Öffnungen im Boden, in die die Benutzer nicht immer hinein trafen und die nur in unregelmäßigen Abständen gereinigt wurden. Als ich einmal mit einem geleerten Behälter aus dieser Toilette kam, war ich sehr erstaunt, an der Tür auf Dr. Mutini zu stoßen. Er ließ sich nämlich nie im Hospital blicken. Als ich meiner Verwunderung Ausdruck gab, meinte er, er habe gehört, dass ich diesen Raum betrete und wollte sich selbst davon überzeugen. Das hieß übersetzt, er konnte nicht glauben, dass eine ausländische Krankenschwester an einen Ort ging, den die einheimischen Mitarbeiter möglichst mieden. Natürlich habe ich seine Schlussfolgerung über mein Tun nie erfahren. Was mich betraf, wäre es total unfair von mir gewesen diese Tätigkeit allein der Krankenpflegehelferin zuzuordnen.

Die Patientenakten enthielten neben der Fieberkurve ausschließlich ärztliche Dokumentation. Pflegende oder andere Fachspezialisten machten mit Ausnahme von Eintragungen in die Fieberkurve darin keine Notizen. Die einzelnen Blätter wurden mit Stecknadeln zusammengehalten. Viele davon waren durch häufiges Auseinandernehmen und wieder Zusammenstecken an ein und derselben Stelle stark eingerissen, und es war für mich fraglich wie hier exakt archiviert werden konnte.

Die Ärzte wussten um die diversen Missstände, konnten jedoch die althergebrachten Strukturen und Zuständigkeiten sowie die eingefahrenen, stark mentalitätsabhängigen Gewohnheiten nicht ändern und arrangierten sich mit der Situation. Einer der Oberärzte war kürzlich nach vierjähriger Tätigkeit in Deutschland voller Überzeugung von dortiger Ordnung und Organisation wieder zurückgekommen. Mit großem Elan machte er sich daran bestimmte organisatorische Missstände in der Abteilung zu beheben. Ich habe seine Versuche interessiert beobachtet und war keineswegs überrascht, als er nach wenigen Wochen sich in die bestehenden Strukturen einfügte und seine Veränderungsaktivitäten einstellte.

Der Chefarzt der Thoraxchirurgie hatte mehrere Jahre in Schweden studiert und gearbeitet. Er war ein mittelgroßer schlanker Mann mit dunklen Augen und dunklem gewellten Haar. Mit seiner ruhigen, zurückhaltenden und sehr höflichen Art dirigierte er effektiv die medizinischen Vorgänge der gesamten Abteilung. Bei seinen Visiten war er auf den individuellen Patienten fokussiert. Privates von Mitarbeitern kam nicht zur Sprache. Lediglich nachdem ich mir meinen ersten intensiven Sonnenbrand geholt hatte und meine krebsrote, geschwollene Haut auffallend mit meiner weißen Dienstkleidung kontrastierte, meinte er: „Sister, geben Sie Acht auf Ihre Haut!“

Die restlichen vier Ärzte waren an der Universität von Alexandrien ausgebildet worden. Sie waren aus meiner Sicht kompetent in ihren Diagnosen und Behandlungsmethoden. Den Patienten gegenüber waren sie sachlich und zurückhaltend. Zu mir waren sie stets höflich und anerkennend.

Auf der Station gab es zwei Putzfrauen, Fauziah und Fatmah, von denen letztere hauptsächlich für die Intensiveinheit zuständig war. Beide hatten es nie eilig. Sie schlenderten gemächlich über die Gänge mit dem Besen in der Hand und achteten darauf, dass sie gerade immer zur vorgegebenen Zeit fertig wurden. Eines Tages musste der Nebenraum mit den zwei Betten desinfiziert werden und ich habe deshalb nach gängiger Praxis über Nacht die Fenster geschlossen und an einigen Stellen auf dem Boden Formaldehyd ausgegossen. Am nächsten Morgen beauftragte ich Fatmah das Zimmer zu putzen. Als sie sich sträubte, schob ich sie einfach hinein. Es dauerte nicht lange, bis jemand kam und rief: „Fatmah ist ohnmächtig!“ Ich half mit sie aus dem Raum heraus zu ziehen. Sie hatte das Fenster nicht geöffnet und die Formaldehyddämpfe eingeatmet. Sie erholte sich bald wieder. Ich fühlte mich entsprechend schuldig und zwang sie nie wieder zu ähnlicher Arbeit.

7.3

Die Patienten und ihre Angehörigen

Die Patienten kamen aus den Armenvierteln der Stadt und aus den Beduinenzelten in der unweit von Alexandrien gelegenen Wüste. Sie wurden alle unentgeltlich behandelt. Nicht selten kam es vor, dass die vorhandenen Betten nicht ausreichten und zwei Patienten sich ein Bett teilen oder andere auf einer Decke auf dem Steinboden liegen mussten. Sie waren sehr krank und ertrugen ihre Leiden mit viel Geduld, waren äußerst genügsam und für jede Hilfe dankbar.

Das Essen für die Patienten wurde von der Stationsputzfrau ausgeteilt. Das sah meist so aus, dass sie auf dem Gang stand mit einem hölzernen Wagen, auf dem sie zwei große Töpfe hatte. Daraus verteilte sie beispielsweise den Reis mit einer Kelle auf die Blechteller, die die Aufstehpatienten hinhielten. Dann riss sie ziemlich dürre gekochte oder gebratene Hähnchen mit der Hand in kleine Teile und legte diese auf jeden Teller dazu. Zu trinken gab es Wasser. Die Aufstehpatienten kümmerten sich um die Bettlägerigen.

Bei dieser ausnehmend spärlichen und wenig nahrhaften Verköstigung war es kein Wunder, dass zu den viermal wöchentlichen Besuchszeiten die Angehörigen mit großen Tragkörben von weit her kamen und viel Selbstgekochtes, sowie Bananen, Orangen, Zitronen und andere Köstlichkeiten für ihre Angehörige mitbrachten. Die Angehörigen kamen in Gruppen mit ihren kleinen und großen Kindern, saßen auf den Betten der Patienten oder größtenteils am Boden und alle aßen gemeinsam. Die Schalen der Früchte oder sonstige Überreste warfen sie rings um die Betten auf den Boden. Nach Beendigung der Besuchszeit kehrten die Putzfrauen die Berge von Abfall aus den Zimmern auf den Gang und entfernten ihn von dort.

Weniger schnell war die Entfernung dieser Art von Abfällen, die Patienten regelmäßig aus den Fenstern warfen. Sie fand nur alle paar Wochen statt. In der Zwischenzeit war dieser Unrat besonders in der Sommerhitze ein willkommenes Buffet für Fliegen, Mäuse und Ratten.

Diese Gewohnheiten der Abfallablage waren mit ein Grund, warum Besucher die Intensiveinheit nicht betreten durften. Ein weiterer Grund lag darin, dass Männer in ihren hellen langen Kleidern und Frauen in ihren schwarzen langen Gewändern mit Kopfschleier längere Zeit vor Einlass vor dem Krankenhaustor auf dem staubigen Boden saßen und sich dann im Krankenhaus zu Patienten auf die Betten setzten. Verständlicherweise hatte ich einen ständigen Kampf dieses Besucherverbot aufrecht zu erhalten, von dem ich in begründeten Fällen eine Ausnahme machte, wohl wissend, dass in meiner Abwesenheit von den ägyptischen Kolleginnen das ganze sehr locker gehandhabt wurde.

7.4

Die Umgangssprache

Die Umgangssprache im Hospital war selbstverständlich arabisch. Die dienstliche Sprache der Ärzte war arabisch durchsetzt mit den medizinisch erforderlichen englischen Begrifflichkeiten. Generell sprachen die Ärzte ein passables Englisch, während das Pflegepersonal sowie andere Mitarbeiter nur wenige Phrasen in Englisch beherrschten. Soviel für die Aussage der Administration vor meiner Anstellung: Englisch und arabisch wird im Hospital gesprochen. Jedenfalls wurde mir gleich am ersten Tag klar: Ich muss arabisch lernen! Der Chefarzt hatte zwar die Ärzte aufgefordert ihre Verordnungen für mich auf Englisch zu schreiben. Doch das hielt zwei Wochen an, dann schrieben sie alle wieder auf Arabisch. Die Verordnungen waren für mich zweitrangig. Da gab es Semirah, die sie lesen konnte. Ich musste mit den Patienten und auch mit den Kolleginnen reden können! Gleich am ersten Tag lernte ich bezüglich der Patienten zwei fundamentale Begriffe, wie Bettpfanne und Urin Flasche. Am nächsten Tag ging ich zum deutschen Konsulat, weil ich mir dort Möglichkeiten für einen arabischen Sprachkurs erhoffte. Da fand allerdings gerade eine Personalfeier statt und ich wirkte dabei höchst störend. Ziemlich verzweifelt schlich ich in meine Wohnung auf dem Krankenhausgelände zurück.

Als ich am nächsten Tag deprimiert meinen Dienst tat, ging die Tür auf und Fauzi stand vor mir. Er war gekommen um zu sehen, wie es mir ging. Ich umarmte ihn freudig als meinen Retter und redete gleich auf ihn ein, dass ich arabisch lernen wollte. Fauzi, ein junger Ägypter, hatte in Gießen studiert und war auf seinem Weg nach Hause, als wir uns auf der Überfahrt kennen lernten. Im Gespräch ermunterte er mich, wenn immer nötig, mich an ihn zu wenden. Zur Zeit unserer Unterhaltung hätte ich nie gedacht, wie wertvoll sein Angebot später einmal sein würde. Fauzi wohnte mit seiner Mutter und zwei Schwestern unweit des Hospitals. Ich ging regelmäßig zu ihm und übte fleißig Aussprache, Lesen und Schreiben. Ich schrieb mehrere Übungshefte voll, an deren Reihenfolge meine Fortschritte von gestelztem Gekratze bis zu einem annehmbaren Schriftbild nachzuvollziehen sind.

Eine Schwierigkeit beim Lesen liegt darin, dass mit Ausnahme des Korans oder formaler Schriften sehr oft bestimmte Vokale nicht geschrieben oder angezeigt werden. Da die richtige Aussprache zu finden, ist für den Anfänger problematisch. Das arabische Alphabet hat fünfundzwanzig Buchstaben, die bekanntlich von rechts nach links zusammengefügt werden. Zu meiner Freude konnte ich nach einigen Wochen die ärztlichen Verordnungen lesen, sofern die Handschriften nicht zu schlecht waren. Ein Vorteil dabei war auch, dass die Verordnungen sich vielfach wiederholten und ich deshalb die individuellen Handschriften leichter entziffern konnte. Was die arabische Sprache generell betrifft, lohnt es sich zu wissen, dass es zwei Abstufungen gibt: Die erste ist das Hocharabisch des Koran, das klassische Arabisch, das von den Imamen verwendet, in Büchern und Zeitungen eingesetzt und von der gebildeten Schicht gesprochen wird. Die zweite ist das umgangssprachliche Arabisch, das von allen Schichten verstanden und gesprochen wird. Logischerweise habe ich letzteres gelernt, denn ich wollte mich mit Patienten und Personal sowie den Menschen außerhalb des Hospitals verständigen können.

Bei der täglichen Pflegearbeit auf der Intensiv Einheit war mir Semirah, die Krankenpflegehelferin, eine gute und verständnisvolle Sprachlehrerin. Wenn ich gelegentlich grobe Schnitzer bei der Unterhaltung mit Patienten machte, steckte sie ihren Kopf in den Medikamentenschrank, damit ich nicht sehen sollte, wie sie darüber lächelte. Bei vielen Anlässen hat sie mich bereitwillig korrigiert, sodass ich mich umgangssprachlich zunehmend verbessern konnte. Trotz meiner weiterhin bestehenden beachtlichen Einschränkungen im Verstehen der arabischen Sprache habe ich über Zeit dennoch das blumenreiche und romantische des Sprachgebrauchs erleben können. So haucht beispielsweise der einfache Mann auf der Straße oder im Bazar bei Ansicht eines hübschen Mädchen hingebungsvoll: „Sie ist schön wie der Mond!“ Oder wenn ich mich als Ausländerin unters Volk mischte, hörte ich einheimische Männer flüstern: „Dieses Licht ist nicht von hier.“ Wie sagt doch ein tschechisches Sprichwort: „Mit jeder neu gelernten Sprache erwirbt man eine neue Seele.“

Zu meiner Erleichterung konnte ich mich schon bald sprachlich mit den Patienten verständigen und dadurch ihren Zustand effektiv verbessern und ihre berechtigten Bedürfnisse erfüllen. Sie spürten instinktiv, dass ich ernsthaft um sie besorgt war und ihnen uneingeschränkt helfen wollte. Nicht wenige kamen nach ihrer Entlassung zu Besuch und brachten mir, ihren ärmlichen Mitteln entsprechend, eine Blume oder eine Frucht. Das waren für mich emotional unschätzbar wertvolle Geschenke.

Manchmal war der Arbeitsanfall gering, die Patienten versorgt und Semirah verblieb im Raum. So konnte ich in den Harim gehen und die Frauen mit ihren Kindern besuchen, von denen nicht wenige in der Intensiveinheit gepflegt worden waren. Die Kinder kamen gleich auf mich zu, weil sie wussten, dass ich Chiclets, das heißt verschiedenen Kaugummi mitbrachte. Sie erzählten von daheim und davon was sie nach ihrer Entlassung tun würden. Die Gespräche mit den Kindern und ihren Müttern waren eine Art Entspannung für mich, weg von den Schwerkranken der Intensiveinheit.

Gelegentlich brachte Semirah in Zeitungspapier eingewickelte Sandwiches mit. Diese bestanden aus dem typischen Fladenbrot, das an den Rändern eingeschnitten und aufgeklappt wird. In diese Tasche wird entweder Fuel oder Felaffel gefüllt. Beide Füllungen haben eine Bohnensubstanz. Beim Fuel werden die braunen Bohnen in ihrer Form belassen und es wird eine kleine Menge Soße dazu gefügt. Beim Felaffel werden die Bohnen gestampft, zu kleinen Bällchen geformt und im heißen Fett gebraten. Sie sehen unseren Fleischbällchen täuschend ähnlich. Beide Arten schmeckten mir sehr gut.

Für die armen Leute war dies vielfach die Hauptnahrung. Vom Fenster der Intensiveinheit beobachtete ich einmal zwei sehr dünne Männer mittleren Alters, die mit Pickel und Hammer eine zirka fünfzig Zentimeter dicke Betondecke abtrugen. In ihrer Pause aßen sie diese Art Sandwiches.

Generell habe ich die Ägypter innerhalb und außerhalb des Hospitals als freundlich, hilfsbereit und außerordentlich gastfreundschaftlich erlebt. Bei jeder noch so kurzen offiziellen oder inoffiziellen Zusammenkunft wird der Gast zu einem Kaffee, Tee oder Cola eingeladen. Diese Höflichkeitsgeste ist für sie bedeutungsvoll und ich habe sie stets, um nicht unhöflich oder gar beleidigend zu wirken, angenommen. Im Umgang miteinander werden die Einzelnen schnell laut und emotional und unterstreichen ihre Worte mit eindrucksvoller Gestik und Mimik. Eine einmal getroffene dienstliche oder auch private Übereinkunft hat keine große Nachhaltigkeit. Das wissen die einzelnen und verhalten sich entsprechend. Gewohnheitsmäßig werden alle Übereinkünfte mit dem bekannten Satz: „In Shah Allah – wenn Gott es will“, beendet. Aus meiner Sicht lassen sich hier die einzelnen bewusst oder unbewusst ein Hintertürchen offen. Sozusagen, wenn ich es nicht mache, dann hat es Gott nicht gewollt. Also trifft mich keine Schuld. Diese Lebenseinstellung erschwert die Zusammenarbeit im Krankenhaus, wo präzise Festlegungen verlässlich eingehalten werden sollten.

Nach anfänglichen psychischen und emotionalen Schwierigkeiten mit dieser Lebens- und Arbeitsweise habe ich schnell gelernt, speziell bei der Beschaffung von Arbeitsmaterial, nicht wie gewohnt ruhig und faktengestützt, sondern, druckvoll, laut und übertreibend, im äußersten Fall auch mit Verbiegung der Wahrheit, vorzugehen. Die Psychologen würden dies wahrscheinlich Anpassung nennen. Ich selber dachte nie daran mich zu diagnostizieren. Ich weiß nur, dass ich während der ersten drei Monate unbeabsichtigt, und trotz Hekmats guter Küche zehn Kilogramm abnahm. Ich war auf dem Wege mich an die neue fremdartige Lebensweise anzupassen. Dabei war meine Devise die gleiche wie in England: „Du hältst das durch!“

7.5

Erlebnisse

Ich hatte pro Woche eineinhalb Tage frei, zusätzlich zirka zehn Feiertage und vier Wochen Urlaub. Finanziell konnte ich mir eine angenehme Lebenshaltung leisten, nachdem ich aufgrund meines Auslandszuschlags die gleiche Lohnstufe hatte wie ein Oberarzt. Nachdem jedoch das ägyptische Pfund im Ausland nicht anerkannt wurde, konnte ich lediglich ein Drittel meines Gehalts in harten Devisen nach Deutschland ausführen. Den größeren Teil musste ich im Land verbrauchen.

Qualität und Machart von Konfektionskleidung, Schuhen und anderem verlockten nicht zum Kauf. Allerdings haben die Schneider und Schuhmacher individuelle Wünsche und Vorgaben zu niedrigen Preisen äußerst zufrieden stellend erfüllt. In den Friseurläden gab es keine chemischen Haarfestiger. Deshalb wurde Bier für diesen Zweck erfolgreich benutzt.

Die Stadt Alexandrien, 331 vor Chr. von Alexander dem Großen gegründet, zieht sich kilometerweit am Mittelmeer entlang. Eine belebte Straße mit einem breiten Bürgersteig und einer Schutzmauer zum Meer hin bildet die so genannte Corniche, die Flanierstraße für Jung und Alt. Der in der Antike erbaute Leuchtturm am Eingang des heutigen alten Hafens galt als eines der sieben Weltwunder. Der Überlieferung nach kam der Turm durch ein Erdbeben zum Einsturz. Heute steht an dieser Stelle das Fort Quait Bey, eine militärisch genutzte Festung. Ich schlenderte an der breiten Uferstraße entlang und beobachtete die vielen Segelschiffe innerhalb des alten Hafens. Zur Stadt zu, stehen an dieser Straße wuchtige fünfstöckige Hotels. Die zahlreichen Minarette der alten Moscheen im Stadtgebiet zeigen in den Himmel. Die breiten gepflegten Avenuen schmücken im Mittelstreifen riesige farbenfrohe Blumenrabatten.

Auf der Suche nach den Überresten der in der Antike weltbekannten Bibliothek von Alexandrien verließ ich durch das große Eisentor das Hospitalgelände und kam in eine enge Straße, auf der zu beiden Seiten Verkaufsstände aufgebaut waren. Hier wurden hauptsächlich Lebensmittel angeboten. An den Gemüse- und Obstständen waren die Früchte kunstvoll aufgeschichtet und zeigten eine vielfältige Farbenpracht. An den Fleischständen hingen die großen Fleischstücke von Hammel oder Schaf von der Decke und waren mit Fliegen übersät. Hier kaufte Ali meine Lebensmittel. Hoch interessant fand ich die Arbeitsweise eines Mannes, der einen Bügelstand betrieb. Er nahm einen Schluck Wasser in seinen Mund und sprühte dieses Wasser durch seine Zähne in kleinen Mengen auf die Wäsche. Danach bügelte er das jeweilige Kleidungsstück. Er brauchte kein Dampfbügeleisen.

Wann immer ich auch später durch diese Straße ging, hörte ich flüstern „Sister". Die englische Bezeichnung für Stationsschwester ist Ward Sister. Sie hatten sicher von meiner Existenz im Hospital erfahren. Auf diese Weise signalisierten sie einander: „Da kommt sie!"

Vorbei an der großen Moschee Sidi Abdel Abass kam ich in die Altstadt und ging durch die engen Gassen mit ihrem interessanten Bazar. Hier gab es viel Praktisches aber auch handwerklich Kunstvolles zu kaufen. Faszinierend war es, den Handwerkern bei ihrer Arbeit zuzuschauen. Wie sie buntes Leder zu Sitzkissen in allen Größen verarbeiteten, durch Einarbeiten von Kupferdrähten in Bronzeteller interessante Muster schufen, oder kleinste Stückchen Schildpatt und Elfenbein in Holzkästchen einlegten. Mir gefiel eines der vielen Holzkästchen und ich ließ mich im entsprechenden Laden nieder. Fauzi hatte mich über den üblichen Ablauf derartiger Einkäufe instruiert. Prompt wurde ich auch zu einem Kaffee eingeladen. Der Inhaber war überrascht, dass ich unter Nutzung arabischer Zahlen feilschen konnte. Wir wurden uns schnell handelseinig und mit meinem hübschen Kästchen in der Handtasche zog ich weiter auf der Suche nach der Bibliothek.

Nicht weit vom Bazar fand ich auf einem staubigen Hügel die mit einem korinthischen Kapitell geschmückte Pompeji-Säule sowie eine auf einem Podest ruhende Sphinx. Kein Schild oder Wegweiser zu einer Bibliothek. Weit und breit war kein Mensch zu sehen. Nach meinem deutschen Stadtplan sollte jedoch hier die Stelle sein. Und tatsächlich, nachdem ich auf dem sandigen Hügel herumsuchte, fand ich eine mit viel Sand eingedeckte steinerne Treppe, die in den Untergrund führte. Unten angekommen ging ich einen langen beidseitig gemauerten Gang entlang. In den Mauern waren große rechteckige Einbuchtungen. Es war für mich leicht vorstellbar, dass hier die zirka siebenhunderttausend Schriftrollen der antiken Bibliothek gelagert wurden, der größten der damaligen Welt. Sie war die Grundlage der so genannten Alexandrinischen Schule, an der bedeutende Philosophen wie Ptolemäus und Euklid wirkten. Als, nach unbestätigter Überlieferung, während der römischen Besatzung ein Brand die Bibliothek vernichtete, sind unermessliche Schätze von Weltwissen eingeäschert worden. Ich fühlte mich außerordentlich privilegiert auf diesem berühmten Boden stehen zu können.

Mit der Straßenbahn fuhr ich zurück zum Hospital. Meine Haltestelle hieß Ramleh, das heißt Sand. Der Name war bezeichnend, denn es gab überall viel Sand sowohl auf den gepflasterten Bürgersteigen als auch auf der Autostraße. Als ich in der Dunkelheit in meinem Esszimmer das Licht anknipste, stoben ein halbes Dutzend Mäuse aus dem Brotkörbchen auf dem Esstisch in alle Richtungen und verschwand in den Ritzen am Boden. Daraufhin habe ich das Brotkörbchen vom Esstisch verbannt. Wenn Ali einen der kleinen Nager zu fassen bekam, hat er ihm im heißen Backrohr ein schnelles Ende bereitet.

In meinem großen Bad mit Marmorfußboden gab es viel schönen Schein. Denn, obwohl die Ausstattung nichts zu wünschen übrig ließ, kam es regelmäßig vor, dass ich kein warmes Wasser für die Badewanne oder der daran befestigten Dusche hatte. Ich habe wiederholt einen im Hospital angestellten Mann engagiert, der mir gegen Bakschisch den Durchlauferhitzer reparierte. Nachdem die Ärztinnen nebenan das gleiche Problem hatten und meine Anlage gerade wieder mal funktionierte, lud ich eine von ihnen, Farida, ein, bei mir zu duschen. Sie ging voller Freude ins Bad und das Wasser plätscherte. Plötzlich hörte ich einen Knall und einen Schrei. Das Heizelement war explodiert und Farida zu Tode erschrocken. Sie kam nie wieder zu mir zum Duschen.

Im April bemerkte ich viele kleine rote Punkte an meinem ganzen Körper. Ich zeigte sie Semirah und ließ mir von ihr Kalzium spritzen. Denn das konnte nach unserer Diagnose doch nur eine Allergie gegen irgendetwas sein. Wenig später sprach mich ein Arzt darauf an und sagte: „Sie haben Flöhe." Ich war entsetzt, denn Flöhe waren für mich gleichbedeutend mit extremer Unsauberkeit. Er beruhigte mich und erklärte: „Zu dieser Jahreszeit haben wir alle Flöhe. Das ist die Saison dafür. Sie kommen mit dem warmen Wind aus der Wüste. Das können Sie nicht verhindern." Es war gerade die Modewelle der dreistufigen steifen Unterröcke, die unter den Sommerkleidern getragen wurden. Jedes Mal, nachdem ich von draußen heimkam, habe ich als erstes den Unterrock von innen nach außen gedreht und bin an den Nähten der drei Stufen entlang auf Flohfang gegangen. Dieses Unternehmen war meist sehr ergiebig. Im zweiten Jahr hatte ich zwar noch Einstiche, aber sie waren nicht mehr entzündet wie im Jahr davor, von denen einige Narben bis heute sichtbar sind.

Nachdem ich einige Monate regelmäßig zu Fauzi für meinen Sprachunterricht gegangen war, hatte sich ein freundschaftliches Verhältnis zwischen ihm, seiner Mutter, seinen beiden Schwestern und mir entwickelt. Da war es ganz natürlich, dass ich zur Hochzeit seiner älteren Schwester Fauziah eingeladen wurde. Sie fand in der Wohnung der Familie gegen Abend statt. Eines der beiden großen Zimmer quoll über mit herrlichen Blumengestecken. Hier saßen alle Frauen auf bequemen Sesseln. Im Zimmer daneben waren die Männer mit dem Onkel der Braut, dem Bräutigam und dem Vater des Bräutigams versammelt. Ein Scheich, ein religiöser Vertreter, rezitierte aus dem Koran. Daraufhin unterzeichneten die Vertreter des Brautpaares und das Brautpaar die Heiratsurkunde. Nach Beendigung der Zeremonie stießen die Frauen die traditionellen Jubelschreie aus, während ein großes Büfett mit allen erdenklichen Köstlichkeiten eröffnet wurde.

Die Braut hatte mir kurz vor der Hochzeit anvertraut, dass sie außer den Kopfhaaren alle Körperhaare einschließlich der Schamhaare in Vorbereitung auf das Ereignis entfernt hatte. Dazu wurde gewöhnlich für die Beine eine klebrige Paste aus Zucker und Zitrone genommen. Ich habe sie an meinen Beinen ausprobiert. Doch die Prozedur war derart schmerzhaft, dass ich sie schnell einstellte.

Wenn ich manchmal allein in Alexandrien unterwegs war, passierte es, dass ein zirka sechs- bis achtjähriges Mädchen oder ein ähnlich alter Junge auf mich zukam.

In Tränen aufgelöst weinten sie mir vor, das Geld zum Abholen der reparierten Schuhe ihres Vaters sei verloren gegangen und nun trauten sie sich nicht nach Hause. Voller Mitleid gab ich ihnen den entsprechenden Geldbetrag. Als ich meinen ägyptischen Bekannten davon erzählte, erklärten sie mir von den allseits bekannten Finten dieser Kinder um an Geld zu kommen. Ich sollte aufpassen, denn ich würde wahrscheinlich auch noch auf Kinder mit Amputationen stoßen. Diese würden von einer Untergrundorganisation mutwillig durchgeführt, um auf diese Weise die Kinder noch erfolgreicher als gewöhnlich zum Betteln schicken zu können.

Oft traf ich auf Straßen oder Plätzen Schulbuben, die mich auf Arabisch nach der Uhrzeit fragten. Sie wollten einerseits mit der offensichtlichen Ausländerin Kontakt aufnehmen, und andererseits mich testen, ob ich in ihrer Sprache antworten würde. Nachdem der Test positiv ausfiel, gingen sie wieder ihrer Wege.

7.6

Hussein

Auf den Ramadan, dem jährlichen Fastenmonat, folgt das Fest des Fastenbrechens. Es sind drei Feiertage fröhlichen Lebens für alle Bevölkerungsschichten. Die Frauen bereiten üppige Mahlzeiten zu, die von der Großfamilie gemeinsam eingenommen werden. Neben den Hauptmahlzeiten werden viele unterschiedliche Süßspeisen aufgetischt und eine große Palette von Plätzchen und anderes von honigtriefendem Kleingebäck serviert. Als ich an meinem ersten Ramadanfest nach Dienstschluss in meine Wohnung zurückkam, stand ein großer, schön dekorierter Teller mit einer Fülle von Plätzchen auf meinem Esstisch. Hekmat sagte nur: „Von Dr. Hussein." Ich fragte: „Wer ist dieser Dr. Hussein?" Sie sagte: „Röntgenabteilung." Ich war erstaunt, denn ich hatte den Namen noch nie gehört, obwohl wir in der Intensiveinheit aufgrund der Thoraxchirurgie in täglichem Kontakt mit der Röntgenabteilung waren. Bei nächster Gelegenheit ging ich in die Röntgenabteilung um dem Spender dieser Köstlichkeiten zu danken. Ich stand einem hoch gewachsenen, schlanken Mann meines Alters, einem Radiologen/Radiotherapeuten für Onkologie gegenüber. Er hatte kurz geschnittenes schwarzes Kraushaar, braune Augen und lächelte mich freundlich an. Er erklärte mir den Sinn dieser Festtage und wünschte sich, dass ich auf diese Weise daran teilnehmen könnte. So begann zwischen uns beiden eine lange innige Beziehung.

Kurz danach führte Hussein mich in seine Familie ein. Da waren die Eltern, eine jüngere Schwester und ein jüngerer Bruder. Ich wurde freundlich aufgenommen und war von da an zu allen Familienfesten und sonstigen Feiern eingeladen.

Hatte ich bisher lediglich mit den Armen der Gesellschaft im Hospital zu tun gehabt, so lernte ich jetzt durch diese Familie und deren Freunde mehrere Personen aus der gesellschaftlichen Oberschicht von Alexandrien kennen. Darunter waren neben Ägyptern auch Armenier und Libanesen. Sie wohnten in hübschen Villen mit üppigen Gärten, hatten Hauspersonal, eine ganzjährig angemietete Kabine am Strand, fuhren große Autos und gaben heitere Feste. Unverständlich für mich war, dass diese ausländischen Personen seit Jahrzehnten in Ägypten lebten, aber nicht im Entferntesten daran gedachten hatten arabisch zu lernen. Sie unterhielten sich auf Französisch oder Englisch mit ihren ägyptischen Freunden. Dieser Freundeskreis hat möglicherweise dazu beigetragen, dass manche der ihm angehörenden Ägypter ihre eigenen ärmlichen Landsleute als schmutzig und ungebildet bezeichneten und verächtlich auf sie herabsahen.

Mit Hussein fuhr ich im Auto auf der Wüstenstraße von Alexandrien nach Kairo. Am Vortag war in der Umgebung ein starker Regen niedergegangen. Es war erstaunlich, wie aus dem Wüstensand tausende von kleinen gelben Blumen hervor gekommen waren und jetzt große Blumenteppiche im Sand bildeten. Beduinenmädchen standen am Wegrand und boten frische Eier in Behältern aus Drahtgeflecht zum Verkauf an. Sie waren glücklich, als wir welche kauften.

Kairo, el Quahira, die Siegreiche, wird von den Ägyptern Masr genannt. Die Hauptstadt Ägyptens, ist mit ihren fünfundzwanzig Millionen Einwohnern (Stand 2009) die größte Stadt der arabischen Welt. Sie ist das politische, wirtschaftliche und kulturelle Zentrum Ägyptens. Hier sind mehrere Universitäten, Hochschulen, Theater, Museen sowie ausländische Botschaften angesiedelt. An beiden Nilufern gibt es sowohl gemütliche als auch elegante Restaurants. Vereinzelt sind Schiffe auf dem Fluss zu Restaurants umfunktioniert. In den Straßen herrscht durchgängiges Verkehrschaos mit der entsprechenden Luftverschmutzung. Es ist betäubend laut und die Luft greifbar staubig. Dennoch sind die Menschen meist gelassen und freundlich.

Im Altstadtbereich ist die weltberühmte Al Azhar-Moschee. Sie wurde im Jahre 970 erbaut. Kurze Zeit später wurde der Moschee eine Hochschule angegliedert, an der verschiedene Wissenschaften wie Mathematik, Philologie, Logik, Rhetorik, Jurisprudenz, Philosophie, Astronomie, Medizin und Naturwissenschaften als gleichwertige Disziplinen gelehrt wurden. Zu dieser Zeit wurde auch eine bis in die heutige Zeit bestehende Koranschule gegründet. Al Azhar ist die älteste Universität der Welt und bis heute das Zentrum islamischer Gelehrsamkeit.

Die Moschee hat fünf unterschiedlich gestaltete Minarette und nimmt eine Gesamtfläche von zwölftausend Quadratmeter ein. Hussein und ich zogen im Vorhof unsere Schuhe aus. Von hier kamen wir in einen rechteckigen Innenhof, umstanden von Zinnen bekrönten Arkaden und einem weißen Marmorfußboden, und von da in die Moschee. Hier ist der gesamte Boden mit einem dicken roten Teppich belegt. Wenige Gläubige knieten oder lagen auf dem Teppich in der Kühle des riesigen Raumes geschützt von der Außenhitze. Ein Bibelwort kam mir dabei in den Sinn: „Ein Tag in deinen Hallen, oh Gott, ist weit besser als tausend andere.“ (Psalm 84, 6–13) Durch die bunten Glasfenster zauberte die Sonne abstrakte Formen auf den Teppich. Zu Gottesdienstzeiten beten die Männer unten im Raum. Die Frauen gehen über eine Holztreppe und nehmen auf einer Art Empore Platz. Kunstvoll geschnitzte Holzgitter verbergen sie vor neugierigen Männeraugen.

Eine kurze Wegstrecke von der Moschee entfernt ist der weltbekannte Bazar Khan el Khalili. Hier herrscht eine wunderbare Atmosphäre. Neben Einheimischen drängen sich Touristen aus aller Welt. Es riecht köstlich nach Gewürzen, frischem Fladenbrot und allen aufdringlichen Parfümen des Orients. Vielfältiger als in Alexandrien sind hier die Arbeitsstände und Verkaufsräume der Kupfer- und Messingschmiede, die sich bei ihren Einlegearbeiten gerne über die Schulter schauen lassen. Paillettenbestickte Bauchtanzgewänder schillern in allen Regenbogenfarben. Daneben glitzert ein Meer von orientalischem Schmuck. Ich war fasziniert von den Kunstwerken der Gold- und Silberschmiede. So dauerte es auch nicht lange, bis mich eine wunderschön gearbeitete, gezackte Brosche aus Rotgold mit einem in der Mitte eingearbeiteten Alexandriten nicht mehr los ließ. Nach dem üblichen Feilschritual mit Kaffee und Cola gehörte sie mir. Ich trage sie bis heute mit Freude und guten Erinnerungen.

Die Mohamed Ali Moschee auf dem Zitadellenhügel wurde vom osmanischen Pascha Mohamed Ali und späterem Herrscher Ägyptens 1857 erbaut. Der Eingang führt auch hier durch einen mit Marmor ausgelegten und von Arkaden umgebenen großen Säulenhof. In der Mitte steht ein mit Säulen umrahmter und von einem kunstvoll gearbeiteten Dach gekrönter Reinigungsbrunnen, der von den Gläubigen für rituelle Waschungen genutzt wird. Das Innere der Moschee wird von einer zweiundfünfzig Meter hohen vergoldeten und einundzwanzig Meter durchmessenden Hauptkuppel und kleineren Nebenkuppeln überwölbt. Aus der Hauptkuppel hängt ein riesiger an Ketten befestigter dreihundert Glaslampen tragender Rundleuchter. Das besondere dieser Moschee sind die mit Alabaster verkleideten Wände. Wir haben einen Alabastertest gemacht, indem wir ein brennendes Streichholz an die Wand hielten, und tatsächlich war der erleuchtete Bereich durchsichtig.

Der so genannte „Turm von Kairo“ erhebt sich einhundertsiebenundachtzig Meter über der Stadt. Das im Diamantenmuster angeordnete Stahlbetonnetz seiner Außenwand öffnet sich nach oben und gleicht so einer spitzblättrigen Lotosblüte, dem pharaonischen Symbol der Unvergänglichkeit.

Kairo hat zahlreiche koptische Kirchen, wie beispielsweise St. Barbara. Im 11. Jahrhundert erneuert, können in ihrer Ikonostase wertvolle Elfenbeinintarsien und Ikonen betrachtet werden.

Endlich, nach den vielen Jahren des Hoffens, war ich in Gizeh bei den Pyramiden. Obwohl ich vieles über die Pyramiden des Cheops, Chephren und Mykerinos gelesen hatte, war es ein überwältigendes Erlebnis, klein wie eine Ameise am Fuße dieser Monumentalbauten zu stehen. Ein freundlicher kompetenter Führer erklärte zunächst die älteste und größte Pyramide Ägyptens, das Grabmal des Chufu, weltweit bekannt als Cheops-Pyramide. Ihre Fertigstellung wird auf das Jahr 2.580 vor Chr. datiert. Sie besteht aus Kalksteinblöcken, Basalt und Granit, von denen jeder zwischen zwei bis vier Tonnen wiegt. Der Bau nimmt eine Fläche von (ursprünglich) dreiundfünfzigtausend Quadratmeter ein und hat eine Höhe (ursprünglich) von einhundertsechsundvierzig Meter und sechzig Zentimeter. Die Pyramide war ursprünglich mit poliertem Tura-Kalkstein verkleidet. Während der Jahrtausende sind viele dieser Steine herunter gebrochen und wurden für Gebäude in Kairo verwendet. Zurück blieb die heutige stufenförmige Struktur. Dem Führer folgend kamen wir durch enge Schächte und viele Stufen in die Grabkammer des Pharao Cheops, etwa in der Mitte des Bauwerks. Diese ist ein großer halbdunkler Raum mit den Überresten eines steinernen Sarkophags. Es war ein eigenartig ergreifendes Gefühl in diesem den Pharaonen und ihren Untertanen als heilig geltenden Raum zu stehen. Ich fühlte mich als Eindringling, der die vor mehr als zirka viertausend Jahren geplante und erhoffte ewige Ruhe des Pharao aus Neugierde störte. Allerdings galt nicht allen damaligen Untertanen dieser Ort als heilig. Ohne Rücksicht auf das Sanktum des Raumes wurde dieser bereits im Altertum geplündert. Entfernt ist auch die Mumie des Pharao Cheops.

Die Pyramiden des Chephren und Mykerinos wurden nach der großen Pyramide gebaut. Sie sind geringfügig kleiner als erstere. Die drei Pyramiden bilden das letzte noch erhaltene Weltwunder der Antike. Unweit davon entfernt stehen sehr viel kleinere so genannte Nebenpyramiden, in denen Königinnen beigesetzt wurden.

In direkter Nähe zu den Pyramiden ragt die Sphinx aus dem Wüstensand. Sie besteht aus einem liegenden Löwenkörper mit einem Menschenkopf, der die typische Kopfbedeckung der Pharaonen trägt. Die Sphinx wurde zirka 2.700 vor Chr. errichtet. Von manchen Wissenschaftlern wird angenommen, dass sie als Wächter über die Pyramiden geschaffen wurde. Mit ihrer Höhe von zwanzig Meter blickt sie majestätisch über den Besucher hinweg. Ihr Blick ist nach Osten gerichtet zum Nil, der Lebensader Ägyptens und zur aufgehenden Sonne, der obersten Gottheit der Pharaonenreiche. Angeblich war Napoleon während seines Ägyptenfeldzugs derartig von ihr beeindruckt, dass er seinen Militärs zurief: „Soldaten, vierzig Jahrhunderte blicken auf euch herab!“

In Gizeh bin ich zum ersten Mal auf ein Kamel gestiegen. Zum Glück hat der Besitzer des Tieres mich festgehalten, denn ich war auf die starken Schwankungen, ausgelöst durch den ruckartigen Gang des Tieres, nicht vorbereitet und konnte mich nur mit Mühe auf seinem Rücken halten.

Wieder zurück in Alexandrien habe ich noch lange über unseren gemeinsamen Besuch in Kairo und über die dort gewonnenen einzigartigen Eindrücke und Erlebnisse nachgedacht.

Zu dieser Zeit begann Hussein sein Studium zum Facharzt der Inneren Medizin. Deshalb studierte er nachts oft bis ein Uhr mit einem Kollegen im Hospital. Einmal habe ich meinen Wecker auf ein Uhr gestellt und als er gegen diese Zeit im Hof zu seinem Auto ging, habe ich ihm von meinem Schlafzimmer aus der dritten Etage zugewinkt. Er war vollkommen überrascht und sehr erfreut. Ich kam mir vor wie Rapunzel ohne langes Haar zum Hochklettern. Doch eine derartige Leiter hätte in unserem Fall nur Schlimmes nach sich gezogen. Es wäre nämlich ordnungstechnisch absolut undenkbar gewesen, dass Hussein jemals in meine Wohnung hätte kommen können.

Einige Zeit nach unserem gemeinsamen Besuch in Kairo war ich an einem religiösen Festtag wieder in der Stadt. Scharen von armen Eltern waren mit ihren vielen Kindern und Verwandten unterwegs. Es herrschte Feierstimmung. Alle waren froh und ausgelassen. Auf dem Nil beobachtete ich ein lebhaftes Treiben. Die Familien, die Mutter im schwarzen Heschad (schwarzen Umwurf), der Vater in der Galabeja (langes weißes Kleid) mit weißem Käppi, die Jungen mit offensichtlich neuen Schlafanzügen (westliche Arten von Anzügen sind viel zu teuer und auch zu warm), und die Mädchen in neuen bunten Kleidern hatten sich Boote gemietet, in denen sie sich rudern ließen. Essen und Trinken hatten sie in ihren großen Körben mitgebracht. So konnten sie ein Picknick auf dem Nil genießen. Als ich vom Ufer aus dem bunten Treiben fasziniert zusah, forderte mich ein Bootsinhaber auf von ihm ein Boot zu mieten. Ich war, angesteckt von all der Heiterkeit, schnell dabei und er schipperte mich den Nil entlang vorbei an vielen anderen Booten mit fröhlichen Familien. Sie grüßten mich und riefen mir Freundlichkeiten zu. Ich fühlte mich in ihre lebenslustige Stimmung miteinbezogen und dazugehörig. Die Mutter einer großen Familie reichte mir mit freundlichen aufmunternden Worten einen wenig sauberen Plastikbecher mit Saft herüber. Ich unterdrückte meine unwillkürliche Reaktion, verursacht durch jahrelang praktizierte pflegerische Hygiene, nahm den Becher, trank die Flüssigkeit und bedankte mich vielmals. Ich war gerührt von so viel Mitgefühl und Herzlichkeit. In dieser Geste seitens der offensichtlich ärmlichen einheimischen Familie kam die ganze traditionelle Gastfreundschaft dieser ägyptischen Menschen zum Ausdruck. Eine Verweigerung meinerseits wäre eine unverzeihliche Beleidigung für sie gewesen.

Das Ägyptische Museum in Kairo ist weltweit das größte Museum für ägyptische Kunst. Es liegt in der Innenstadt von Kairo nahe am Nil und wurde im Jahre 1900 im neo-klassizistischen Stil erbaut. Das Museum beherbergt einhundertzwanzigtausend Artefakte aus verschiedenen Epochen der Pharaonenzeit, die nach den Fundjahren geordnet sind. In den langen Gängen und Hallen sind neben zahlreichen Gruppierungen von Schmuckstücken überlebensgroße Granitstatuen von Pharaonen und ihren Königinnen, großflächige bunte Reliefs, bedeutende Papyri, Grabausstattungen und Grabbeigaben, kunstvoll gearbeitete und größtenteils vergoldete Objekte des täglichen Lebens zu sehen. Besonders faszinierend waren für mich die zahlreichen Mumien im Mumienraum. Bei vielen von ihnen sind bis heute Haare und Nägel erhalten. Ihre Haut ist wie dünnes braunes Leder über die Knochen gespannt. Einzelne haben große Schädelverletzungen. Wenige weisen ein zirka fünf Cent großes Loch an der Schläfenseite des Schädels auf, was möglicherweise von einer Trepanation (neurochirurgische Operation) herrührt. Es wurden chirurgische Instrumente gefunden, die den Schluss zulassen, dass diese Art von Operationen durchgeführt wurde.

Mein Besuch im ägyptischen Museum war in der Zeit vor dem heutigen Massentourismus (1962). So kam es, dass ich in den großen Hallen und langen Korridoren größtenteils allein war und die tausende Jahre alten Gegenstände, viele Statuen, sowie die großflächigen, bunt bemalten und mit Hieroglyphen beschrifteten Wände bewundern konnte. Nachdem ich mich vorab mit der Literatur über ägyptische Kunst eingehend beschäftigt hatte, waren mir bestimmte, herausragende Exponate aus verschiedenen Dynastien, besonders jedoch die Prachtstücke aus dem Grabkammerkomplex von Tutanchamun von Abbildungen her vertraut. Dieser Pharao war damals der Weltöffentlichkeit völlig unbekannt. Außerdem gab es zu der Zeit so gut wie keinen Vandalismus, so dass ich ohne störende Schutzvorrichtung ganz nahe an die Objekte herangehen konnte. Die eintausendsiebenhundert Gegenstände aus dem Grab von Tutanchamun nehmen eine ganze Etage im Museum ein. Die restlichen eintausendachthundert sind in den Magazinen von Kairo und Luxor. Es handelt sich um eine unglaubliche Ansammlung von außerordentlich kunstvoll gearbeiteten Objekten, die dem Pharao in der Unterwelt sowohl privat als auch zeremoniell dienen sollten. Da waren beispielsweise aus Palmenstroh gearbeitete Sandalen, eine aus Zedern- und Ebenholz gefertigte mit vergoldeten Hieroglyphen eingelegte Kommode, ein zusammenklappbares Feldbett, sowie zahlreiche aus Holz geschnitzte vergoldete Statuen von Tutanchamun, ein vergoldeter mit Buntglas und Halbedelsteinen eingelegter Thronsessel, ein aus Alabaster geschnitztes und bemaltes Sonnenboot und die kunstvoll gearbeiteten vergoldeten Insignien der Macht: das Szepter und die Peitsche.

Ein unvorstellbarer Höhepunkt war der Anblick der lebensgroßen Totenmaske von Tutanchamun. Diese aus purem Gold mit Lapislazuli und bunter Glaspaste gefertigte lebendig wirkende Maske des jugendlichen Pharao hat eine beinahe spürbare metaphysische Aura. Ich stand ihr aus nächster Nähe lange gegenüber. Es war vollkommen still um mich herum und ich konnte mich auf ihre überwältigende Perfektion und Schönheit voll konzentrieren. Plötzlich liefen mir die Tränen über die Wangen. Ich ließ ihnen freien Lauf.

7.7

Gedanken zum Islam

Ich beobachtete allenthalben, dass die Religion ein ganz selbstverständlich gelebter Teil des täglichen Lebens für die Menschen war, die mich umgaben. Dadurch wurde mein Interesse für die Grundlagen des Islam geweckt. Ich habe mich näher damit beschäftigt und dabei frappierende Ähnlichkeiten zwischen dem Islam und dem Christentum festgestellt.

Die fünf Säulen des Islam sind:

1. Der Glaube an Allah

Allah ist der Größte, der Einzige.

Der Christ betet: „Ich glaube an den einen Gott."

2. Das tägliche Gebet

Im Glauben an Allah sind täglich fünfmal Gebete zu verrichten.Vor dem Gebet sollen sich die Betenden, Augen, Ohren, Gesicht, Hände und Füße waschen. Wenn beispielsweise, in der Wüste kein Wasser vorhanden ist, reicht eine Abreibung mit Sand.

Dieses Gebot erinnert mich an das katholische Gebet: „Der Herr verzeihe dir, was du gesündigt hast durch Augen, Ohren, Hände oder Füße."

3. Das Fasten

Die Gläubigen sollen im Fastenmonat Ramadan fasten, damit sie sich in die Mitmenschen einfühlen können, die aufgrund von Mittellosigkeit hungern.

Im Christentum fasten die Gläubigen in der Fastenzeit aus Gründen der inneren Läuterung.

4. Das Almosengeben

Die Muslime werden aufgefordert regelmäßig von ihrem Besitz einen bestimmten Anteil an die Armen abzugeben.

Die Christen gaben früher ein Zehntel ihres Besitzes an die Gemeinschaft. Sie spenden heute für die Armen im In- und Ausland.

5. Die Haddsch

Jeder volljährige Gläubige, ob Mann oder Frau, dem es finanziell möglich ist, soll einmal im Leben die Haddsch, die Pilgerreise nach Mekka machen.

Für manche Katholiken ist es bis heute das größte Erlebnis einmal Rom zu sehen.

Hekmat, meine liebenswerte Köchin, hat die Pilgerreise nach Mekka gemacht. Sie war sehr glücklich darüber und strahlte noch monatelang nach ihrer Rückkehr Ausgeglichenheit und Zufriedenheit aus. Sie trug jetzt den Ehrentitel Häddsch.

Was das heilige Buch der Muslime, den Koran betrifft, erinnern zahlreiche Passagen an die christliche Bibel. Beispielsweise wird den Gläubigen der Glaube an Gott und die Anerkennung seines Propheten Mohamed in den einzelnen Suren eindringlich auferlegt. Allah ist der einzige Gott. Es gibt keine Götzen neben ihm. Mohamed ist sein Prophet, beauftragt von Allah die gute Kunde den Menschen zu bringen. Sie sollen auf ihn hören. Alles auf Erden geschieht im Namen Allahs, des Gnädigen und Barmherzigen. Er ist es, der die Erde, die Menschen und alle Tiere paarweise erschaffen hat (Sure 43).

Die uneinsichtigen Frevler werden in der Hölle brennen. Die Gläubigen werden in der Ewigkeit in herrlichen Gärten im Angesicht Gottes weilen.

In einigen Suren werden Maria und Jesus, Sohn der Maria, aufgeführt. So heißt es in Sure 3/46: „Wie die Engel sprachen: O Maria, Allah gibt dir frohe Kunde durch ein Wort von Ihm: sein Name soll sein der Messias, Jesus, Sohn Marias, geehrt in dieser und in jener Welt, einer der Gott nahen." Und in Sure 4/172 heißt es: „Der Messias, Jesus, Sohn der Maria, war ein Gesandter Allahs und eine frohe Botschaft von Ihm, die er niedersandte zu Maria und eine Gnade von Ihm."

Außerdem wird in fürsorglicher Weise der Frauen und Waisen gedacht, indem detaillierte Vorgehensweisen bei der Verteilung von Erbschaften vorgegeben sind. Ähnliche, die Frauen schützende Regeln werden für die Scheidung bzw. einer Wiederversöhnung festgelegt.

Nach meiner Lektüre des Korans begann ich das im Einklang mit ihrem Glauben stehende Leben und Handeln der Menschen zu verstehen und es erschien mir nicht mehr fremdartig, sondern als natürlicher Teil ihres Wesens.

7.8

Shirley

Nachdem ich ungefähr ein Jahr am Hospital gewesen war, rief mich Ibrahim Bey, der Administrator des Hospitals, zu sich und eröffnete mir, dass in Kürze eine junge englische Radiotherapeutin eintreffen würde. Er meinte deshalb, dass es für uns beide gut wäre, wenn sie zu mir in mein Apartment mit einziehen würde. Ich überlegte blitzschnell, wie ich hier gegensteuern könnte. Denn nachdem ich bisher ein Jahr die Vorteile einer Einzelwohnung und vor allem eines Einzelschlafzimmers genossen hatte, wollte ich auf keinen Fall wieder zurück zu den Einschränkungen einer Doppelbelegung. Ich erklärte ihm deshalb, dass dies aus meiner Sicht kein gutes Arrangement sei, da aus den Unterlagen der erwarteten professionellen Person hervorging, dass sie einen gehobenen Lebensstandard praktiziert und deshalb sicher nicht das Schlafzimmer mit mir teilen möchte. Diese Maßnahme wäre ein denkbar schlechter Start für sie am Hospital. Er ließ sich von meiner Argumentation überzeugen und fand eine Wohnung für die Neue in einem benachbarten zum Hospital gehörenden Krankenhaus. Von dort pendelte sie täglich zu ihrer Arbeitsstelle in die Bestrahlungsabteilung des Universitäts-Hospitals.

Bald nach ihrem Dienstbeginn traf ich die Neue, neben mir die zweite Ausländerin am Hospital. Sie hieß Shirley, war wenige Jahre jünger als ich, mittelgroß, blond, schlank, für jeden Spaß aufgeschlossen und immer für ein Abenteuer zu haben. Wir wurden schnell gute Freunde, haben vieles gemeinsam unternommen und ungewöhnliche Situationen zusammen erlebt. Als ich ihr nach einiger Zeit die Geschichte mit der Wohnung erzählte, lachte sie und war völlig meiner Meinung. Sie liebte die mit ihrer Wohnung verbundene Freiheit im benachbarten Krankenhaus, wo sie nach Belieben kommen und gehen konnte, ohne dass jemand darauf achtete. Sie hatte auch bald einen männlichen Begleiter. Er hieß Monsur, war armenischer Herkunft, groß, blond, mit blauen Augen, ein Gynäkologe. Schon allein deshalb war ein ungehindertes Kommen und Gehen für sie von Bedeutung.

Bei mir war das Kommen und Gehen etwas anders gelagert. Ich musste im Personalgebäude in die zweite Etage um in meine Wohnung zu kommen. Dabei musste ich eine zwischen der ersten und zweiten Etage gelegene Tür passieren, die um zweiundzwanzig Uhr abgesperrt wurde und für die ich einen Schlüssel hatte. Als ich eines Nachts gegen dreiundzwanzig Uhr aufschließen wollte, sperrte mein

Schlüssel die Tür nicht auf. Ich musste einen diensthabenden Arzt rufen lassen, der mir aufschloss. Das war mir peinlich. Er hatte keine Antwort auf meine Frage nach dem Grund der neuen Prozedur. Ich konnte lediglich vermuten, dass es bei den in der ersten Etage wohnenden einheimischen Schwestern Aufpasser gab, denen im Gegensatz zu ihren eingeschränkten Passierstunden mein freizügiger Ein- und Ausgang missfiel und die sich darüber beschwert hatten. Daraufhin wurde das Türschloss ausgewechselt ohne mich darüber zu informieren. Gleich am nächsten Tag wurde ich beim Chefarzt des Hospitals, Dr. Mutini mit den schwarzen Brillengläsern, vorstellig, berichtete über den Vorfall und bat um einen neuen Schlüssel. Er war dieser Bitte überhaupt nicht zugänglich, denn von nun an müsste ich genau wie die einheimischen Schwestern im Sommer um zweiundzwanzig Uhr und im Winter um einundzwanzig Uhr zuhause sein. Seine fadenscheinigen Begründungen dieser neuen Regel, wie etwa meine Sicherheit, bestärkten meine Vermutung von Aufpassern. Völlig überzeugt davon war ich, als er sagte: „Sie sind nicht anders als unsere Schwestern." Darauf wurde ich etwas heftig und erwiderte ihm gereizt: „Mit Verlaub, ich bin nicht wie ihre Schwestern!" Er war unnachgiebig und ich ging wütend in meine Wohnung zurück. Aber bereits unterwegs reifte mein Plan. Die beiden angehenden Augenärztinnen auf meiner Etage hatten nachts Bereitschaftsdienst und demzufolge einen Schlüssel für diese Tür. Ich ging also zu Farida, lieh mir ihren Schlüssel aus und ließ eine Kopie davon machen. Ich denke, die Aufpasser staunten nicht schlecht, als sie mich wie vordem mit meinem eigenen Schlüssel beobachteten. Es dauerte auch nicht lange, bis das Türschloss erneut ausgetauscht wurde. Ich wiederholte ganz schnell das bewährte Umgehungsmanöver. Daraufhin wurde das Schloss nicht wieder verändert.

Zu Anfang ihrer Tätigkeit am Hospital konnte ich Shirley viele Tipps für ihre Verhaltensweise und den Umgang mit der Administration des Hospitals geben. Sie sollte meine anfangs gemachten Fehler nicht wiederholen. In unserer Freizeit gingen wir öfters durch den Bazar und erhandelten handgefertigte Holzkästchen mit kunstvollen Intarsien aus Elfenbein und Perlmutt, Metallteller mit Kupfereinlagen oder Tonvasen, die allerdings das Wasser nicht hielten.

In den Juwelierläden fanden wir kunstvoll gearbeitete Ringe und Broschen aus Rotgold. Oft verbrachten wir Stunden in einem alt eingesessenen renommierten Cafe und betrachteten das Verhalten des offensichtlich der Oberschicht angehörenden Klientel. An vielen Nachmittagen fuhren wir im Bus die Küstenstraße entlang zum Strand in Montazah. Wir hatten von einer netten libanesischen Dame den Schlüssel zu ihrer luxuriösen Strandkabine bekommen. Hier brauten wir Wassergläser voll starken arabischen Kaffee und aßen mit Zitrone beträufelte Gauavafrüchte. Wir liefen am Strand entlang oder legten uns in die Sonne.

Einmal besuchten wir den nahe gelegenen Montazah Palast. Der im neoarabischen Stil erbaute Palast mit herrlichem Blick aufs Meer und der umliegende große Park dienten einst als Sommerdomizil für König Faruk (1936–1952). Heute wird die Anlage von den jeweiligen Regierungschefs, speziell bei ausländischen

Staatsbesuchen, genutzt. Im gepflegten Park erfreuen farbenfrohe Blumenbeete und ein Wald von sehr fruchtbaren Dattelpalmen die Besucher.

7.9

El Alamein

An einem warmen Sommertag fuhren Shirley, Monsur, Hussein, einige Freunde und ich in zwei Autos zum zirka einhundert Kilometer von Alexandria entfernten El Alamein am Mittelmeer. Das Meer zeigte herrliche Farbschattierungen von leicht rosa, hellblau und hellgrün bis zu einem tiefen Blau. Wir liefen im weißen puderweichen Sand für lange Zeit am Meer entlang ohne jemand zu begegnen. Landeinwärts ist die Wüstenlandschaft total flach mit wenigen niedrigen Dornenbüschen. In dieser Umgebung wüteten im zweiten Weltkrieg die Kämpfe von Deutschen und Italienern gegen die Briten. Zeugen dafür sind die vielen tausende von Gefallenen der hier angesiedelten drei Kriegergedenkstätten. Die deutsche Gedenkstätte ist ein zwölf Meter hoher achteckiger Bau aus rötlich-braunen Kalksteinquadern. Im Innenhof befindet sich ein Rondell mit einem zwölf Meter hohen Basalt Obelisk. Um das Rondell führt ein Bogengang. Zwischen Bogengang und Außenmauer sind Nischen mit darunter liegenden Gruftkammern, in denen die 4.280 deutschen Gefallenen beerdigt sind. Über den Gruftkammern stehen in den Nischen jeweils Sarkophage mit den Namen deutscher Bundesländer. Auf den darüber an der Wand angebrachten Metalltafeln sind die Namen der Gefallenen aufgelistet.

Die italienische Gedenkstätte ist ein weißer achteckiger Marmorturm. Im Innern ist eine Galerie mit einem Altar. 4.600 Gefallene sind in individuellen Urnengräbern in den Wänden bestattet, an denen jeweils ihre Namen angebracht sind.

Auf dem zwanzig Hektar großen britischen Soldatenfriedhof liegen 7.367 Gefallene des Commonwealth begraben. Auf schlichten weißen Holzkreuzen (seither durch Grabsteine ersetzt) stehen die Namen, Alter (meist zwischen neunzehn und fünfundzwanzig Jahren) und Herkunftsland der einzelnen, wie beispielsweise neben Briten auch Neuseeländer, Australier, Kanadier und Inder.

Wo die deutsche und italienische Gefallenen-Gedenkstätten so etwas wie einen musealen Charakter tragen und einen irgendwie kunstorientierten Eindruck hinterlassen, hämmern die Tausende und Abertausende von schlichten weißen Holzkreuzen in der Unendlichkeit der staubigen Wüste den Wahnsinn dieses Krieges nachdrücklich ins Gedächtnis.

Auf dem Heimweg lagen plötzlich große Steinblöcke quer über der Straße, sodass unsere Autos anhalten mussten. Es herrschte eine angespannte Stimmung in der Gruppe. Die Männer stiegen aus und entfernten mit Mühe die Hindernisse. Es ging weiter. Erst nach mehreren Kilometern des Aufatmens erklärte Hussein Shirley und mir, dass wahrscheinlich in der Nähe versteckte Beduinen die Verursacher waren, und uns nur deshalb nicht ausraubten, weil aus den Autos zu viele kräftige Männer ausstiegen und die Steine beseitigten.

7.10

In der Wüste

Als Shirley, Monsur, Hussein und ich eine Einladung in ein Wochenendhaus zirka dreißig Kilometer von Alexandrien entfernt in der Wüste bekamen, sollte die besondere Attraktion dort ein Feigenessen sein. Ich winkte ab und meinte, dass ich die unerträglich süßen ausgetrockneten Dinger so gar nicht mochte. Alle lachten und erklärten mir, dass es sich um frische Feigen von den Bäumen handelte. Jetzt war ich neugierig. Und in der Tat, frische, reife Feigen direkt vom Baum sind eine kulinarische Köstlichkeit. An diesem Tag habe ich zu meiner Überraschung auch gelernt, dass im puren Sand bei ausreichender Bewässerung neben Feigen und Dattelpalmen auch verschiedene Gemüse prächtig gedeihen. Ein Windrad brachte Wasser aus der Tiefe in ein Staubecken. Von dort wurde es den Gurken-, Tomaten- und Bohnenpflanzen regelmäßig mit Erfolg zugeleitet.

In geringer Entfernung des Anwesens wohnte eine Gruppe von Beduinen in ihren Zelten. Wir besuchten sie nach Sonnenuntergang. „Salam alekum, der Friede sei mit euch." Sie erwiderten: „Alekum salam." Sie luden uns selbstverständlich zum Tee ein, wofür die Frauen das Wasser von weit her tragen. Lebendiges Zeugnis der allseits praktizierten arabischen Gastfreundschaft. Wir saßen mit ihnen im Sand vor ihren Zelten. Der Himmel war übersät mit tausenden glitzernder Sterne. Sie waren viel größer und heller als anderswo und schienen zum Greifen nahe. Ein staunendes Schweigen lag über unserer Gruppe.

7.11

Abu Simbel und andere pharaonische Monumente

Hussein und sechs seiner Freunde luden Shirley und mich ein mit ihnen eine Tour zum Felsentempel von Abu Simbel zu machen. Natürlich waren wir gleich Feuer und Flamme. Die Idee war, dass wir mit dem Zug von Alexandrien nach Assuan und von dort mit einer Art Nilfrachter nach Abu Simbel schippern würden. In der Nähe des Tempels böte sich die Gelegenheit in der Wüste zu kampieren. Diese Idee erforderte einige Vorbereitungen.

Die gute Hekmat brachte mir drei Decken, die ich der Länge nach doppelt faltete und so zunähte, dass oben eine Öffnung zum Einstieg blieb. So hatten Shirley, Hussein und ich jeweils einen Schlafsack. Auf zwei große Rucksäcke verteilte ich Konservendosen, Nudeln mit einem großen Kochtopf, Brot, Obst und Tee. Schnell waren sie prall gefüllt. Shirley lachte lauthals, als ich mir probeweise einen auflud und das Gewicht mich dabei gleich in die Knie zwang. Wir übten und konnten sie letztendlich auch tragen. Ich machte Shirley darauf aufmerksam, dass die Männer uns zwei Ausländerinnen nicht ohne Grund auf diese Tour eingeladen hatten. Sie wussten, dass den einheimischen jungen Frauen eine derartige Reise zu beschwerlich und sie für die Männer eine Last sein würden. Das hieß deshalb für uns beide, dass wir stark und allzeit selbständig sein mussten. Shirley war absolut meiner Meinung.

Am festgelegten Tag traf sich unsere Gruppe am Bahnhof von Alexandrien. Die Männer hatten kleinere Rucksäcke als wir, Zelte und andere Campingausrüstung. Es vergingen keine fünf Minuten, bis einer der Männer auf Shirley zukam und ihr den schweren Rucksack im Austausch für seinen leichteren abnahm. Soviel für unsere Absprache über unser Starksein. Es war wohl meinem Gesichtsausdruck abzulesen, dass ich meinen Rucksack keinesfalls abzugeben gedachte. Ich war also die starke Frau in der Gruppe.

In Kairo mussten wir in den Zug nach Assuan umsteigen. Der Bahnsteig wimmelte von Menschen mit ihren großen Körben voll Esswaren, Kleintierkäfigen und Kindern. Als der Zug einfuhr, begann ein Rennen und Schieben, ein Schreien und Lärmen, weil alle versuchten, einen Platz in diesem Zug zu ergattern. Zwei Männer aus unserer Gruppe stiegen durch ein Fenster ein und sicherten so ein Abteil für uns alle. Gut, dass wir Taschenlampen dabei hatten, denn im Abteil gab es kein Licht. Wir haben die ganze Nacht hindurch gängige Schlager gesungen, bis wir nach fünfzehn Stunden Fahrt in Assuan ankamen.

Am nächsten Tag besuchten wir die Baustelle des Assuan Damms. Dreißigtausend ägyptische Arbeiter und fünftausend russische Spezialisten arbeiteten (1964) rund um die Uhr an seiner Fertigstellung. Die Tunnel waren gigantisch, der Lärm ohrenbetäubend und die riesigen Lastwagen höchst gefährlich für uns einzelne Fußgänger im Schlamm. Der Damm wurde 1971 fertig und hält 135.169 Milliarden Kubikmeter Wasser. Ägypten setzte große Erwartungen in den erweiterten gleichmäßigen Fluss des Nilwassers für die Ernährung seiner jährlich um eine Million wachsenden Bevölkerung.

Am Tag darauf gingen wir auf ein sehr altes Schiff, das gemächlich Nil aufwärts nach Abu Simbel und weiter in den Sudan schipperte. Zu beiden Seiten des Flusses sahen wir Palmenhaine und fernab in der sandigen Landschaft pyramidenartige rot-braun schimmernde Granitberge. Hin und wieder streckten Palmen ihre Gipfel aus dem Wasser. Sie sind die Reste von Nilinseln, die durch den Bau eines früheren kleinen Damms untergingen. An Bord gab es wenige Kabinen und eine Küche, aus der die Kabinenpassagiere versorgt wurden. Wir schliefen, wie viele andere Reisende auch, auf Deck und konnten so die von mir hergestellten Schlafsäcke gut gebrauchen. Es gab kein Wasser und keine Kochgelegenheit an Deck. Vor dem Einschlafen meinte Shirley: „Ich könnte jetzt eine Tasse Tee mit Gusto trinken." Ich sagte ihr: „Du bist wieder typisch englisch. Wo soll die denn herkommen?" Wenig später stand sie mit einer von daheim mitgebrachten Wärmflasche voll heißen Wassers vor mir. Sie hatte den Koch bezirzt und so kochendes Wasser ergattert. Jetzt gab es Tee.

Vergleichsweise schwieriger war es eine brauchbare Toilette zu finden. Shirley und ich machten uns auf die Suche. Schließlich fanden wir die übliche Vorrichtung mit der Öffnung im Boden. Allerdings waren rings um die Öffnung so viele Exkremente platziert, dass wir uns unmöglich darüber stellen konnten. Total angeekelt fragten wir uns, was nun? Da erspähten wir die wenigen Kabinen und setzten darin einen bestimmten Komfort voraus. Gleich an der ersten Tür wurde unser Anklopfen von einer netten Dame aus dem Libanon beantwortet. Sie verstand unsere Not sofort und lud uns ein, wann immer nötig, wieder zu kommen. Wir waren gerettet.

Die anderen Mitreisenden auf Deck waren hauptsächlich Schwarzafrikaner aus dem Sudan, die in Ägypten arbeiteten und ihre Familien besuchten. Sie hatten ihre Habe in großen Säcken bei sich und vertrieben sich die Zeit mit Kartenspielen. Neben unserer Gruppe saß eine Großfamilie vom Persischen Golf. Die älteren Söhne breiteten Teppiche aus, auf denen die Familie schlief. Den Platz ihrer Gruppe haben sie mit Säcken und Koffern „eingezäunt." Sie hatten viele Haushaltsgegenstände dabei einschließlich eines Samowars. Die junge Mutter hielt einen Säugling im Arm, den sie vor ein paar Tagen in Kairo geboren hatte. Neben ihr saß ihr alter patriarchalisch aussehender Ehemann. Neugierig beobachteten wir seine Morgentoilette. Das vorsichtige Rasieren um den weißen Bart, das Eincremen, Pudern und Augenbrauenzupfen wollte kein Ende nehmen. Nach dieser Prozedur betete er in Richtung Mekka. Ermüdet von diesen Anstrengungen rollte er sich in eine Decke und schlief bis zu unserer Ankunft in Abu Simbel.

Bereits vom Schiff aus sahen wir am Westufer des Nil die beiden in den Felsen gehauenen Tempel von Abu Simbel, zuerst den kleineren der Königin Nefertari und dann den großen von Ramses II. Wir waren die einzigen Personen, die an dieser Anlegestelle das Schiff verließen. Vor dem Tempel und teilweise im seichten Flusswasser waren deutsche Vermesser bei der Arbeit in Vorbereitung der späteren Umsetzung der Bauten von ihrer originären Stelle hinauf auf den Felsen. Wir schulterten unsere Rucksäcke und anderes Gepäck und gingen im knöcheltiefen heißen Sand und bei sengender Hitze am Nilufer entlang zirka vierzig Minuten flussaufwärts, bis wir eine Landzunge erreichten. Hier errichteten die Männer drei Zelte, zwei große für sie selbst und ein kleines für Shirley und mich. Wir zwei waren beschäftigt mit der Aufteilung unserer Esswaren auf die kommenden drei Tage unseres Aufenthalts. Ein bald darauf einsetzender Sandsturm machte dieser hauswirtschaftlichen Organisation ein jähes Ende. Wir mussten uns beeilen wenigstens die meisten Vorräte durch Hineinwerfen in die Zelte zu retten. Einige Männer setzten ihre mitgebrachte Axt in Schwung, beschafften Zweige von den ufernahen Bäumen und machten Feuer. Shirley und ich holten Wasser aus dem Nil und machten Tee und Kaffee für alle.

Nach Sonnenuntergang ausgestattet mit großen Taschenlampen gingen wir begleitet von einem kalt glänzenden Vollmond zum großen Tempel von Abu Simbel. Dieser Tempel, erbaut vom Pharao Ramses II (1279–1213 vor Chr.) ist dreißig Meter hoch. Die vier am Eingang sitzenden Kolossalstatuen sind jeweils zweiundzwanzig Meter hoch und stellen sämtlich Ramses II dar. Kleine Statuen zwischen den Kolossen verkörpern Familienmitglieder. Der Kopf einer der sitzenden Statuen ist im Laufe der Zeit abgestürzt. Wissenschaftler vermuten Erdbeben als Ursache. Auf dem oberen Abschluss der Fassade sind eine Reihe so genannter „heiliger Affen“ versteinert. An beiden Wänden vor dem Eingang wird Ramses II als Kriegsherr und Sieger verherrlicht, indem jeweils Reihen von knienden gefangenen Syrer, Nubier und Libyer mit Stricken um den Hals dargestellt werden.

Wir konnten ungehindert eintreten. Es gab kein Tor, keine Wache. Die Umgebung war totenstill. Der gesamte Bau ist sechzig Meter tief in den Felsen gehauen und birgt vierzehn unterschiedlich große Hallen. In der ersten dreischiffigen Halle mit zweimal vier Statuenpfeilern, geschmückt mit der Königsfigur und den lebensgroßen farbigen Reliefs von Göttern, erzeugte der an ihnen auf- und abgleitende Lichtkegel unserer Taschenlampen eine gespenstische Atmosphäre. Die in der Antike an den Reliefs verwendeten Farben sind bis heute erhalten geblieben. Nach der großen Eingangshalle folgen mehrere kleinere Säle mit den Göttern Ptah, Amun und Horus sowie Kampfszenen von Ramses II gegen die Hethiter, und Opferdarbietungen vor reich mit Gaben aufgetürmten Opferaltären. Im letzten Raum, dem Sanktuar, steht von Göttern umgeben eine Granitstele, auf der in Miniatur das Sonnenboot des Gottes Amun Re aufbewahrt wurde, stets bereit den täglich aus dem Nil aufsteigenden Sonnengott zu empfangen. Hier standen wir nach dreitausendfünfhundert Jahren auf einem für die damaligen Menschen heiligen Boden. Welch ein außerordentliches Privileg!

Nachts wurde es in unserem Zelt empfindlich kalt. Shirley und ich zogen unsere Pullover an den Beinen an. Die Schuhe behielten wir an, damit uns morgens darin kein Skorpion überraschen konnte. Am nächsten Morgen waren wir vor Sonnenaufgang am Hügel über dem Tempel. Es war ein grandioses Schauspiel den immensen Feuerball am Ostufer des Nil majestätisch emporsteigen zu sehen. Der Fluss funkelte wie flüssiges Gold. Der Tempel wurde von strahlendem Sonnenlicht umspielt und die religiöse Idee der alten Ägypter: „Der Sonnengott nimmt täglich Besitz von seinem Heiligtum", war leicht nachvollziehbar.

Am kleineren Tempel der Königin Nefertari stehen zu beiden Seiten des Eingangs jeweils drei zehn Meter hohe Statuen von ihr und Ramses II und der Göttin Hathor. Die Tiefe des Tempels ist einundzwanzig Meter. Auch hier sind mehrere Hallen mit Götterstatuen in gleicher Ausführung wie im großen Tempel. Die Reliefs zeigen Krönungsszenen und den Schutz der Nefertari durch Göttinnen der Liebe und Fruchtbarkeit. Wo im großen Tempel Macht, Herrschertum und Kriegserfolge demonstriert werden, ist dieser Tempel gekennzeichnet von Schönheit und Anmut.

Wir saßen viel auf dem warmen Sand unweit des Nilufers. Der Fluss war unser Badezimmer und unsere Trinkwasserquelle. Es gelang mir auf unserer primitiven Feuerstätte einen großen Topf Nudeln für alle zu kochen. Zum Glück sahen wir keine Schlangen, Skorpione oder Krokodile. Weit verbreitet sind hier die geduldigen und leicht lenkbaren Esel, die stundenlang ruhig unter einer Palme stehend auf ihren Besitzer warten oder mit ihm weite Strecken über Sanddünen zurücklegen. Im Gegensatz zu den Sonnenaufgängen, die das Wasser des Nil unwirklich glitzern und funkeln lassen, treiben die Sonnenuntergänge ihr spektakuläres Spiel mit dem Wüstensand, indem sie weite Flächen wie in Gold getaucht verwandeln. Wehmütig verabschiedeten wir uns von dieser uns liebgewordenen paradiesischen Landschaft. Und das nicht zuletzt auch deshalb weil uns bekannt war, dass die Tempel aus ihrer originären Einbettung in den Felsen herausgenommen und oben auf dem Felsen wieder errichtet werden würden, und dass nach Fertigstellung des Assuan Damms diese Landschaft zum Untergang in den Fluten des Nil bestimmt war.

Nach einer erneuten Nacht auf Deck eines Nilschiffes und einer Zugfahrt von neuneinhalb Stunden für zweihundertzwanzig Kilometer erreichten wir Luxor. Die Stadt wurde 1.400 vor Chr. gegründet und hieß damals Theben. Auch der Tempel von Luxor wurde von Ramses II erbaut und von seinen Nachfolgern verändert. Auf dem Vorplatz steht einer der zwei ehemals hier aufgestellten fünfundzwanzig Meter hohen Obelisken aus vierundzwanzig Meter hohe Eingangstor mit einhundert Meter langen Kolonnadengang. Auch der Name des jungen Pharao Tutanchamun ist in dieser Säulenhalle eingemeißelt. Allerdings wurde er nach damaliger gängiger Praxis von seinem starken Nachfolger General Horemheb überschrieben. Besonders interessant sind in diesem Tempel die Kapitelle der hunderten von Säulen, die zum Teil offene und zum Teil geschlossene Blüten der im Nil beheimateten Papyruspflanze darstellen.

Unweit von Luxor ist das Tal der Könige, eine Nekropole der Stadt Theben. Das Tal liegt am Rande der Wüste und wird von Bergen gesäumt. Die Welt wurde auf das Tal aufmerksam, nachdem Howard Carter 1922 das größtenteils unversehrte Grab von Tutanchamun mit seinen zahlreichen wundervollen Schätzen fand, die heute im Ägyptischen Museum in Kairo zu bewundern sind.

Die Gräber von bedeutenden Pharaonen wie beispielsweise Seti I oder Ramses II sind Paläste unter der Erde. Unendlich lange Treppen führen in die Tiefe hindurch durch unterschiedlich große Hallen und Korridore. Die Wände entlang der Treppen und in den Hallen sind über und über mit Fresken in starken rot, gelb und blauen Farben verziert. Eine herausragende Rolle nimmt dabei der heilige Stier Apis ein, der in Lebensgröße wiederholt an den Wänden prangt. Diener tragen große Mengen von Früchten und Getränken zu Banketten. Jagdpartien und Fischfanggruppen gehen ihren Vergnügungen nach. Landarbeiter bringen die Ernte ein. Es wird alles bereitgestellt, was dem Pharao gewährleistet im Jenseits seinen diesseitigen Lebensstil weiterzuführen. Am Ende der Hallen ist die Grabkammer mit dem in eine rechteckige Vertiefung eingesetzten Sarkophag. Verschiedene, heute mit Holzbrücken überdeckte tiefe Schächte, weisen auf die von den Erbauern eingesetzten Fallen für Grabräuber hin. Die Methode war wenig erfolgreich, da bereits in der Antike so ziemlich alle Gräber ausgeraubt wurden.

Die Gräber im nahe gelegenen Tal der Königinnen sind in der Anlage ähnlich, aber in der Ausstattung weniger pompös.

Eine kurze Strecke vom Tal der Könige entfernt steht die größte Tempelanlage Ägyptens, und wie die Kunstbücher behaupten, der größte Sakralbau der Menschheitsgeschichte, der Tempel von Karnak. Die Pharaonen Seti I und Ramses II (zirka 1200 v. Chr.) waren tatkräftig an der Errichtung dieses Monumentalbaus beteiligt. Eine lange Allee von Steinwiddern führt zu den kolossalen vier, einhundertzehn Meter breiten und vierzig Meter hohen steinernen Eingangstoren. Aus den vielen vergleichsweise kleinen Hallen nimmt die so genannte „Große Halle“ einen herausragenden Platz ein. Sie besteht aus einhundertvierunddreißig Säulen, die in sechzehn Reihen aufgestellt sind und ähnlich wie in Luxor, Kapitelle mit offenen und geschlossenen Papyrusblüten tragen. Die inneren Säulen sind einundzwanzig Meter hoch, die äußeren dreizehn Meter. Der Umfang jeder Säule beträgt achteinhalb Meter. Die gesamte Fläche jeder Säule ist mit Reliefs verziert, an denen sich bis heute Farbreste von braun und rosa erhalten haben. Die Wandfresken bezeugen den Mut und die Tapferkeit des Pharao auf der Jagd und im Kriegsgetümmel. Im Fußboden sind Alabasterreste zu erkennen. Es wird vermutet, dass diese Halle einst überdacht war. Im zentralen Heiligtum wurde ähnlich wie in Abu Simbel das Sonnenboot des Gottes Amun Re aufbewahrt. In diesem Tempel herrschte eine Atmosphäre von Stille, Harmonie und Zeitlosigkeit. Unweit des Tempels ist der für religiöse Zeremonien genutzte heilige See. Ein riesiger als Gott verehrter Skarabäus aus Rosengranit ziert auf einem Sockel ruhend das eine Ende des Sees.

Amenophis IV (1370–1352 vor Chr.) verlegte die königliche Hofhaltung von Theben in nördlicher Richtung nach Tel el Amarna. Der Grund hierfür war ein religiöser Neuanfang, weg von den unbeweglichen vielen Göttern mit ihren zahlreichen Priestern und Dienern, hin zu dem einen lebenden erschaffenden Gott. Den Beobachtungen Amenophis IV zufolge kommt dieser Gott jeden Morgen aus dem Nil emporgestiegen, vollzieht seine Tagesbahn, bringt Wärme, schafft Leben und sinkt abends wieder in die Unterwelt hinab. Dieser Gott war Aton, der Einzige. In seinem „Sonnengesang" preist er den Einzigen:

„Schön erscheinst du
im Horizonte des Himmels,
du lebendige Sonne,
die das Leben bestimmt!
Du bist aufgegangen im Osthorizont ...

Gehst du unter im Westhorizont,
so ist die Welt in Finsternis,
in der Verfassung des Todes ...
Deine Strahlen säugen alle Felder –
wenn du aufgehst, leben sie und wachsen für dich.
Du einziger Gott, dessen gleichen nicht ist!"

(Hornung, Ägyptische Dichtung, 1996)

In der Überzeugung seines neuen Glaubens änderte er seinen Namen und nannte sich fortan Akhenaton, „es ist dem Aton angenehm". Uns ist dieser Pharao auch als Echnaton bekannt. Er war mit der exquisit schönen Königin Nofretete verheiratet, mit der er mehrere Töchter hatte. In seiner Regierungszeit weichen die steifen formalen Darstellungen von Pharaonen den Abbildungen einer entspannten Lebensweise innerhalb seiner Familie, überstrahlt von Aton, der seine segnenden Hände über alle ausbreitet.

Es ist gut vorstellbar, dass durch den von Akhenaton durchgeführten Umzug des Hofes von Theben nach Tel el Amarna der hier gemachte Fund der fünf Schrifttafeln mit der Auflistung von zweiundsechzig Pharaonengeschlechtern zusammenhängt. Die so genannte „Königliche Liste von Karnak" ist heute in Paris.

Nach seinem Tod wurde Akhenaton von der Priesterschaft und den am Hof tonangebenden Personen zum Abtrünnigen gestempelt. Unter seinem Nachfolger Tutanchamun erfolgte die Rückkehr zu den zahlreichen alten Göttern.

In der Nähe von Karnak errichtete Hatshepsut (zirka 1479–1458 vor Chr.), eine der wenigen Pharaoninnen, ihren Tempel in Dar el Bahri. Ein Gebirgszug bildet die Hintergrundkulisse dieses auf einer Anhöhe gebauten Säulentempels aus Kalkstein. Erstmalig sah ich an den Decken der großen Hallen auf dunkelblauem Grund zahlreiche goldene Sterne, gemalt in der schlichten Form von jeweils sechs Strichen. An den Wänden sind Jagdszenen mit Vögeln und Fischen dargestellt. An anderer Stelle wird eine Handelsexpedition der Pharaonin nach Punt dokumentiert. Hatshepsut war nicht die einzige Pharaonin, jedoch die einzige, die einen Tempel baute. Um als Frau ihrer Herrschaft Nachdruck zu verleihen, trat sie in Männerkleidung auf und ließ sich mit männlichen Attributen, beispielsweise einem Bart, abbilden. Es gab Rivalitäten mit ihrem Halbbruder Tuthmoses III. Nach ihrem Tod ließ der neue Pharao ihren Namen an vielen Stellen ganz oder teilweise ausmeißeln. Viele ihrer zahlreichen Statuen und Büsten sind glücklicherweise der Nachwelt erhalten geblieben und sind in internationalen Museen zu bewundern.

Da sich mehrere aus unserer Gruppe in Luxor absetzten, waren wir auf unserem Rückweg nach Alexandrien nur noch vier: Shirley und Fausi, Hussein und ich. Von Luxor nach Kairo fuhr der Zug die Nacht durch zwölf Stunden. Auch dieser Zug war wieder heillos überfüllt. Alle Gänge waren von Menschen blockiert. Es war kaum durchzukommen. Wir vier retteten uns in eine Toilette und versperrten die Tür. Drinnen saßen wir mit angezogenen Knien auf unseren Rucksäcken oder abwechselnd auf dem Toilettensitz. Es war dunkel. Über uns baumelte an einer Schnur eine große Taschenlampe, die ein schwaches Licht auf unsere absurde Situation warf. Aus einem über meinem Kopf hängenden Netz mit reifen Tomaten tropfte der rote Saft in meinen Nacken. Mehr als einmal drohten die Mitreisenden die Tür aufzubrechen, aber wir hielten, trotz allem Verständnis für ihre Not, stark dagegen. Nach einer unspektakulären zweistündigen Bahnfahrt von Kairo nach Alexandrien und der Ankunft in meiner Wohnung schlief ich vierundzwanzig Stunden ohne Unterbrechung.

Nachdem ich die tausende von Artefakte und Kunstgegenstände aus dieser Zeit gesehen hatte, war das Ziel meines Aufenthalts in Ägypten erreicht. Außerdem hatte ich die anfangs ungewöhnlich schwierigen beruflichen Herausforderungen gemeistert. Dadurch hatte ich mir, ähnlich wie in England, bewiesen, dass ich mit Durchhaltewillen und Selbstdisziplin psychisch belastende Gegebenheiten durchstehen und gestärkt aus ihnen hervorgehen kann. Es war an der Zeit, Neues zu erproben und zu erleben. Deshalb beschloss ich nach einem kurzen beruflichen Zwischenstopp in Deutschland im Frühjahr 1966 wieder in die Vereinigten Staaten zurückzugehen. Nachdem ich im Bundesstaat Florida meine berufliche Lizenz zur Ausübung der Krankenpflege aufgrund meines einige Jahre vorher dort abgelegten Staatsexamens hatte, wollte ich diesmal die bekannte Stadt Miami kennenlernen.

8.

Das Cedars Medical Center, Miami

Die Gegend um die heutige Stadt Miami, gelegen an der Südspitze der Halbinsel Florida, war vor der spanischen Eroberung 1566 über tausend Jahre von den Tequesta Indianern bewohnt. Sie lebten an den Ufern des von ihnen benannten Miami Flusses, das soviel heißt wie „Süße Wasser." Nach vielen Kriegen zwischen den Ureinwohnern und den Invasoren kam es im Jahr 1830 zur ersten Niederlassung von Europäern im heutigen Miami. Die erste Eisenbahn nach Norden wurde 1896 fertig gestellt und das erste Hotel, das Royal Palm Hotel, im gleichen Jahr eröffnet. Die Einwohnerzahl erhöhte sich von 1.681 im Jahr 1900 auf 29.549 im Jahr 1920. Aufgrund der Revolution in Kuba und des darauf folgenden Castro-Regimes kamen allein im Jahr 1965 einhunderttausend kubanische Flüchtlinge in die Stadt. Anfang der 1970er Jahre lebten vierhunderttausend Kubaner in Miami und Umgebung. Von den 482.255 Einwohnern in Miami (Stand 2007) sind mehr als fünfzig Prozent kubanischer Herkunft. Dazu kommen aufgrund politischer Unruhen in ihren Heimatländern auch andere spanischsprechende Einwanderer beispielsweise aus Nicaragua und Venezuela. Heute ist die Stadt offiziell zweisprachig (englisch, spanisch) mit spanischen Radio-, Fernsehsendern und Zeitungen. 1985 wurde der erste aus Kuba stammende Bürgermeister, Xavier Juarez, für die Stadt Miami gewählt.

Die Drogenindustrie hat Milliarden Dollar in die Stadt gepumpt. Im Stadtkern und auch in Küstennähe sind zahlreiche Wolkenkratzer aus dem Boden geschossen und haben Miami zur Großstadt gemacht. Es gibt Dutzende Fünf-Sterne-Hotels, luxuriöse Autosalons, pompöse Eigentumswohnungen, elegante Nachtklubs und hochkarätige künstlerische Veranstaltungen mit Weltstars. Seit Touristen aus aller Welt die puderweißen feinsandigen Strände, das angenehme warme Klima und die zahlreichen maritimen Vergnügungsmöglichkeiten entdeckt haben, lebt die Stadt größtenteils vom internationalen Tourismus.

8.1

Das Jackson Memorial Hospital

Um nach Miami zu kommen, habe ich auf eine Annonce des Jackson Memorial Hospitals in einer Pflegefachzeitschrift geantwortet und von dort den für das Visum benötigten Arbeitsvertrag zugesandt bekommen. Unter Vorlage dieses Dokuments wurde mir vom amerikanischen Konsulat in Frankfurt am Main innerhalb weniger Wochen ein Arbeitsvisum für die USA ausgehändigt. Das Jackson Memorial Hospital, allgemein genannt Jackson, ist ein Städtisches Krankenhaus mit über eintausendzweihundert Betten. Es liegt zirka zehn Autominuten nordwestlich vom Stadtzentrum entfernt. Dieses Mammut Hospital wurde von Dr. James Jackson, dem ersten niedergelassenen Arzt in Miami mit Praxis in einem Schuhladen, 1918 gegründet. Das erste Gebäude mit zwölf Betten ist bis heute liebevoll gepflegt erhalten geblieben und nimmt sich zwischen den derzeitigen modernen gigantischen Krankenhausgebäuden etwa so verloren aus wie die St. Patrick Kathedrale inmitten der Wolkenkratzer in New York.

Nach einer zweiwöchigen theoretischen und praktischen Einführungszeit in verschiedene Pflegebereiche wurde ich als so genannter „Springer“ eingesetzt. Das hieß, dass ich mich um sieben Uhr morgens im Pflegedienstbüro meldete und wartete bis die Vorgesetzte mich einer Pflegestation zuteilte. Den Ausschlag für die Zuteilung gab diejenige Pflegestation, die an diesem Tag gerade unzureichend Pflegepersonal hatte, zum Beispiel durch Krankmeldungen, Zustandsverschlechterungen von Patienten mit folglich erhöhtem Pflegebedarf, oder auch die, die am überzeugendsten um Hilfe telefonierte. So kam es, dass ich täglich auf einer anderen Pflegestation eingesetzt wurde. Das bedeutete für mich eine täglich neue Herausforderung dahingehend, dass ich möglichst schnell die einzelnen mir unbekannten Patienten mit ihren Diagnosen und bisherigen Krankheitsverläufen kennen lernen musste, um sie effektiv pflegen zu können.

8.2

Wohnungssuche

Ich konnte zunächst vier Wochen im Schwesternwohnheim des Jackson Memorial Hospitals wohnen, bevor ich ausziehen musste. Diese Zeit habe ich genutzt um das Umfeld des Krankenhauses zu erkunden und nach einer passenden Mietwohnung zu suchen. Etwa zehn Minuten Fußweg vom Krankenhaus entfernt fand ich ein einstöckiges Mietshaus mit sechzehn Mieteinheiten, angelegt in Hufeisenform. Es waren acht Wohnungen im Erdgeschoss und weitere acht darüber. Man betrat zunächst einen Innenhof mit verschiedenen tropischen Pflanzen, einem runden mit Buntglas eingelegten Steintisch und Steinbänken. Zum ersten Mal sah ich hier üppig blühende wilde Orchideenbäume. Von diesem Innenhof führte eine Freitreppe in den ersten Stock. Ich läutete an dem Schild „Manager". Es öffnete Gladys, eine freundliche junge Frau mit dunklen Haaren, großen braunen Augen, farbenfroher Kleidung und einem kubanischen Akzent. Sie zeigte mir das zu vermietende möblierte Apartment. Es bestand aus einem großen Zimmer mit Essbereich, einer Küche und einem Bad. Der Mietpreis war siebzig Dollar. Wenige Monate später bot mir Gladys eine frei gewordene Wohnung an, mit gleichen Räumen sowie einem zusätzlich Schlafzimmer. Ich zog um und zahlte nun achtzig Dollar. Zum Vergleich: Mein Verdienst war dreihundertvierzig Dollar pro Monat (1966!). Zusätzlich zu den vorhandenen Möbeln ließ ich ein Bücherregal montieren. Die schlichten Essbereichmöbel wurden durch Stoffbespannung aufgebessert, und eine dazu passende Tischdecke aufgelegt. Lange Vorhänge aus hellem Material verbargen die Durchgänge zur Küche und zum Schlafzimmer. Farbenfrohe Bilder schmückten die Wände. Gladys war sehr erfreut über diese Verwandlung. Wann immer potentielle Mieter für andere Wohnungen erschienen, führte sie ihnen stets meine Wohnung als Musterbehausung vor. Eine Waschmaschine und Trockner standen hinter dem Gebäude im Freien. Die habe ich oft benützt, weil ich meine Dienstkleider selbst kaufen und auch reinigen musste. Auf der Leine neben der Waschmaschine waren sie ganz schnell trocken. Die einzelnen weißen Kleider wurden täglich gewechselt. Nachdem sie im Design alle verschieden gearbeitet waren, konnte dies leicht festgestellt werden. Es herrschte ein mäßiger Wettbewerb unter den Pflegenden, wer die attraktivsten und figürlich vorteilhaftesten Dienstkleider trug.

In diesem Wohngebäude lebten verschiedene Nationalitäten. Die meisten Bewohner waren Kubaner. Eines Nachts rief jemand: „Hilfe, Einbrecher!" Da zeigte sich blitzschnell das leicht überschäumende Temperament der Kubaner. In Windeseile stürzten drei kubanische Männer halbnackt aus ihren Betten und verfolgten den Dieb. Sie haben ihn nicht erwischt. Es hat aber auch niemand mehr versucht einzubrechen.

Gladys war mit Robert verheiratet. Sie stammten aus Havanna in Kuba. Nachdem Robert aus politischen Gründen zweimal inhaftiert gewesen war, gelang es ihm mit viel Mühe mit leeren Händen von Havanna nach Miami zu flüchten. Kurz darauf kam Gladys mit einer Flüchtlingsgruppe nach Miami. Sie waren wieder vereint, wenn auch mittellos. Robert hatte in Havanna als Architekt gearbeitet. Berufliche Examina werden generell in den USA nicht anerkannt. Er war deshalb in einem der großen Hotels in Miami Beach als Einkäufer tätig. Gladys war ausgebildete Pharmazeutin. Aufgrund ähnlicher Probleme mit der Anerkennung ihrer beruflichen Zeugnisse war sie jetzt die Verwalterin dieses Wohngebäudes. Wenn sie in ihrer Wohnung tätig war, ließ sie die von ihr geliebte klassische Musik lautstark aus ihrem Plattenspieler ertönen. Sie war immer gut gelaunt, äußerst hilfsbereit, und wir wurden bald Freunde. Diese Freundschaft hat sich über Jahrzehnte bis zum heutigen Tag erhalten. Seither haben sie und Robert ihre beruflichen Examina in den USA abgelegt und arbeiteten (jetzt im Ruhestand) jahrelang in ihren jeweiligen Fachgebieten. Sie bewohnen ein hübsches Eigenheim mit tropischem Garten in einem ruhigen Stadtteil von Miami.

8.3

Das Cedars of Lebanon Hospital

Meine Arbeitszeit im Jackson Memorial Hospital war fünf Tage pro Woche von sieben Uhr bis fünfzehn Uhr dreißig. Die restlichen zwei Tage waren frei. Da ich in der Stadt niemand kannte, hatte ich viel freie Zeit. Sehr bald fiel mir ein kleines zweihundertsiebzig Betten Krankenhaus, das Cedars of Lebanon Hospital, unweit von Jackson am Miami Fluss gelegen, auf. Ich stellte mich bei der Pflegedirektorin vor und fragte an, ob ich möglicherweise in meiner Freizeit in diesem Krankenhaus in Teilzeit arbeiten könnte. Die Pflegedirektorin, Barbara B., war eine große, kräftig gebaute, zirka fünfunddreißig Jahre alte Krankenschwester, die scharf beobachtete und sehr direkt mit Nachgeordneten umging. Sie machte keine Umschweife und bot mir eine Teilzeitstelle in der Intensivabteilung an. Die Schichtzeit war von fünfzehn bis dreiundzwanzig Uhr dreißig.

Die Intensivabteilung mit acht Betten war im obersten Stockwerk des vierstöckigen Gebäudes untergebracht, so dass Patienten und Pflegepersonal einen weiten Blick über die umliegenden städtischen Gebäude und den dazwischenstehenden im Winde wehenden schlanken Palmen hatten. In dieser Pflegeeinheit waren Patienten mit schweren internistischen Erkrankungen wie beispielsweise Herzinfarkt, Lungenembolie, oder nach postoperativen Zuständen wie Magen-Darmoperationen, oder neuro-chirurgischen Eingriffen. Die technische Ausstattung einer Intensivabteilung im Jahr 1966 kann in keiner Weise mit der einer heutigen verglichen werden. Wir mussten vieles, was heute die Maschinen machen, manuell durchführen. So wurde die regelmäßige häufige Feststellung der vitalen Zeichen (Blutdruck, Temperatur, Puls, Atmung) per Hand vorgenommen. Erst allmählich kamen die Dosimeter zur automatischen Einstellung der Infusionsgeschwindigkeit auf den Markt. Schließlich wurden dann auch Bildschirme zur optischen Darstellung der vitalen Zeichen an den einzelnen Betten montiert. Alle Betten waren auf Rädern (1966!), wobei das Kopf- und Fußteil sowohl von den Pflegenden als auch vom Patienten selbst per Knopfdruck verstellt werden konnten. Was die Ausstattung an Pflegematerial oder sonstigen Hilfsmitteln und Apparaten anging, hatten wir alles im Überfluss. Wie oft habe ich an meine Zeit in der Intensivabteilung in Alexandrien zurück gedacht! Mit der Hälfte dieses hier herrschenden Überflusses hätte ich dort wesentlich effektiver und für die Patienten wohltuender pflegen können.

In der Nachmittagschicht arbeiteten mit mir zwei Kolleginnen. Die für die Schicht Verantwortliche war eine Kanadierin. Sie war klein, zierlich, blond und trug eine Zahnspange. Sie war immer froh gelaunt. Die zweite Kollegin war Amerikanerin aus dem Bundesstaat Kansas. Sie war mittelgroß, brünette, etwas rundlich und eher ernster Natur. Wir waren alle drei etwa im gleichen Alter zwischen siebenundzwanzig und dreiunddreißig Jahre. Die Kolleginnen führten ihre pflegerischen Aufgaben konzentriert und äußerst verantwortungsbewusst durch. Sie gaben mir so manchen beruflich wertvollen Hinweis. Auch in sprachlicher Hinsicht waren sie hilfreich. Denn obwohl ich bereits mehrere Jahre in englischsprechenden Ländern gelebt und gearbeitet hatte, kam es, typisch für eine Person ohne Englisch als Muttersprache vor, dass ich bestimmte Redewendungen wörtlich vom Deutschen ins Englische übersetzte. Beispielsweise wollte ich bei einem bestimmten Anlass den beiden sagen: „Einem geschenkten Gaul schaut man nicht ins Maul.“ Übersetzt habe ich das folgendermaßen: „Don’t look a horse in the mouth, which was given to you.“ Also, die beiden haben sich gekringelt vor Lachen. Nachdem sie sich von dieser Zwerchfell erschütternden Belustigung erholt hatten, sagten sie zu mir: „Edith, das heißt bei uns: Don’t look a gift horse in the mouth.” Diese sprachspezifische Episode ist mir all die Jahre auf lustige Weise in Erinnerung geblieben. Sie hat mich Toleranz gelehrt gegenüber Personen, die sich in einer für sie fremden Sprache verständlich machen müssen.

Nachdem ich zirka vier Wochen meine Teilzeittätigkeit in der Intensiv Abteilung des Cedars of Lebanon Hospitals ausgeführt hatte, wurde ich von der Pflegedirektorin gefragt, ob ich mir vorstellen könnte, Vollzeit in dieser Abteilung zu arbeiten. Ich konnte es mir vorstellen.

Das war der Beginn meiner siebzehnjährigen Tätigkeit in diesem Krankenhaus. Während dieser Jahre nahm ich unterschiedliche Positionen im Pflegebereich ein. Dabei habe ich eine immense berufliche Entwicklung durchgemacht und vielseitige pflegerische wie auch pflegeadministrative Erfahrungen gesammelt. Gleichzeitig konnte ich ein komfortables Privatleben für mich gestalten. Außerdem habe ich große Reisen unternommen, dabei fremde Kulturen kennen gelernt und lebensbereichernde Begegnungen erfahren.

Der Abschied vom Jackson Memorial Hospital fiel leicht. Denn während ich in Jackson täglich unterschiedliche Patienten pflegte und deren Genesungsverlauf, das heißt mein Pflegeergebnis nicht verfolgen konnte, war ich in Cedars fast täglich den gleichen schwerstkranken Patienten zugeteilt und ich konnte kontinuierlich die Auswirkungen meiner Pflege nachvollziehen. Zusätzlich zu meinen manuellen Tätigkeiten an und für Patienten konnte ich aufgrund ausreichender Zeit auf deren emotionale Bedürfnisse eingehen. Vielfach bestand die Sorge der einzelnen darin, wie ihre Genesungszeit verlaufen und wie es danach weitergehen würde. Hier konnte ich mit Fakten und Beispielen aufklärend informieren und dadurch Unsicherheiten und Zweifel ausräumen. Nicht selten wurde ich von Schwerstkranken gefragt: „Schwester, muss ich sterben?" Meine Antwort darauf war stets eine Gratwanderung. Einerseits war ich bestrebt dem Patienten die Hoffnung auf Leben zu erhalten, andererseits antwortete ich ehrlich und realistisch, dass die Möglichkeit des Todes nicht völlig auszuschließen war mit dem Zusatz: „Ich bin bei Ihnen und werde alles tun um Ihnen zu helfen."

Während meiner Schulzeit in meinem bayrischen Heimatdorf lernte ich deutsch sprechen. Meine Muttersprache ist aber bayrisch, genau gesagt, oberpfälzisch. Dieser Akzent ist mir bis heute geblieben, gleich welche weitere Sprache ich dazugelernt habe. Für die Patienten muss sich das nach einem schwedischen Akzent angehört haben. Denn nicht selten hörte ich sie sagen: „The Swedish nurse is wonderful."

Ich habe gerne mit meinen Kolleginnen gearbeitet. Obwohl jede von uns bestimmte Patienten pflegte, haben wir doch den Gesamtüberblick über alle Patienten nicht verloren. So konnten wir uns bei Auftreten von Notfällen gegenseitig ergänzen. Wir waren ein eingespieltes Team, das in kritischen Situationen größtenteils ohne verbale Kommunikation auskam. Beispielsweise haben wir die vorgegebene Reihenfolge von Tätigkeiten bei der Einleitung einer Reanimation, an der wir uns alle drei beteiligten, wortlos durchgeführt. Als das Reanimationsteam nach zirka fünf Minuten von außerhalb der Intensiveinheit erschien, wurde diesem Diagnose und Krankheitsverlauf des Patienten verbal erläutert und sie konnten die weitere Behandlung übernehmen.

Zu dieser Zeit waren im Gegensatz zu zirka zehn Jahre später keine ärztlichen Intensiv-Spezialisten in der Intensiv Abteilung anwesend. Das Krankenhaus war ein Belegarzt-Krankenhaus. Das hieß, der behandelnde Hausarzt wies seine Patienten in das Krankenhaus ein, damit dort die entsprechenden Therapien durchgeführt wurden. Er besuchte sie täglich um ihre Fortschritte oder Rückschritte zu prüfen und, wo nötig, Verordnungen zu ändern. Bei den chirurgischen Patienten verlief es ähnlich. Hier war der einweisende Arzt auch der Chirurg, der die jeweilige Operation durchführte. Im Fall von akuten Vorkommnissen oder lebensbedrohlichen Veränderungen kommunizierten wir Schwestern direkt mit dem Operateur. Das hieß, wir mussten ihm in unserer telefonischen Darstellung die Vorkommnisse präzise schildern, ohne zu diagnostizieren, damit er die angemessenen Verordnungen erteilen konnte. Bei lebensgefährlichen Veränderungen insistierten wir auf seinen umgehenden Besuch beim Patienten, dem stets Folge geleistet wurde. Denn obwohl es wenige hausinterne so genannte Assistenzärzte gab, hatten diese eine eng begrenzte medizinische Behandlungserlaubnis und was dazu kam, sie kannten die Krankheitsgeschichte des jeweiligen Patienten nicht, während uns jedes Detail seines Krankheitsverlaufs vertraut war. Auf der Basis der professionellen Zusammenarbeit zwischen behandelndem Arzt und Intensivschwestern entwickelte sich eine weitreichende Vertrauensbasis, die uns große Behandlungsfreiheit bei den Patienten zubilligte. Diese Behandlungsfreiheit zog selbstverständlich große Behandlungsverantwortung nach sich. Diese Verantwortung drückte sich unter anderem darin aus, dass eine lückenlose präzise Pflegedokumentation über unsere Pflegetätigkeiten von uns geschrieben wurde, die bei einem Abgleich mit der ärztlichen Dokumentation mit dieser übereinstimmte.

Ein Beispiel unserer Behandlungsfreiheit ist aus folgendem ersichtlich: Einem fünfunddreißig jährigen Patienten war die Schilddrüse operativ entfernt worden. Am nächsten Morgen beobachtete ich wie er bleich und bewusstlos wurde. Sein Körper schüttelte, und zeigte die klassische verkrampfte Handstellung (carpo pedal spasmus) einer Person mit akutem Kalziummangel. Offensichtlich waren bei der Operation nicht nur die Hauptschilddrüse sondern auch die Nebenschilddrüsen herausgenommen worden, die für die Produktion von Kalzium verantwortlich sind. Der in Folge auftretende Kalziummangel im Körper führte zu dieser akuten Reaktion. Meine Kolleginnen drückten auf den Notfallknopf um das Reanimationsteam zu rufen. Dieses kam sehr schnell und wollte die üblichen Schritte zur Reanimation einleiten, was in diesem Fall eine wirkungslose Behandlung gewesen wäre. Ich hatte inzwischen eine Spritze mit Kalzium aufgezogen und drückte sie dem Arzt des Teams in die Hand, während ich ihm kurz die Situation des Patienten schilderte. Der Arzt gab das Kalzium intravenös. Der Patient erwachte, blickte verwundert auf die Umstehenden und fragte: „Ist was passiert?“

8.4

Stationsschwester in der Intensiveinheit

Zirka ein Jahr nach Beginn meiner Tätigkeit in der Nachmittagsschicht der Intensiveinheit hat nach Weggang der Stationsschwester die Pflegedirektorin diese Position mir übertragen. Das bedeutete, dass ich fortan in der Vormittagsschicht von sieben bis fünfzehn Uhr dreißig arbeitete und dass ich neben meinen pflegerischen Aufgaben mehrere Managementaufgaben bei entsprechender Gehaltserhöhung wahrnahm. In der Position der Stationsschwester war ich für alles verantwortlich, was in der Abteilung vor sich ging. Um eine sichere und effektive Pflege für die einzelnen Patienten gewährleisten zu können, war es wichtig, dass ich die beruflichen Kompetenzen der anderen zwei mit mir arbeitenden Pflegepersonen kannte, um sie bedarfsgerecht den jeweiligen Patienten zuteilen zu können. Zu diesem Zweck arbeitete ich in engem Verbund mit ihnen. Dabei hat es sich bewährt, dass ich die weniger Schwerkranken mir selbst zuteilte, damit ich, wenn nötig, zur Hilfestellung und Anleitung meiner Kolleginnen verfügbar war. Es war meine Aufgabe die Ausführung der von mir an sie delegierten Tätigkeiten zu überwachen und zu begutachten und, wo erforderlich, in kollegial einfühlsamer Weise zu korrigieren. Wir pflegten die Patienten nach schriftlich festgelegten Qualitätsstandards und konnten anhand von messbaren Kriterien unsere Pflegeerfolge, das heißt unsere Pflegequalität, nachweisen.

Mit den beiden Kolleginnen in dieser Schicht, Amy and Diane hatte ich ein ähnlich gutes Arbeitsverhältnis wie davor mit den Kolleginnen der Nachmittagsschicht. Amy war fünfundzwanzig Jahre alt, ein Meter fünfundsechzig groß, leicht rundlich, mit dunklem Haar und braunen Augen. Eine kompetente Kollegin, die immer fröhlich und allen Dingen gegenüber positiv eingestellt war. Deshalb habe ich sie meist Patienten zugeteilt, denen es physisch und psychisch nicht gut ging und die demzufolge traurig und verzagt waren. Während Amy die erforderliche Pflege für sie durchführte, sprach sie mit ihnen. Durch Aufklären und Zureden, und nicht zuletzt durch ihr lebensfrohes Wesen verringerte sie ihre Ängste und machte ihnen neuen Mut.

Amy war noch in anderer Hinsicht bemerkenswert. Sobald ein junger Arzt in die Intensivabteilung kam, war ein Fibrieren ihres ganzen Körpers zu beobachten. Ihre Augen funkelten. Sie ging auf ihn zu, suchte seinen Blick und lächelte ihn aller liebst an. Ich musste jedes Mal an das Lied aus dem Film „South Pacific" denken: „You are my sweetie pie, only sixty inches high, every inch is packed with dynamite."

Diane war siebenundzwanzig Jahre alt, zirka einen Meter siebzig groß, schlank, mit brünettem Haar und grauen Augen. Sie war ernst, ruhig und sehr empfindsam. Hoffnungslose Zustände von Patienten konnten sie zu Tränen rühren. Sie war außerordentlich gewissenhaft in ihrer Arbeit und konnte sich enorm aufregen, wenn beispielsweise Laborwerte verspätet geliefert wurden und dadurch eine davon abhängige Medikamentenvergabe wiederholt und der Patient noch mal injiziert werden musste.

Zu meinen Managementaufgaben als Stationsschwester gehörte die Erstellung des Dienstplanes. Dieser wurde unter Berücksichtigung individueller Wünsche der Mitarbeiter vier Wochen im Voraus festgelegt und am Informationsbrett ausgehängt. So konnten die einzelnen ihr Privatleben für eine bestimmte Zeit im Voraus planen.

Einmal jährlich zum Jahrestag ihres Eintritts musste ich die Leistungsbewertung aller in der Intensivabteilung tätigen Personen durchführen. Die Leistungsbewertung ist aufgabenspezifisch und wird auf der Basis einer detaillierten Tätigkeitsbeschreibung nach messbaren Kriterien vorgenommen. Diese Maßnahme dient zuallererst der formalen Anerkennung der guten Leistungen der einzelnen, sowie ihrer persönlichen Wertschätzung als betriebliche Mitarbeiter. Bei den Einzelgesprächen diskutierte ich mit den Kolleginnen die Qualität und Quantität ihrer Arbeit, ihr Fachwissen und ihre Kompetenz, ihr Verhalten zu anderen, ihre Pünktlichkeit und Zuverlässigkeit, sowie den Erreichungsgrad der im Vorjahr gemeinsam festgelegten beruflichen Ziele. Die Kolleginnen brachten ihre Zustimmung oder gegensätzliche Meinung meist mündlich, kaum schriftlich vor. Mit seltenen Ausnahmen konnte ich stets verdientes Lob für die erbrachten Leistungen aussprechen. Dies war für die einzelnen nicht nur emotional erfreulich sondern bedeutete auch eine reale mehrprozentige Gehaltserhöhung. Bei aufgetretenen Unzulänglichkeiten oder wiederholten Fehlern versicherte ich Ihnen bei ihrer Aufarbeitung dieser Zustände meine Unterstützung in der jeweils erforderlichen Form.

Diese Leistungsbewertung der Kolleginnen war nichts Außergewöhnliches für die Intensivabteilung. Sie wird für alle Kategorien von Mitarbeitern in allen Abteilungen der Krankenhäuser sowie anderen Großfirmen der USA bis in die höchsten Positionen jährlich durchgeführt.

Die aufgetretenen Unzulänglichkeiten oder Fehler der einzelnen resultierten meist aus Unwissen oder Mangel an Erfahrung. Hier konnte ich bedarfsgerecht und zeitnah Abhilfe schaffen durch die vom Arbeitgeber im Jahresbudget großzügig vorgesehenen und den einzelnen Abteilungen zugeordneten finanziellen Mittel für alle Arten von Fortbildung. Entsprechend konnte ich die betroffenen Kolleginnen zu den für sie speziell erforderlichen Fortbildungen im Haus oder außer Haus schicken. Die anfallenden Gebühren sowie ihre Abwesenheitszeiten wurden aus dem Fortbildungsbudget bezahlt. Die Administration dieses Krankenhauses sowie die der vielen anderen in Miami hatten eine betriebswirtschaftliche Maxime: Je höher und besser unsere Angestellten gebildet/ausgebildet sind, desto kompetenter können sie agieren und desto mehr kann davon der Betrieb profitieren.

Nachdem meine eigenen von der zuständigen Abteilungsleitung durchgeführten Leistungsbewertungen stets von ausgesprochenem Lob und großer Anerkennung für meine pflegerische Arbeit und meine berufliche Motivation begleitet waren, bin ich erstmals in meinem Leben beruflich so richtig aufgeblüht und habe mich als wertgeschätzte und anerkannte Person gefühlt. Vorbei waren die beruflichen Situationen in Deutschland oder England, in denen ich von Vorgesetzten bevormundet, als unerfahren und unwichtig abgetan, gedemütigt oder zurückgesetzt wurde. Hier wurden Gespräche mit Vorgesetzten, gleich ob positiven oder negativen Inhalts, auf sachlicher Basis in einer kollegialen Atmosphäre geführt. In den USA habe ich gelernt, dass ich selbstverständliche Rechte habe und diese jederzeit einfordern kann. Dadurch bin ich beruflich erwachsen, selbständig und selbstbewusst geworden.

Eine weitere Managementaufgabe war die Erstellung und Einsetzung des Abteilungsbudgets. Bei der Einsetzung des mir verfügbaren Jahresbudgets war es lediglich beim Posten „Personal“ schwierig in den schwarzen Zahlen zu bleiben. Speziell in einer Intensivabteilung mit manchmal stündlich wechselnden Zahlen von schwerstkranken Patienten, deren Bedürfnisse eine rasche Aufstockung von hoch kompetenten und entsprechend dotierten Pflegenden erforderten, konnte ich relativ selten die vorgegebenen Parameter einhalten. Ich konnte jedoch die jeweiligen gestiegenen Anforderungen detailliert nachweisen und erklären, so dass es selten, und wenn, dann nur vorübergehend, zu Abstrichen im Personalbudget kam.

Als Stationsschwester gelang es mir gemeinsam mit meinen Kolleginnen ein vertrauensvolles Verhältnis mit den Familien und Bekannten der Patienten, den behandelnden Ärzten, den Fachabteilungen des Hauses und allen zeitweise in der Intensiveinheit tätigen Fachpersonen aufzubauen und zu pflegen.

Aufgrund der politischen Verhältnisse auf Kuba und den daraus resultierenden Flüchtlingsströmen nach Miami wurden auch kubanische Patienten im Krankenhaus und auch in der Intensiveinheit gepflegt. Sie waren meist ältere Personen, die kein Englisch verstanden. Deshalb schrieb ich mich an der Volkshochschule für einen Abendkurs in Spanisch ein. Dort lehrte ein älterer, kleiner, rundlicher Lehrer mit grauem Haar, ein Señor Perez aus Peru. Er war gemütlich und lächelte verschmitzt. Wenn wir Fehler machten, brachte er uns geduldig auf die richtige Spur. Seine Stunden waren ein Vergnügen. Noch wichtiger aber war, dass ich nach einiger Zeit das Notwendigste auf Spanisch mit den Patienten sprechen und so ihre Bedürfnisse erfragen und befriedigen konnte. Die Mienen besonders der älteren Patienten hellten sich auf, wenn sie auf Spanisch angesprochen wurden. Ganz offensichtlich bedeutete dies für sie eine gewisse Sicherheit und Geborgenheit.

8.5

Hauskauf und Autokauf

Nach zirka fünf Jahren in der Mietwohnung habe ich mich auf einen Hauskauf vorbereitet. Von vorn herein war meine Suche auf die bevorzugte Wohngegend von Coral Gables konzentriert. Coral Gables mit seinen 43 000 Einwohnern (Stand 2003) ist eine kleine Stadt, die sich nahtlos an Miami anschließt. Sie wurde in den 1920er Jahren gegründet. Dabei wurde der Geschäftsbereich von der Wohngegend strikt getrennt. Im Geschäftsbereich sind hauptsächlich multinationale Firmen, Banken, Hotels und Geschäfte ansässig. Die private Universität von Miami ist inmitten tropischer Vegetation in Coral Gables angesiedelt.

Obwohl die Wohngegend von keiner Stadtmauer umschlossen wird, gibt es zwei große von leuchtendfarbenen Bougainvillea umrankte Einfahrtstore. Die Architektur der häufig sehr großen Villen wie auch der kleineren Wohnhäuser ist überwiegend spanisch-mediterran. Sie sind umgeben von weitläufigen gepflegten Gärten meist ohne Mauer oder Zaun. Die hübschen im Stil einer früheren Zeit errichteten Gebäude umgeben von ganzjährig blühenden Blumen, Sträuchern, tropischen Fruchtbäumen aller Art sind wie Gemälde. Obwohl aufgrund der beachtlichen Entfernungen und der hohen Temperaturen kaum jemand spazieren geht, habe ich es manchmal doch getan und mich an diesen friedvollen Bildern erfreut.

In dieser gehobenen Wohngegend fand ich einen der seltenen schlichten Bungalows unweit vom Coral Gables Golf Club. Nachdem mich die Bank aufgrund meiner Anzahlungssumme sowie meiner Einkommenssicherheit als Krankenschwester für kreditwürdig befunden hatte, war der Kaufvertrag unterschriftsreif. Vorab musste allerdings der Verkäufer eine professionelle Dachinspektion bezüglich dessen Dichte durchführen lassen. Florida-Dächer werden aufgrund der in der sommerlichen Regenzeit auf sie niederprasselnden Regenmassen und der zwischendurch einsetzenden sengenden Hitze relativ schnell undicht. Reparaturen sind teuer. Ähnliches gilt für einen Ungezieferbefall. Deshalb musste er auch das Haus „tenten“ lassen. Das heißt, das Haus musste für vierundzwanzig Stunden luftdicht in ein Zelt gehüllt werden und da hinein wurde ein Gas zur

Ungeziefervernichtung gepumpt. Dadurch wurden neben anderem Getier hauptsächlich auch die Termiten unschädlich gemacht, die am liebsten im Dachgebälk ihr Unwesen trieben.

Den Grundstücksmaßen entsprechend von fünfzehn Meter Breite und fünfzig Meter Tiefe hatte das Haus eine relativ schmale Vorderseite, zog sich aber lang nach hinten in den Garten. Der Vorgarten hatte eine zirka fünfzehn mal dreizehn Meter große Rasenfläche. Der Florida-Rasen ist eine Art sprödes hartes Gras, das intensiver Sonnenbestrahlung standhalten kann. Die zarten deutschen Gräser hätten da keine Überlebenschance. An der linken Hausecke wuchs ein hoher Oleanderstrauch. Rechts neben der Garage stand eine drei Meter hohe aus mehreren Stämmen bestehende Schefflera, ein Schirmbaum. Ein schmaler Gehweg führte zu den drei mit roten Platten belegten Stufen zum überdachten Hauseingang. Im Vorgarten sowie im Garten hinter dem Haus waren im Rasen Bewässerungsköpfe eingelassen, die in der Trockenzeit elektrisch betätigt wurden.

Im viel größeren Garten hinter dem Haus standen drei Orangenbäume, zwei hohe alte Mangobäume und ein weit ausladender Pampelmusenbaum. Ich habe einen Avocado-Baum dazu gepflanzt, der in kurzer Zeit so in die Höhe schoss, dass ich seine außergewöhnlich großen Früchte nicht mehr erreichen konnte und auf die Eichhörnchen angewiesen war die Früchte herunter zu werfen. Sie pickten die reifen Früchte am Baum kurz an. Dann entglitten sie ihnen. Einmal auf dem Boden, hatten sie für sie keine Anziehungskraft mehr. Da kam dann meine Stunde des Einsammelns.

In den Anfangsjahren fand ich die für mich fremde tropische Pflanzenwelt, wie beispielsweise die ganzjährig blühenden Hibiskussträucher, der in verschiedenen Farben blühende Oleander, die zur Weihnachtszeit rot leuchtenden baumhohen Christsterne, sowie die zu ihrer Blütezeit wie in Feuer getaucht erscheinenden Royal-Poinziana-Bäume total faszinierend. Besonders interessant war für mich die Möglichkeit mir unbekannte exotische Tiere in meinem Garten hautnah erleben zu können. So war es für mich absolut spannend in meinem großen Pampelmusenbaum zu sitzen und die Blue Jays zu beobachten, wie sie ein Nest voll Jungvögel versorgten. Ich verhielt mich ganz ruhig und konnte auch ihre ersten Fluglektionen verfolgen. In einem Orangenbaum hatte ein Mocking Bird Pärchen sein Nest gebaut. Bei einem starken Regenschauer stand der Altvogel mit ausgebreiteten Flügeln über seinen Jungen. Ein andermal saß ich unter dem Orangenbaum mit der Pflichtlektüre für einen Studienkurs beschäftigt, als ich ein Rascheln in einer Zwergpalme wahrnahm. Es war ein vierbeiniges Tier, etwas größer als eine Katze, mit grau-schwarz gemustertem Fell, klaren Augen und einem intelligenten Gesichtchen. Mir entfuhr es: „Und wer bist du?" Daraufhin drückte es sich ganz eng an den Stamm der Palme, schob sich langsam nach oben in die weit verzweigte Krone und verschwand. Es war ein Racoon – ein Waschbär. Lustig anzusehen waren auch die Fangspiele der Eichhörnchen, die in Florida ein grau-braunes und nicht das uns bekannte rostrote Fell haben. Sie jagten wild hinter einander her und warnten sich gegenseitig und auch die Vögel durch lautes

Zischen, wenn Gefahr nahte, beispielsweise durch eine Katze. Gelegentlich sah ich auch ein Opossum am Dachrand meines Hauses entlang schlendern. Wenn ich in den Wintermonaten morgens die Tür zum Garten öffnete, schlug mir eine Duftwelle von den tausenden von Zitrusblüten entgegen. Ein bezauberndes Erlebnis! Manche Jahre haben meine Zitrusbäume ein solches Ausmaß an Früchten getragen, dass ich ihre Zweige abstützen musste. Durch diese für mich neuen faszinierenden Erlebnisse des subtropischen Zusammenspiels von Flora und Fauna und ich mitten drin als teilnehmender Beobachter, fühlte ich mich in meinem Garten wie in meinem privaten Paradies. Es war Entspannung pur nach einem oft stark emotional belasteten Tag in der Betreuung von schwerkranken Menschen im Hospital.

Das Haus hatte eine Wohnfläche von einhundertzwanzig Quadratmeter. Das große Wohnzimmer ging durch einen Bogen über in das Esszimmer. Von da führte links eine Öffnung in das Gartenzimmer und rechts eine in die Küche. Vom Gartenzimmer kam man über wenige Stufen auf eine große Gartenterrasse. Von der Küche ging man in die Garage. Auf der anderen Seite des Hauses waren zwei Schlafzimmer und zwei Bäder. Mein Schlafzimmer lag zur Gartenseite. Das zur Straßenseite gelegene Zimmer richtete ich als Arbeitszimmer ein. Die meisten Zimmer waren von Wand zu Wand mit einem beigen Langhaarteppich ausgelegt. Ich zog in das Haus ein mit zwei Koffer und einer Reiseschreibmaschine. Da war es hilfreich, dass in den USA alle Zimmer generell mit Einbauschränken ausgestattet sind und in den Küchen neben der Einbauküche Herd, Kühlschrank und Spülmaschine zur Standardausstattung gehören.

Die Außenwände des Hauses waren beige. Die flachen Dachziegel sowie Fenster- und Türrahmen waren weiß gestrichen. Bald nach meinem Einzug gefiel mir die langweilige beige Farbe nicht mehr. Ich strich deshalb alle Wände zitronengelb. Das leuchtende Gelb zwischen dem satten Grün der subtropischen Vegetation ließ das Haus freundlich und lebendig erscheinen. Das weiße Dach war aufgrund des über viele Monate dauernden feuchtheißen Klimas sehr anfällig für Schimmelbefall. Es musste alle zwei Jahre gereinigt und neu gestrichen werden, war aber dann wieder die Krone des Ganzen.

Die Krotonsträucher im Vorgarten direkt am Haus mussten regelmäßig geschnitten werden. Das bedeutete, dass sie unten keine und oben wenige Blätter hatten und größtenteils nur noch aus knorrigen Zweigen bestanden. Sie reichten bis zur Fensterhöhe und ließen dadurch das Haus kleiner erscheinen als es war. Eines Morgens ergriff ich die Spitzhacke und zerrte sie samt Wurzeln aus dem sandigen Boden. Der Nachbar fuhr gerade zur Arbeit und meinte scherzhaft: „Edith, hast du heute eine Wut im Bauch!" Von einem Gärtner ließ ich in diesem Bereich hübsche Blumen und als Abschluss einen großen Lilienstrauch pflanzen. Die Nachbarn beobachteten meine Aktivitäten wohlwollend und zeigten mir den Daumen nach oben. Sie freuten sich über die von mir durchgeführten Verbesserungen und sagten mir das anerkennend. Sie staunten wohl, dass ich als allein stehende Frau und in Vollzeit tätige Krankenschwester das alles hinbekam.

Als ich wenige Tage nach der Neubepflanzung vom Dienst heim kam, bemerkte ich im Lilienstrauch ein zirka zehn Zentimeter großes heuschreckenartiges Tier. Es hatte einen hellgrünen Körper mit langen dünnen Beinen, einen hellroten Bauch, lange Fühler und große Augen. Ich hatte noch nie ein solches Tier gesehen. Es saß unbeweglich auf einem Blatt. So konnte ich es lange beobachten und war fasziniert von dieser Kreatur. Meine Faszination schlug allerdings bald ins Gegenteil um, als ich feststellte, dass während weniger Tage neue dazu kamen, die allesamt emsig dabei waren das Liliengewächs kahl zu fressen. Vom Einsatz eines Insektensprays waren sie unbeeindruckt. Folglich sah ich mich gezwungen härtere Maßnahmen einzusetzen. Ich ging mit einer kurzen Säge auf sie los und habe mit Mühe einige Köpfe abgeschlagen. Dies schien mir aber dann doch zu mörderisch und auch zu eklig. Es blieb also nichts anderes übrig, als die Pflanze heraus zu nehmen und durch eine heuschreckenresistente zu ersetzen.

Nach Einzug in mein Haus war die Entfernung zum Krankenhaus zirka zwölf Kilometer, zu weit zum Laufen. Deshalb kaufte ich für fünfhundert Dollar ein gebrauchtes Auto. Bevor ich allerdings einsteigen und fahren konnte, musste ich die amerikanische Führerscheinprüfung machen. Das ist im Grunde ganz unkompliziert. Es ist nicht Pflicht eine Fahrschule zu besuchen. Folglich müssen auch keine von Fahrlehrern begleiteten Fahrübungsstunden geleistet werden. Die offizielle Prüfung zum Erwerb des Führerscheins besteht aus zwei Teilen: Einer theoretischen und einer praktischen Prüfung. Ich kaufte mir die von der Florida Highway Patrol herausgegebene Schrift, in der alles Wissenswerte über Autofahren nachzulesen ist und lernte den Inhalt. Danach legte ich die aus zwanzig Fragen bestehende theoretische Prüfung mit Erfolg ab. Jetzt kam noch die praktische Prüfung. Als Vorbereitung darauf habe ich unter Beisitz mit meinem geduldigen Freund Arturo auf dem Parkplatz eines Supermarkts Fahren geübt. Am Prüfungstag fuhr er mich zur Prüfstelle, weil ich noch keine Fahrerlaubnis hatte. Eine Prüferin ließ mich auf der Prüfstrecke losfahren. Es ging alles gut, nur das Rückwärtseinparken gelang nicht. Somit ließ sie mich durchfallen. Beim zweiten Versuch einige Tage später und bei der gleichen Prüferin passierte dasselbe. Beim dritten Mal, als ich etwas nervös auf der Wartebank saß, sprach Arturo mit der Sekretärin der Prüfstelle. Er erzählte ihr von meinem Dilemma und erklärte, dass ich Krankenschwester sei (diese genießen großes Wohlwollen in der Bevölkerung) und das Auto unbedingt brauche, um zum Dienst zu kommen. Sie sagte: „Seien Sie beruhigt. Mein Mann ist einer der Prüfer. Ich werde ihre Freundin ihm zuteilen." Während meiner erneuten Fahr- und Parkversuche meinte der Prüfer: „Ah, Sie sind Krankenschwester. Meine Tochter ist Krankenschwester in der Armee." Ich fasste Vertrauen. Das Einparken gelang und ich bekam meinen Führerschein. Jetzt war ich selbständig und konnte überall hinfahren. Allerdings zeigte das alte Auto in kurzer Zeit seine Mängel. Es funktionierte der Benzinstandanzeiger nicht, so dass ich auf freier Strecke liegen blieb. Viel schlimmer war der geringe jedoch laufende Wasserverlust aufgrund dessen ich einmal ganz schnell mit unter der Motorhaube hervorqualmendem schwarzen Rauch in eine nächstgelegene Werkstatt einbiegen musste, wo der Mechaniker meinte: „Wollen

Sie Ihren Motor verbrennen?“ Nach wenigen Monaten war ich dieser Eskapaden überdrüssig und kaufte ein neues Auto der Mittelklasse, ein Oldsmobile Cutlass. Das war ein schönes silbergraues Gefährt mit roter Polsterung. Aufgrund des glänzenden Silbergraus nannte ich es „Silberwolke“, kurz „die Wolke“.

8.6

Nächtliche Aktivitäten

Nach Haus- und Autokauf hatte ich gerade noch so viel Geld übrig, dass ich ein Bett, ein Sofa mit Sessel und einen Esstisch mit Stühlen kaufen konnte. Nach monatlicher Bezahlung meiner relativ niedrigen Hypothek und den laufenden Ausgaben reichte mein Verdienst zum Leben. Ich konnte jedoch damit keine großen Sprünge machen um die überwiegend leeren Räume einzurichten. Da ich beim Einrichtungskauf keinesfalls Schulden machen und dennoch die Zimmer schnell möblieren wollte, fand ich eine etwas ungewöhnliche Lösung.

Just zu dieser Zeit war ich zur Pflegefachaufsicht über alle Pflegestationen und die vier Pflegespezialeinheiten in der Nachmittagsschicht befördert worden. In dieser Position war ich nicht am Bett tätig, sondern hatte für eine ordnungsgemäße Fortführung betriebsadministrativer Aktivitäten in diesen Bereichen zu sorgen. Dienstbeginn war um fünfzehn Uhr. Um dreiundzwanzig Uhr dreißig hatte ich Dienstschluss, so dass ich weitere Stunden für andere Zwecke einsetzen konnte.

Da kam mir die Idee, mich bei einer krankenhausexternen Pflegeagentur für private Nachtwachen einschreiben zu lassen. Demnach wurde ich auf deren Liste der abrufbaren Pflegekräfte eingetragen und bei Bedarf in einem der sieben Krankenhäuser in Miami, jedoch nicht in meiner Arbeitsstätte, als Privatschwester eingesetzt. Das ging folgendermaßen vor sich: Ich arbeitete regulär in meiner Arbeitsstätte als Fachaufsicht in der Nachmittagsschicht. Bei Bedarf rief mich die Pflegeagentur an und gab mir den Namen des Patienten, der Station und des Krankenhauses, wo ich die folgende Nacht von vierundzwanzig bis sieben Uhr Privatdienst zu machen hatte. Nach Beendigung meiner regulären Schicht um dreiundzwanzig Uhr dreißig fuhr ich zu dem betreffenden Hospital und war gegen vierundzwanzig Uhr dort. Auf der entsprechenden Pflegestation erwartete mich die auf der Station diensthabende Kollegin. Anhand der Krankenakte des Patienten informierte ich mich durch die ärztliche und pflegerische Dokumentation über seine Diagnose, seinen Krankheitsverlauf, Komplikationen, derzeitigen Zustand, laufende Behandlungen, geplante weitere Maßnahmen, medizinische Prognose und letztlich über die von mir zu leistenden pflegerischen Tätigkeiten in dieser Nacht. Schließlich fragte ich noch die Kollegin nach möglicherweise zu beachtenden speziellen Besonderheiten. So informiert ging ich zum Patienten, stellte mich vor und erklärte ihm, dass ich „seine" Nachtschwester sei und bis zum Morgen bei ihm anwesend sein würde. Meine private Abrechnung tätigte ich mit den Angehörigen des Patienten und entrichtete eine Vermittlungsgebühr an die Agentur.

Generell waren diese Nachtwachen keine große berufliche Herausforderung für mich. Je nach Diagnose mussten routinemäßig die vitalen Zeichen (Blutdruck, Puls, Atmung, Temperatur) gemessen, Infusionen überwacht und möglicherweise Verbände erneuert oder Schmerzmittel gegeben werden. Grundsätzlich aber sollte der Patient die Nacht über schlafen, bis ich gegen sechs Uhr dreißig mit seiner Morgentoilette begann und sein Bett frisch machte.

Schwierig wurde es für mich persönlich zwischen drei und sechs Uhr morgens, weil ich zu dieser Zeit meist keine manuellen Tätigkeiten zu erledigen hatte. Ich saß deshalb ruhig auf einem Stuhl und hatte Schwierigkeiten wach zu bleiben. Nie hätte ich es mir erlaubt, dass möglicherweise die Nachtwachenkollegin von der Station mich bei ihrem Rundgang eingenickt gefunden hätte. Deshalb entwickelte ich dagegen ein ebenso effektives wie praktisches Mittel. Ich verlegte mich in dieser Zeit auf Briefeschreiben. Das Lampenlicht zum Patienten hin abgeschirmt, schrieb ich auf einem der Patientenesstischchen seitenlange Briefe an meine Freunde in aller Welt.

Von den zahlreichen aufgrund von Routinetätigkeiten geprägten nicht erwähnenswerten Nachtwachen ist mir allerdings eine bis heute lebhaft in Erinnerung geblieben. Ich pflegte einen etwa fünfunddreißigjährigen Mann, der im Gefängnis eingesessen hatte, und dort aus der dritten Etage in die Tiefe gesprungen war. Er hatte mehrere Knochenbrüche und extensive Hautabschürfungen. Aufgrund mehrfacher innerer Verletzungen hatte er hohen Blutverlust erlitten. Notwendigerweise war eine große Bauchoperation durchgeführt worden. Er wanderte zwischen Bewusstlosigkeit und kurzen wachen Momenten hin und her und war zeitweise sehr unruhig. Dass er als Häftling ans Bett gekettet war, erschien mir als pro forma Akt. Denn er war in keinem physischen Zustand um sich vom Bett erheben zu können. Erwartungsgemäß hatte er drei verschiedene Infusionen, eine Bluttransfusion, einige abdominale Drainagen und einen Urin Katheter. Meine Aufgabe war: Den Bewusstseinszustand des Patienten regelmäßig zu testen, die vitalen Zeichen (Blutdruck, Puls, Atmung, Temperatur) in kurzen Abständen zu kontrollieren, die Transfusion und Infusionen zu überwachen beziehungsweise zu wechseln, die Ausscheidungsmenge zu messen, sowohl den abdominalen Wundverband als auch die Verbände an den Abschürfungen auf mögliche Blutungen regelmäßig zu inspizieren, die Durchblutung der eingegipsten Extremitäten zu prüfen, Schmerzmittel in verordneten Abständen zu injizieren und deren Wirkung zu verfolgen und den Patienten nach starken Schweißausbrüchen zu waschen. Alle diese Tätigkeiten mussten minutiös in den dafür gebräuchlichen Formblättern dokumentiert werden.

Der Kranke lag im Mittelbett eines Dreibettzimmers. Rechts daneben war ein etwa gleichaltriger Patient, der in seinem Bett saß und unaufhörlich aus der Bibel las und anschließend daran seine Folgerungen lauthals verkündete: „Jesus wird kommen und uns helfen. Er ist gut. Er wird uns erlösen. Schwester, wussten sie das? Er wird auch Sie erlösen." Mir schwirrte der Kopf. Einerseits musste ich mich völlig auf meinen Patienten und die exakte Durchführung meiner vielfältigen für ihn lebenswichtigen Aktivitäten konzentrieren und andrerseits spielte sich neben mir diese entnervende „Lachnummer" ab. Das ging so lange, bis der „Heilsverkünder" nach einigen Stunden einschlief. Eine echte Erlösung!

Zunächst dachte ich an zwei Nachtwachen pro Woche an meinen freien Tagen. In kurzer Zeit hat sich allerdings diese Zahl auf drei und mehr wöchentlich erhöht. Das traf dann zu, wenn Patienten sich an mich gewöhnt hatten, mich nicht ziehen lassen wollten und ich nicht nein sagen konnte, oder wenn die Kontinuität der Pflege dem Zustand des Patienten förderlich war. Meine Pflegedirektorin war davon informiert, nicht aber meine Kolleginnen. Ich wollte nicht den Verdacht aufkommen lassen, dass ich aufgrund meiner Extradienste weniger konzentriert oder motiviert meine Aufgaben im Krankenhaus erledigen würde. So kam es, als ich beim Übergabebericht an den mich um dreiundzwanzig Uhr ablösenden Kollegen manchmal etwas nervös war (ich sollte bereits auf dem Weg zu meiner Nachtschicht sein), sodass er meinte: „Edith, hast du aber heute eine heiße Verabredung!" Ich ließ dies freundlich lächelnd unkommentiert. Nach zirka eineinhalb Jahren dieser Zusatztätigkeit war mein Haus eingerichtet und ich konnte meine Doppeldienste einstellen. Ungefähr zu diesem Zeitpunkt bekam ich von meiner regulären Arbeitsstelle eine beachtliche Gehaltserhöhung, die ich vordem hätte gut gebrauchen können!

8.7

Freunde und Verwandte

Nachdem das Haus eingerichtet war, konnte ich meine Freunde und Bekannten zu fröhlichen Partys einladen. An einem Silvesterabend waren es achtzehn Personen aus verschiedenen Berufsbereichen darunter Wahrsager, Sänger und Zauberer. Mein sehr praktisch veranlagter Freund Arturo, angestellt bei der Florida Telephone Company, lief geschäftig zwischen den Gästen umher und jonglierte Drinks an diverse Empfänger. Pat und Ron kamen ursprünglich aus Neuseeland. Sie war Krankenschwester in einer Intensivabteilung, er Kinderarzt mit eigener Praxis. Annie aus England war Chefhebamme im eintausendzweihundert Betten

Jackson Memorial Hospital. Sie hatte den Pastor der anglikanischen Kirchengemeinde mitgebracht, bei der sie Mitglied war und für die sie aufwändig prächtige Messgewänder nähte. Meine Kollegin Esther, die regelmäßig ihre Pflegetätigkeit unterbrach um mit ihrem Mann auf der gemeinsamen Yacht nach Taiwan zu segeln, war Funkerin und Köchin auf dem Boot. Ihr Mann spielte Pascha. Meine quirlige Kollegin Amy war mit ihrem Supermarktleiter Larry gekommen. Sheldon, der Besitzer einer Kleinfabrik, Freddy, mein Friseur und Bob, Flugbegleiter bei Eastern Airlines bevölkerten das Gartenzimmer. Tony, der stolze Besitzer einer Pizza-Bäckerei, hatte aus seinem eigenen Ofen das beste Exemplar mitgebracht. Viel Charme und Witz versprühend zog Steen, aus England, pflegerischer Leiter der Intensivabteilung im Miami Heart Institut, viel Aufmerksamkeit auf sich. Er interessierte sich für Kunst, Literatur, Musik, speziell Oper und genoss es in vornehmen Restaurants elegant zu speisen. Er liebte es sich elegant zu kleiden und alle Blicke auf sich ziehend vor Publikum durch interessante Konversation zu brillieren. Bei unseren gemeinsamen Opernbesuchen erschien er im Smoking mit Spitzenhemd. Ich trug meinerseits eine seidig fließende Abendrobe mit einem für die damalige Zeit gewagten Dekolleté, einen Turm von hochgesteckten Haaren und ein zeitgemäßes modisches Make-up. In den Pausen im Foyer nickte Steen mehreren Bekannten freundlich zu und meinte dann zu mir: „Hast du gesehen, wie ihnen die Augen aus dem Kopf quollen?" Er genoss es durch unser beider Eleganz, ein krasser Gegensatz zu unserer täglichen Dienstkleidung, aufzufallen und bewundert zu werden.

In meiner Studienzeit kam ich einmal zur Vorlesung und meine Kommilitonin Rosie überfiel mich mit: „Edith, ich war am Samstag in der Oper. Als ich in der Pause so die Ränge hoch schaue, sehe ich einen Mann: Groß, schlank, blond gewelltes Haar, freundliches Gesicht, hoch elegant angezogen, wow, was für eine Erscheinung! Dann denke ich: Mit wem ist der hier? Dann sehe ich dich!" Ich lächelte, habe es mir aber verkniffen zu sagen: „Cool it Rosie, der Mann ist schwul." Für mich war Steen während unserer langjährigen Freundschaft ein unterhaltsamer, lebensfroher Partner und Vertrauter, mit dem ich viel Interessantes erlebte. Durch ihn lernte ich die Gruppe seiner Freunde kennen, die sich regelmäßig an Wochenenden am Strand trafen.

Aufgrund meiner Dienstzeiten und später meiner nebenberuflichen Studien konnte ich selten einen Tag am Strand verbringen. Wenn ich aber erschien, wurde ich von der Gruppe total verwöhnt. Gleich war jemand zur Stelle, der mein Strandlaken aus dem Auto nahm und auf dem Sand ausbreitete. Als nächstes wurde der große Strandschirm in den Boden gerammt und ich wurde zu Sekt mit oder ohne Orangensaft eingeladen. Ich war die Queen und genoss diese Aufmerksamkeit. Einmal wurde mir ein sehr junger sich auf Stellensuche befindlicher Krankenpfleger zugeführt. Das war ein ungewöhnliches Beratungsgespräch am Strand, ich im Bikini, er in der Badehose. Er war ein ernsthafter junger Mann und ich sicherte meine Unterstützung bei einer Anstellung zu. Er bekam eine Anstellung im Cedars of Lebanon Hospital. Leider verstarb er wenige Jahre später an AIDS.

Bald nach Einzug in mein Haus kamen auch Besuche aus Europa. Als erste Besucherin kam meine Freundin Shirley aus London, mit der ich seit unserer gemeinsamen Zeit in Ägypten weiterhin in Kontakt stand. Sie wollte unbedingt nach Disney World fahren. Nachdem ich meine Voreingenommenheit gegenüber diesem Freizeitpark als antizipiertes reines Kinderparadies überwunden hatte, machten wir uns auf den Weg. Überraschenderweise wurde meine Voreingenommenheit gründlich kuriert, als ich erlebte, wie in den einzelnen Hallen die zwar kitschig bunten aber liebenswerten Attrappen zusammen mit den maschinell eingespeisten simplen Liedern eine unglaubliche Entspannung und Fröhlichkeit speziell bei den erwachsenen Besuchern erzeugten. Sie wurden eingetaucht in eine Atmosphäre absoluter Problemlosigkeit und ein wie in Kindertagen erlebtes Gefühl totaler Sorglosigkeit. Alle weiteren Besucher, mit denen ich später zur Disney World fuhr, bestätigten ähnliche Erfahrungen.

Aus Würzburg kam meine Freundin Gisela. Mit ihr fuhr ich nach Key West. Über größere und kleinere Inseln, genannt die Florida Keys, verbunden mit Brücken geht es bis zur letzten zweihundertsieben Kilometer entfernten Insel, der südlichsten Stadt der Vereinigten Staaten nach Key West. In südlicher Richtung auf einer relativ schmalen Straße fahrend ist links der in allen Farbschattierungen glänzende Atlantik, rechts sind die tiefblauen Fluten des Golfs von Mexiko. Ein überwältigendes Erlebnis besonders bei Sonnenuntergang! Das fünfundzwanzigtausend Einwohner zählende (Stand 2004) Städtchen wurde 1912 gegründet. Von hier sind es nur neunzig Seemeilen nach Kuba. In alter Zeit haben die Bewohner größtenteils von der Ausbeutung von Schiffswracks gelebt. In neuerer Zeit hat sich eine beachtliche Zigarrenproduktion, nicht zuletzt durch die kubanischen Einwanderer, etabliert. Auf einem speziellen Markt in Strandnähe werden große Schwämme, riesige Muscheln sowie Fische aller Art feilgeboten. Für Liebhaber von Meeresfrüchten sind die vielen Fischrestaurants ein kulinarisches Paradies. Für viele Jahrzehnte war Key West ein verschlafenes Städtchen am Ende der Welt mit kleinen Holzhäusern, einem gemächlichen Alltag in einem warmen subtropischen Klima. Inzwischen wurde es von der Moderne mit ihrem Massentourismus eingeholt, wo jetzt auch Ableger der großen Hotelketten, erfreulicherweise in Höhe und Materialverwendung der subtropischen Umgebung angepasst, angesiedelt sind. Eine besondere Attraktion ist das relativ große Wohnhaus von Ernest Hemingway mit den zahlreichen umherstreuenden Katzen. Hemingway lebte hier ab 1928 für mehrere Jahre. Er war kein Kind von Traurigkeit und verbrachte viel Zeit in der nahe gelegenen Bar „Sloppy Joe“, in der sich ein Besuch allein schon wegen der dort beobachtbaren eigenartigen Charaktere und urigen Typen lohnt. Key West ist immer noch ein Ort für Individualisten und Aussteiger, von denen viele keiner regelmäßigen Arbeit nachgehen, sondern vom gelegentlichen Fischfang oder künstlerischem Schaffen leben.

Nachdem es am Tag unseres Besuches sehr heiß war, setzten Gisela und ich uns in das Besucherbähnchen und ließen uns von einer Touristenführerin mit Mikrophon die Sehenswürdigkeiten des Städtchens erklären. Plötzlich ging ein Wolkenbruch nieder. Die Regenmassen prasselten zirka zwanzig Minuten unbarmherzig auf uns herunter, so dass uns in kurzer Zeit buchstäblich das Wasser unterm Po zusammenlief. Das Kuriose dabei war, dass das Bähnchen ruhig weiterfuhr und die Touristenführerin die ganze Zeit weiter erklärte. Darüber bekam Gisela einen Lachkrampf. Ich fand die Situation nicht belustigend und war froh, als wir patschnass in unser Motel zurückgehen konnten. Dort angekommen mussten wir einen Weg finden unsere einzige mitgebrachte und jetzt triefendnasse Kleidung zu trocknen. Nachdem das Motel über keinen Trockner verfügte, zog ich mein Nachthemd an, Gisela schlang sich das Badetuch um und wir fuhren zu einer Münzwäscherei, die in einem der ärmeren Wohnviertel zu finden war. Die anderen dort anwesenden Personen haben uns kaum beachtet und fanden an unserem eigenartigen Aufzug offensichtlich nichts Besonderes. Unser Problem war schnell behoben und die Welt wieder in Ordnung.

Meine Schwester Ella, ihre Tochter Karin (11), ihr Sohn Richard (22), und dessen Freundin Conny (18) kamen 1979 zu Besuch. Von den zahlreichen gemeinsam unternommenen Besichtigungen war der Höhepunkt ein Tag in den Everglades. Der Name Everglades geht auf die Engländer zurück, die das sechstausendeinhundertzehn Quadratkilometer große Marschland mit niedrigem, flächendeckendem leicht im Wind wehenden Gras als „forever glades“ bezeichneten. Die Everglades werden auch Grasfluss genannt, weil eine sechzig Kilometer breite Wasserader mit nur wenigen Zentimeter Tiefe über einen Kalksteinuntergrund äußerst langsam, ein Meter pro Stunde, gespeist vom nördlich gelegenen See Okeechobee zur Florida Bay, an die Südspitze von Florida fließt und dort im Golf von Mexiko endet. In diesem Meer von Gras sind gelegentlich erhöhte Inseln, so genannte Hammocks, zu sehen, auf denen Zypressen, Gumbo-Limbo-Bäume, Königspalmen und Mahagonibäume wachsen. Zur Zeit der spanischen Eroberung um 1500 lebten im Schutz dieser Pflanzenwelt auf dem trockenen Grund die Tequesta und Calusa Indianer. Sie sind nach Jahrzehnte andauernden Kämpfen mit weißen Eroberern aus den Everglades vertrieben und in Reservate zusammengefasst worden.

Die „Glades“, wie sie von den Einheimischen genannt werden, beherbergen eine einzigartige subtropische Tier- und Pflanzenwelt, die aus nächster Nähe betrachtet werden kann. Die Everglades sind von zwei Stellen für Besucher zugänglich. Ein Zugang heißt Flamingo und ist im Süden. Breite Holzstege mit Geländer führen hier über den steinig nassen Grund, von wo aus das wundersame Leben ungewöhnlicher Tiere und Pflanzen zu beobachten ist. Der zweite, von uns gewählte Zugang, heißt Shark Valley und liegt im Nordwesten. Hier fährt eine mit Propangas betriebene geräuschlose und mit erhöhten Sitzen ausgestattete, überdachte, seitlich offene Besucherbahn langsam durch das Gelände. Ein Parkwächter erklärt Flora und Fauna. Die Everglades sind kein Zoo. Das heißt, die Tiere leben frei in ihrem natürlichen Habitat. Der Besucher sieht diejenigen, die sich gerade in dieser Gegend aufhalten oder ihrem üblichen Pfad folgend vorüberkommen. Wir sahen braune Kormorane und bunt gefiederte Papageien, kleine weiße Ibisse und zirka ein Meter große weiße und graublaue Reiher, die vollkommen still im Wasser standen, um den Fischen ihre Anwesenheit nicht zu verraten und dann blitzschnell zuschnappten. Schildkröten lagen auf Steinen in der Sonne. Der elegante Anhinga (Schlangenhalsvogel) breitete sein Gefieder zum Trocknen aus. Flamingos zeigten den lachsfarbenen Unterteil ihrer Flügel. Und völlig ungewohnt und beeindruckend waren die Alligatoren. Je nach Größe lagen sie meist reglos in kleinen oder großen Tümpeln, so dass sie auf den ersten Blick nicht auszumachen waren. An einer Stelle gibt es einen großen Teich, in dem sich riesige Exemplare aufhielten. Entlang eines zirka drei Meter breiten und fünf Kilometer langen Wasserweges lagen noch weitere am Ufer mit ihren Jungen. Diese Miniaturausgaben sind allerliebst und es ist kaum vorstellbar, dass sie einmal die beeindruckenden Ausmaße der erwachsenen erreichen werden. Verständlicherweise sind gerade in dieser Zeit ihre Mütter besonders aggressiv und wir waren froh, erhöht und sicher in unserer Bahn zu sitzen. Einheimische erzählen, dass ein Alligator mit einem Schlag seines Schwanzes einem Reh die Beine brechen und so Beute machen kann. Deshalb ist es auch nicht ratsam als unerfahrener Besucher aus Europa die durch die Everglades führenden Fußpfade allein zu begehen. Weitere Bewohner wie Rehe, Panther, oder der von mir geliebte Waschbär sind so gut wie nie zu sehen. Das Nacht aktive Opossum habe ich auf dem Dach meines Hauses aber nicht in den Everglades gesehen. In vielen Bereichen der Everglades wachsen hellblaue Wasserhyazinthen, weiße und gelbe Lilien, dunkelrote Orchideen und rosarot blühende Kakteen.

Als in den frühen 70er Jahren der Drogenkonsum immer weitere Kreise zog, hat die Zahl der Hauseinbrüche beständig zugenommen. Die Süchtigen brauchten Geld um sich den „Stoff“ zu beschaffen. Eines Abends war ich bei Freunden und stellte bei meinem Heimkommen fest, es war eingebrochen worden. Die Diebe waren durch das Gartenzimmer eingestiegen. Dabei legten sie einige Glaslamellen eines Fensters neben dem Haus ins Gras, drückten das Fliegengitter nach innen und waren im Haus. Sie fanden in der Küche fünfzig Dollar und im Arbeitszimmer meine Reiseschreibmaschine. Eine gewöhnlich begehrte elektronische Musikanlage war nicht im Haus. Ich war froh, dass sie keinen Vandalismus durchführten. Nach diesem Erlebnis ließ ich an allen Fenstern eiserne weiß gestrichene Ziergitter anbringen (das war inzwischen eine regelrechte Industrie in Miami) und alle Türen mit Doppelschlössern versehen. Über der Tür zum Garten wurde eine Leuchte montiert, die nachts an war. So fühlte ich mich total sicher und es ist auch nie wieder etwas vorgekommen. Meine Kollegin Pat meinte dazu: „Jetzt bricht bei dir keiner mehr ein. Die wollen sich doch nicht bei dir abplagen, wenn es noch viele andere Häuser gibt, in die sie ohne Hindernis einsteigen können.“

Ich hatte großes Glück, dass ich in nahezu zwanzig Jahren meines Aufenthalts in Miami keinen zerstörungswütigen Hurrikan erlebte. Das in Miami in Meeresnähe angesiedelte National Hurricane Center gibt Tage vor Eintreffen eines Wirbelsturms präzise Warnungen heraus. Mehrmals war es für Miami und Umgebung gefährlich geworden. Jedoch jedes Mal hat der Sturm abgedreht und sich in eine andere Richtung fortgesetzt. Beim Herannahen eines Hurrikans müssen alle Mitarbeiter und besonders die Pflegepersonen im Krankenhaus erscheinen, damit die pflegerische Versorgung der Patienten über vierundzwanzig Stunden gesichert werden kann. Für Pflegepersonen außer Dienst sind in einem Großraum des Hospitals Matratzen, Speisen und Getränke bereit gestellt, damit sie sich ausruhen und die nächstfolgenden Schichten übernehmen können.

Für Personen außerhalb des Krankenhauses empfiehlt die dafür zuständige Stelle, dass sie eine Badewanne mit Wasser füllen. Denn bekanntlich bringen die von einem Hurrikan mitgeführten enormen Wassermassen die Kanalisation zum überlaufen und machen dadurch das Leitungswasser ungenießbar. In Wohnräumen sollten an zwei gegenüber liegenden Fenstern ein kleiner Spalt offen gelassen werden, weil dadurch dem Aufprall der Sturmwellen ein verringerter Widerstand entgegengebracht wird. Viele Hausbesitzer vernageln ihre Fenster mit Brettern um das Umherfliegen von Glassplittern zu vermeiden. Gartenmöbel und Gerätschaften müssen in Sicherheit gebracht werden. Ein Hurrikan ist dafür berüchtigt, dass er nicht nur Gartenmöbel in Fensterscheiben und Glastüren wirft, sondern auch Autos durch die Luft wirbelt. Deshalb wartete mein Nachbar die wenigen Male, an denen ich aufgrund von Hurrikanwarnungen ins Hospital musste, ungeduldig darauf bis er, ohne eigene Garage, sein Auto in meine stellen konnte.

Dieser Nachbar hatte einen Hund und eine Katze. Sie hatten ihre hauseigenen Namen. Ich habe für meine Zwecke den Hund Ruffi und die Katze Miss Minni genannt. Sie hörten bei mir auf diese Namen. Wenn ich täglich gegen fünfzehn Uhr fünfundvierzig vom Dienst kam und in meine Einfahrt einbog, waren beide zur Stelle. Sie wussten, jetzt gibt es gleich was Gutes. Sie kamen mit mir durch die Garage in die Küche, wo Ruffi neben einigen Streicheleinheiten ein Stück Käse bekam. Miss Minni war an Streicheleinheiten nicht interessiert, wohl aber an einem Stück Käse. Gleich darauf lief sie ins Schlafzimmer und schlüpfte durch einen offenen Türspalt des Einbauschrankes ins Innere. Sie wusste ganz genau, dass ich dieses Versteckspiel hasste, weil ich keine Flöhe in meinem Langhaarteppich haben wollte. Nach wilder Verfolgung und vielen Miss Minni Rufen meinerseits stürmte sie ins Gartenzimmer, von wo aus sie zusammen mit Ruffi in den Garten abgeschoben wurde. In ihrem ersten Lebensjahr schlenderte sie noch gemächlich zwischen den Bäumen umher. Als dann die Zeit kam, in der die Mocking Birds ihre Jungen hatten, flogen ihr die Altvögel hinterher und stupsten sie mit ihren Beinen auf den Kopf. Verängstigt suchte sie das Weite und lief von da an immer dicht an der Hauswand entlang.

8.8

Krankenhausinsolvenz

Zum Schrecken aller Mitarbeiter wurde in den frühen 70er Jahren von der Krankenhausbetriebsleitung unter Sandy B. die Insolvenz des Hospitals angemeldet. Hintergrund dafür waren die von ihm getätigten Unterschlagungen von Betriebsgeldern, wofür er einige Jahre im Gefängnis verbrachte. Sämtliche Angestellte, und auch ich selbst, waren geschockt. Denn wie konnte dieser väterliche, für jeden Mitarbeiter stets zugängliche, immer freundlich fürsorgliche Betriebsleiter so etwas tun? Als er während seiner Haftzeit einmal in seiner früheren Wirkungsstätte Patient war, haben ihn Scharen von Mitarbeitern aller Beschäftigungskategorien besucht. Mehrere Ärzte schoben Checks in seine Nachtkästchenschublade.

Dem insolventen Krankenhaus wurde vom Gericht ein Insolvenzverwalter zugeteilt. Dessen erste Amtshandlung bestand in der Entlassung von zirka zehn Prozent der Mitarbeiter. Klugerweise wurde niemand aus dem Pflegedienst entlassen, so dass die pflegerische Versorgung wie gewohnt aufrechterhalten und dadurch die Zufriedenheit der Patienten gesichert werden konnte. Die Patienten wussten zwar um die Insolvenz, merkten aber de facto behandlungstechnisch nichts davon. Nach zirka einem Jahr waren die Betriebsbilanzen so weit hergestellt, dass es in dem kleinen Krankenhaus finanziell wieder aufwärts ging und auch der große im Bau befindliche Neubau weitergeführt werden konnte.

8.9

Krankenhausneubau

Im Jahre 1975 erfolgte die Fertigstellung des Krankenhausneubaus. Aus dem kleinen Cedars of Lebanon Hospital war das fünfhundert Betten fassende Cedars Medical Center geworden. Flankierend zum zwölfstöckigen Bettenhaus wurde ein vierstöckiges und ein sechsstöckiges Gebäude errichtet. Um diesen Gebäudekomplex an der gewünschten Stelle bauen zu können, musste ein dem Miami Fluss zuströmender Bach umgeleitet werden. Dadurch wurde leider auch der vordem regelmäßig sich am Wasserrand in der Sonne wärmende Alligator, genannt Sam, vertrieben. Der Grundriss des Bettenhauses bestand aus vier Flügeln mit jeweils zwei zentralen Stützpunkten. Jeweils zwei Flügel waren eine Bettenstation. Jeder Flügel hatte fünfzehn Betten, so dass eine Station mit dreißig Patienten belegt werden konnte. Um den zentralen Stützpunkt der Station gereiht waren ein Konferenzzimmer, ein Aufenthaltsraum und das Büro der Stationsleitung. Im offenen Stützpunkt erledigte die Stationssekretärin ihre Aufgaben und es trafen sich hier Ärzte, Pflegepersonal und Fachspezialisten anderer Disziplinen zum Informationsaustausch. Hier war auch die Anlaufstelle für Besucher.

Die einzelnen Etagen waren ausstattungsmäßig alle farbcodiert. War beispielsweise der Teppich gelb-braun meliert, so waren auch die Wände hellgelb tapeziert und die Schränke gelb gestrichen. Dies setzte sich in den Patientenzimmern fort. Auf anderen Stationen waren die Farborientierungen blau, grün oder orange.

Die Patientenzimmer waren alle Einzelzimmer. Eine Seite des Zimmers war eine Glaswand mit einem großartigen Blick auf Palmen, blau-weißen Himmel und das zirka zehn Autominuten entfernte Stadtzentrum. Auf der gegenüberliegenden Seite war der Eingang zur Toilette mit Dusche. Dieser Raum war groß genug um bequem einen Rollstuhl hinein fahren zu können. Die Betten waren alle elektrisch, auf Knopfdruck vom Patienten selbst zu bedienen. Zusätzlich zur Verstellbarkeit des Kopf- und Fußteiles konnten die Pflegenden durch Treten eines am Fußende eingebauten Pedals in Notfällen das Kopfende des Bettes extrem absenken, das heißt in die Trendelenburg-Position bringen. Das Kopfteil des Bettes war abnehmbar, und konnte bei Reanimationen als Unterlage dienen. Im Nachtschränkchen eingebaut war das für Patienten kostenlos nutzbare Telefon, die Klingel und der Schaltknopf für den dem Bett gegenüber über dem Kleiderschrank montierten Fernseher. Ergänzt wurde diese Ausstattung durch das übliche Betttischchen. Das ganze Mobiliar war nicht in dem üblichen steril wirkenden Weiß gehalten, sondern aus holzähnlichem braunen Material. Neben dem Beleuchtungskörper über dem Bett war ein sechzig mal vierzig Zentimeter farbenfrohes Bild angebracht. Dahinter verbargen sich die Anschlüsse für Sauerstoff und Absaugung. Nachdem von den meisten Patienten diese Anschlüsse nicht benutzt werden mussten, sollte sie deren Anblick auch nicht belasten. Die Klingelsignale gingen an eine Zentrale, wo vierundzwanzig Stunden eine verständnisvolle Person die Wünsche und Bedürfnisse der Patienten entgegennahm und zu deren Befriedigung an eine entsprechend qualifizierte Pflegeperson weiterleitete. Über ein elektronisches Suchsystem konnte sie die Einzelnen schnell in den Patientenzimmern oder anderswo lokalisieren und zügig zu den betreffenden Patienten schicken. Die Türen der Patientenzimmer standen, wenn nicht vom Patienten anders gewünscht, immer offen. Die Idee dabei war, dass Patienten die Pflegenden auf dem Gang kommen und gehen sahen und so nicht in ihrem Einbettzimmer isoliert, sondern sich in das Geschehen der Station mit eingebunden fühlten.

Dieser Neubau mit seiner zeitgemäßen Ausstattung und dem Komfort für Patienten war ohne Übertreibung eines der modernsten und schönsten Krankenhäuser in Miami und der weiteren Umgebung.

8.10

Nursing Supervisor/Klinikoberschwester Intensiveinheiten

Der Begriff Supervisor bedeutet im anglo-amerikanischen Sprachverständnis eine administrative Person, die für Abläufe geschäftlicher oder schulischer Art verantwortlich ist. Dieser Begriff sollte nicht nach deutschem Verständnis mit einem psychologischen Berater verwechselt werden, der im angelsächsischen Sprachgebrauch als Counselor bezeichnet wird.

In Deutschland kommt die Person des Nursing Supervisors der einer Klinikoberschwester am nächsten. Die Position des Pflegesupervisors hat in der amerikanischen Pflege eine jahrzehntelange Tradition, während der Counselor eine relativ neue Erscheinung ist. Der Pflegesupervisor steht in der Pflegehierarchie zwischen Stationsschwester und Pflegedirektorin.

Nach meiner Zeit als pflegerische Fachaufsicht in der Nachmittagsschicht wurde ich von der Pflegedirektorin auf die Position eines Supervisors mit der Verantwortung für alle Intensiveinheiten befördert. Das bedeutete, dass ich nun für die internistisch/chirurgische Intensiveinheit, die kardiologische Intensiveinheit, die kardiologische Pflegestation sowie die Notaufnahme verantwortlich war. Meine Arbeitszeit war jetzt von sieben bis fünfzehn Uhr dreißig. Vor Antritt dieser Position habe ich der Pflegedirektorin gegenüber insistiert sofort einen Intensivkurs zum Thema „Kardiologische Arrhythmien“ belegen zu können. Sie stimmte bereitwillig zu, nachdem ich ihr erklärt hatte, dass ich auf jeden Fall mit den diesbezüglich gut geschulten Kolleginnen in der Kardiologie als deren Vorgesetzte mithalten wollte.

Aus dem gleichen Grund, nämlich um mit meinen Nachgeordneten auf der gleichen pflegespezifischen Kompetenzstufe zu stehen, habe ich das jährlich landesweit von der so genannten Psychological Corporation durchgeführte herausfordernde sowie prestigeträchtige CCRN Examen für Pflegende auf Intensivabteilungen gemacht. Durch Bestehen dieses Examens wurde der Titel Critical Care Registered Nurse erworben, was soviel heißt wie Registrierte Krankenschwester für Intensivpflege. Prestigeträchtig war das Examen deshalb, weil dabei eine hohe Durchfallquote verzeichnet wurde. Das schreckte mich nicht ab, im Gegenteil, ich wollte mich gleichwertig qualifizieren wie meine Nachgeordneten, von denen mehrere daran teilnahmen. Zusammen mit Esther, einer lieben Kollegin, habe ich wochenlang mehrere Stunden pro Woche die großen Handbücher gewälzt und mir die anatomischen und physiologischen Gegebenheiten der einzelnen Körpersysteme, sowie die neuesten Behandlungsmöglichkeiten auf dem kardiovaskulären, pulmonären, metabolischen, neurologischen und psychosozialen Gebiet eingeprägt. Aufgrund des langen intensiven Lernens und auch meiner praktischen Erfahrung hatte ich beim Examen beispielsweise keine Mühe unter anderem verschiedene kardiologische Arrhythmien oder Blutgase zu interpretieren. Auch die kaum erlernbaren sondern aus der Situation heraus zu findenden Antworten zu den psychosozialen Fragen konnte ich beantworten. Ich habe das Examen bestanden und mich sehr darüber gefreut. Ein Drittel aus unserer Gruppe (gesamt sechs Teilnehmerinnen) war nicht erfolgreich.

8.11

Erwerb des Bachelor-Grades

Sally S., eine Kollegin, die an der Florida International University ihr Bachelor-Studium machte, lud mich ein mit ihr an der Uni eine Gastvorlesung von Dr. Kübler-Ross zu hören. Dr. Kübler-Ross war eine schmächtige kleine Gestalt mit schütterem kurzen Haar und freundlichem Gesichtsausdruck. Sie hatte in der Schweiz ihre ärztliche Ausbildung gemacht und war in die USA emigriert. Sie sprach mit starkem schweizerischem Akzent. In ihrem Fachgebiet der Psychiatrie beschäftigte sie sich intensiv mit der Problematik Tod und Sterben, trotz oder gerade, weil dieses Thema nicht nur in der Gesellschaft sondern auch von Fachpersonal in Krankenhäusern möglichst verdrängt wurde. Als sie zu Beginn ihrer diesbezüglichen Forschungsarbeit Mitarbeiter auf Krankenstationen nach Patienten mit einer Finaldiagnose fragte, bekam sie zur Antwort: „Wir haben keine solchen Patienten." Ein Zeichen dafür, dass auch Krankenschwestern und Ärzte den Verdrängungsmechanismus bei ihrer Arbeit einsetzten. Dr. Kübler-Ross verschaffte sich letztendlich doch Zugang zu Patienten, die als unheilbar diagnostiziert und ohne psychische Unterstützung von Krankenschwestern oder Ärzten mit dieser enormen seelischen Belastung allein gelassen wurden. Sie waren erleichtert, als Kübler-Ross mit ihnen sprach über ihre Angst vor dem Tod, ihre Furcht vor dem Sterben, ihrer Hoffnung auf Leben, ihre Scheu diese Gefühle ihren Angehörigen mitzuteilen und über die abweisende Haltung ihrer Angehörigen gegenüber derartigen Gesprächen. Dr. Kübler-Ross führte Dutzende solcher Gespräche über einen Zeitraum von mehr als zwei Jahren. Dabei erlebte sie die große Bereitschaft dieser Patienten über ihre Gefühle zu reden und erkannte bei ihnen bestimmte psychologische Stadien, in denen Patienten sich im Vorfeld ihres Todes befanden. Sie hat diese wissenschaftlichen Erkenntnisse durch Veröffentlichungen und Vorträge im ganzen Land publik gemacht. Erwartungsgemäß wurde diese Botschaft zunächst nur bei wenigen Vertretern der heilenden Berufe positiv aufgenommen. Über Zeit hat sich ihre Lehre zunächst in der pflegerischen Ausbildung weit verbreitet, wodurch viele Patienten in ihrer letzten Lebensphase emotionalen Beistand erfuhren. Später wurden von engagierten Personen die ersten Hospize gegründet, deren Idee in den späten 80er Jahren auch in Deutschland zögerlich Fuß fassen konnte. Dr. Kübler-Ross war an die Universität gekommen um ihre Forschungsergebnisse zu dieser Thematik den Studierenden vorzustellen.

Eingeführt wurde sie von einem Professor George K., dem Dekan des philosophischen Fachbereichs. Er stammte aus Ungarn und sprach mit starkem ungarischen Akzent. Ich kann mich an kein Wort seines kurzen Vortrags erinnern. Ich weiß nur, dass ich von seinem Wesen total beeindruckt war und Sally fragte, was ich denn tun müsste um mit diesem Professor Philosophie zu studieren. Ich konnte ohne formale Einschreibung zunächst drei Kurse als Gasthörer belegen. Die Vorlesungen bei Professor K. waren hoch interessant, lebendig und inhaltsreich. Ich freute mich jedes Mal auf diese Stunden mit ihm, die ich nebenberuflich besuchte. Nebenberuflich hieß, dass ich von sieben bis fünfzehn Uhr dreißig im Krankenhaus Dienst hatte. Nach dreißig Minuten Autofahrt war ich daheim und legte einen fünfzehnminütigen Tiefschlaf auf dem Sofa ein. Um siebzehn Uhr fuhr ich zur Universität um pünktlich um achtzehn Uhr im Vorlesungsraum zu sein.

Nach Ablauf der drei Kurse als Gasthörer war mir klar: Ich erwerbe meinen Bachelor-Grad mit Schwerpunkt Philosophie. Bei meinem Versuch mich in das Studentenregister einzuschreiben wurde mir bedeutet, dass ich mit meinem deutschen Mittelschulabschluss die Aufnahmekriterien für die Universität nicht erfüllte. Das hieß, dass ich zur Erfüllung dieser Kriterien vorab bestimmte Kurse am Community College absolvieren musste. Was das Studienpensum am Community College betraf, war es in eine Vielzahl von Kursen in Pflicht- und Wahlfächer eingeteilt. Allerdings bestand die Möglichkeit so genannte Kompaktexamina abzulegen. Das heißt, wenn Studierende, die in diesen Kompaktexamina in einem bestimmten Wissensbereich gestellten Fragen beantworten können, erspart ihnen dies die Belegung eines Semesterkurses zu dieser Thematik. Ich bestand die Kompaktexamina in den Pflichtfächern Allgemeinwissen, Englisch und Geschichte. Nachdem die Mathematik von jeher meine Achillesferse war, bin ich erst gar nicht auf die Idee eines diesbezüglichen Kompaktexamens gekommen, sondern habe den entsprechenden Unterricht belegt. In einer Vorlesung über

Naturwissenschaften bin ich über die Mendel'schen Regeln gestolpert. Mit den Veränderungen der weißen und der roten Erbsen wurde ich völlig konfus, so dass ich aufstand und der Lehrenden erklärte: „Ich verstehe das System nicht." Sie bat mich an die Tafel zu gehen und die von ihr wiederholte Erklärung schematisch mitzuzeichnen. Jetzt hatte ich den Vorgang verstanden. Am Ende der Stunde dankte sie mir und meinte, dass in der Klasse von dreißig Studierenden sicher mehrere das gleiche Verständnisproblem gehabt hatten wie ich, sich aber nicht getrauten nachzufragen. Durch die von mir angeregte Wiederholung hätten sie sicher profitiert. Sie lud mich zu einem Nachmittagskaffee zu sich nach Hause ein und fragte dabei viel über Europa und Deutschland.

Eines der Wahlfächer bei diesen prä-universitären Studien war Kunstgeschichte. Als ich an einer diesbezüglichen Unterrichtsstunde teilnahm, und die Lehrende die herrlichen pharaonischen Kunstobjekte in einer äußerst lapidaren Begrifflichkeit abhandelte, ging ich enttäuscht hinaus und kam nie wieder zurück. Stattdessen vereinbarte ich mit ihr, dass ich für die erforderlichen zwei Kurse zuhause lernen und die notwendigen Examina ablegen werde. Sie sah auch ein, dass ich ihr gegenüber dahingehend im Vorteil war, dass ich zahlreiche Objekte unterschiedlicher Epochen bereits im Original an unterschiedlichen Orten der Welt gesehen hatte. Die beiden Examina habe ich zu unserer beiden Freude mit Bravour bestanden.

Pro Semester konnte ich zwei Kurse zuzüglich ein oder zwei Kompaktexamina nebenberuflich absolvieren. So kam es, dass ich nach gut zwei Jahren meine Studien am Community College abschloss, dadurch die Aufnahmekriterien zum Studium an der Florida International University erfüllte und meine philosophischen Studien wieder aufgreifen konnte.

Es war eine Freude bei Professor K. die Vor-Sokratiker, speziell Thales von Milet, und sukzessive Sokrates und Plato, Pico della Mirandola bis Marx, Kierkegaard, Merleau-Ponti, Husserl und Heidegger zu studieren. Professor K. war hinsichtlich der Studienstruktur sehr organisiert. Gleich zu Semesterbeginn erhielten wir die Liste der zu beschaffenden und zu studierenden Bücher sowie die Daten der Zwischen- und Semesterabschlussprüfung. Häufig wurden die verschiedenen Originaltexte unter seiner Führung kontrovers diskutiert, was die Vorlesungen spannend und interessant machte. Die Prüfungsvorbereitungen stimulierten zum intensiven Nachdenken über einzelne Thesen und erforderten konzentrierte Überlegungen zu deren Bestätigung oder Ablehnung.

Im Rahmen meines Philosophiestudiums belegte ich auch Kurse, deren Thematik sich mit Tod und Sterben befasste. Auf dieser Grundlage habe ich später Patienten mit einer Finaldiagnose individuell im Krankenhaus betreut. Dabei habe ich erfahren, ähnlich wie Dr. Kübler-Ross, dass die Patienten gerne bereit waren über ihr Leben, ihre Ängste und Befürchtungen mit jemandem zu reden. Meine anfängliche Hemmung, nicht zu wissen was ich einführend sagen sollte, war unbegründet. Ich stellte mich dem einzelnen Patienten vor und sagte: „Wie geht es Ihnen? Ich werde jetzt einige Zeit mit Ihnen verbringen, wenn Sie das möchten."

Das war gewöhnlich der Auftakt, nach dem bei den einzelnen heraussprudelte, was sie schon lange bewegt hatte, aber mit niemand darüber sprechen konnten. Am wenigsten mit ihren Angehörigen, weil diese aus Angst an den eigenen Tod erinnert zu werden, mit „es wird schon wieder“ oder „mach dir keine Sorgen“ jede ernsthafte Unterhaltung von vorn herein abwürgten. In dieser Situation waren todkranke Patienten dankbar jemandem buchstäblich ihr Herz „ausschütten“ zu können. Sie erzählten von ihrem Lebensweg, ihren Erfolgen und Misserfolgen, vom Bedauern für manche lieblose Taten, den erfüllten und enttäuschten Hoffnungen, von gelungenen und gescheiterten Ehen, und von lange gehegten unerfüllt gebliebenen Wünschen. Selten sprachen sie über die noch verbleibende Lebenszeit.

Meine grundlegende Aufgabe dabei war aktiv zuzuhören. Das heißt, konzentriert, ohne in meine eigenen Gedanken abzuschweifen, den Erzählungen des Patienten zu folgen. Ihm nonverbal zu vermitteln, dass ich auf seine Gefühlsstimmung eingehen und diese mit ihm teilen werde. Dazu gehörte auch, seine Fragen aufrichtig realistisch, jedoch emotional schonend zu beantworten. Bei aller Aufrichtigkeit war es unerlässlich die Hoffnung auf Leben zu erhalten. Diese Hoffnung war die „Spannung“, die ihm ein Leben bis zum Tode ermöglichte.

Diese Gespräche haben mir gezeigt, dass todkranke Patienten nur zu gerne bereit sind über ihre emotionale Befindlichkeit zu sprechen. Allerdings müssen sie hierfür die ernsthafte Anteilnahme der Pflegenden an ihrer Gefühlslage erkennen können. Nach meiner Erfahrung erforderte diese Anteilnahme absolute mentale Konzentration oft über eine längere Zeitspanne, was sehr anstrengend sein kann. Beispielsweise hat eine Patientin fünfundvierzig Minuten kontinuierlich über das sie Bewegende im Zusammenhang mit ihrer Finaldiagnose erzählt, und ich bin ihr dabei einfühlsam gefolgt.

Meine bei diesen Gesprächen mit todkranken Patienten gemachten Erfahrungen habe ich nach Einführung in die entsprechende Fachliteratur in Seminaren an die pflegerischen Mitarbeiter weitergegeben.

Im Zusammenhang mit dieser Thematik besuchte ich während eines Heimataufenthalts in Deutschland das St. Christopher Hospice in Sydenham, in England. Dieses Hospiz mit dreißig Betten, das erste seiner Art weltweit, wurde von Cicely Saunders gegründet. Während ihres langen Bildungsweges als Krankenschwester, Sozialarbeiterin, Ärztin und Schriftstellerin, sowie schmerzvollen Erfahrungen durch den Tod geliebter Menschen hat sie ihr Ziel, eine Heimstatt speziell für Krebspatienten zu schaffen, nie aus den Augen verloren. Mit dem Bau des St. Christopher Hospice 1967 war das Ziel erreicht. Der Leitgedanke dabei war Lehre und Forschung, Schmerzfreiheit und Erleichterung von Symptombeschwerden zu kombinieren mit ganzheitlicher Pflege, wobei für die physiologischen, psychologischen, sozialen und geistigen Bedürfnisse von Patienten, ihren Angehörigen und Freunden Sorge getragen würde.

Während meines eintägigen Aufenthalts, der aus einem Einführungsvortrag und einem mehrstündigen Zusammensein mit Patienten/Bewohnern bestand, habe ich erstaunt festgestellt, wie offen und frei die Kranken über ihren Zustand redeten, in einer Zeit, wo im Krankenhaus den Patienten in der Regel eine Finaldiagnose verschwiegen wurde. Hier gab es keine Geheimnistuerei. Die Kranken wussten um ihre Unheilbarkeit und konnten mit Angehörigen und Mitbewohnern darüber reden. Sie verfielen nicht in Traurigkeit oder Verzweiflung, wenn gleich diese Stimmungen gelegentlich auftraten und sie entsprechend begleitet wurden, sondern führten ein lebenswertes Leben bis zum Tode.

Dazu haben mehrere Faktoren entscheidend beigetragen. Zur Aufrechterhaltung von Schmerzfreiheit, in diesen Fällen chronischen Schmerzen, bekamen die Bewohner einen so genannten Cocktail und zwar nicht auf Verlangen, sondern regelmäßig zu festgesetzten Zeiten rund um die Uhr. Das heißt, aufgrund des gleich bleibenden Schmerzmittellevels im Blut konnte die quälende, alles vergällende Schmerzspitze erst gar nicht aufkommen. Der Cocktail bestand aus bestimmten Anteilen von Opiaten und Sedativa. Wer einmal starke anhaltende Schmerzen erlebt hat, kann nachvollziehen, welches Glück Schmerzfreiheit bedeutet und welche Lebensqualität daraus resultiert. Die Bewohner konnten ihre eigene Kleidung tragen, sich im Garten betätigen, schreiben, lesen, sich mit anderen unterhalten und den Friseur aufsuchen. Anders als im Krankenhaus, konnten hier Kinder und Haustiere zu Besuch kommen. Es wurden auch einige Kaninchen im Garten gehalten. Donnerstagnachmittags konnten die Bewohner das diensthabende Pflegepersonal zu einem Cocktail an der Hausbar einladen. Dadurch sollte ihnen ein gewisses Gefühl von Selbständigkeit und Entscheidungsfähigkeit vermittelt werden.

Cicely Saunders wurde für ihre Pionierarbeit 1979 von Königin Elisabeth II geadelt und war fortan als Dame Cicely Saunders bekannt.

In Deutschland dauerte es bis Ende der 90er Jahre bis die Hospizidee zögerlich aufgenommen, langsam verbreitet, und entsprechende Einrichtungen gegründet wurden.

Nachdem Professor K. mit uns Martin Heidegger und sein berühmtes Werk „Sein und Zeit“ behandelt hatte, war ich im Heimaturlaub und verfolgte mit meinen guten Freunden Gisela und Rudolf die Spuren dieses neuzeitlichen Philosophen. Wir haben seine Heimatstadt Meßkirch besucht, wo er seine Kindheit verbrachte und in der Kirche als Messdiener tätig war. In der Nähe von Todtnauberg fanden wir seine von ihm während der Nazizeit bewohnte Blockhütte am Waldrand mit einer aus einem ausgehöhlten Baumstamm fließenden Wasserquelle. Nicht weit davon entfernt zwischen weidenden Kühen entdeckten wir einige typische Schwarzwaldhäuser mit ihren tief herunter gezogenen Dächern und den um das ganze Haus laufenden Holzveranden geschmückt mit bunten Blumen. Als wir vor einem Haus herumstanden, bellte ein Hund und ein älterer Mann erschien auf der Veranda. Ich bat ihn zu uns herunter zu kommen. Er war recht freundlich und wunderte sich über die Fremden. Wir erzählten ihm den Grund unseres Hierseins, nämlich unsere Spurensuche von Heidegger. „Ah, der Martin“, sagte er und zeigte auf ein Fenster im ersten Stock. „In dem Zimmer da oben hat er sein „Sein und Zeit“ geschrieben. Wir stellten ihm zwei große Tische rein und versorgten ihn mit frischer Milch.“ Wir konnten unser Glück nicht fassen. Wir standen vor einem Zeitzeugen, der Martin Heidegger hautnah begegnet war und Kenntnis hatte von der Entstehung seines weltberühmten Werkes. Schließlich besuchten wir noch die Grabstätte Heideggers auf dem Friedhof in Todtnauberg. Die bei unserer Exkursion entstandenen Fotos klebte ich beschriftet in ein Album und übergab sie nach meiner Rückkehr an Professor K. Er war gerührt und meinte, dies sei das schönste Geschenk, das er jemals bekommen habe.

Neben meinem Schwerpunkt Philosophie musste ich weitere Pflichtfächer, wie zum Beispiel Psychologie belegen. In diesem Bereich lehrte Professor Manuel R. Er war Kubaner. Zu seinen Vorlesungen erschien er im Blue Jeans Anzug und Cowboystiefeln. Zweifellos eine interessante Persönlichkeit und vollkommen konträr zu Professor K. Er schritt die ganze Stunde vor der Klasse auf und ab und sprach ohne Notizen, auch ohne Punkt und Komma. Als einmal ein Student ihn aufforderte seine letzten drei Sätze wortgenau zu wiederholen, meinte er: „Als Philosophiestudent wissen Sie doch, dass Sie nach Heraklit nicht in den gleichen Fluss zweimal steigen können. Aber ich werde mich bemühen.“

In diesem Studium konnte ich nebenberuflich zwei Kurse in der Zeit von abends achtzehn bis zwanzig Uhr belegen. Auf dem Heimweg fuhr ich meist zu meinem Freund Arturo, der ein köstliches Abendessen auf einem hübsch gedeckten Tisch bereithielt, das mit einem Espresso und einem Cognac abgeschlossen wurde.

Die Studiengebühren waren an der staatlichen Florida International University im Gegensatz zur privaten University of Miami durchaus erschwinglich. Außerdem beteiligte sich mein Arbeitgeber, ähnlich wie alle Krankenhausbetriebsleitungen in Miami, im Zuge von Benefiz-Zuwendungen an den Gebühren. Das galt für alle Arten von selbst initiierten Bildungsmaßnahmen. Die betrieblich Verantwortlichen erkannten, dass Bildung von Mitarbeitern, gleich welcher Art, in unterschiedlicher Weise dem Betrieb zugute kam und es sich deshalb lohnte diesbezüglich zu investieren.

Zu jener Zeit (1980) umfasste das Studienjahr vier Semester, heute sind es drei. Bei vier Semestern im Jahr waren zwischen den einzelnen lediglich zehn Tage frei. Diese Tage habe ich neben meiner Vollzeitbeschäftigung meist für einen gründlichen Hausputz sowie die Erledigung lange aufgeschobener Tätigkeiten genutzt. Einmal war ich dieser Aktivitäten überdrüssig und wollte mich für einen Nachmittag erholen. Ich fuhr in die Everglades um dort die tropische Vegetation zu genießen und die exotischen Tiere zu beobachten. Allerdings war ich kaum aus dem Auto ausgestiegen, als mich ein Schwarm ungewöhnlich großer Moskitos überfiel. Ich versuchte verzweifelt mein Gesicht zu bedecken, während mir das Blut in kleinen Rinnsalen von Armen und Beinen floss. Ohne Insektenspray blieb mir nichts anderes übrig als mich schnellstens in mein Auto zu retten und heimzufahren. Soviel zur Erholung.

8.12

Mexiko City und Umgebung

Nach Abschluss meines Bachelor-Grades, des 1. akademischen Grades, im Frühjahr 1980 flog ich, sozusagen als Selbstbelohnung, für drei Wochen nach Mexiko City, um dort durch einen Sprachkurs mein Spanisch zu vertiefen. Am Instituto Mexicano waren wir zwölf Studierende, meist Nordamerikaner. Wir hatten täglich vormittags vier Stunden Unterricht. Die übrige Zeit war frei. Diese habe ich genutzt um Stadt und Umgebung kennen zu lernen.

Mexiko City hatte damals 18 Mio. Einwohner, heute berichten die Statistiken von 25 Mio. Entsprechend waren damals schon überall auf Straßen und Plätzen zahlreiche Menschen, auch viele Jugendliche anzutreffen. Der Verkehr auf den Hauptstraßen war mörderisch. Die dominante Automarke war der Volkswagen. Verkehrsampeln schienen für Autofahrer nur bedingt zu gelten. Nach drei Wochen meines Aufenthalts in der Stadt hatte ich aufgrund des ständigen teilweise dichten Smogs einen rauen Hals und an der Innenseite meiner Schuhe bemerkte ich eine braune klebrige Schmutzschicht.

Im Gegensatz zu diesen eher negativen Aspekten meines Aufenthalts konnte ich jedoch viel Interessantes sehen und erleben. Mein Ausgangspunkt war das Stadtzentrum. Das historische und von Leben sprühende Stadtzentrum ist die Zocalo, auch Plaza de la Constitution genannt, ein riesiger freier Platz umringt von bedeutenden historischen Gebäuden. Alles überragend steht hier an der Nordseite des Platzes die größte Kathedrale des amerikanischen Kontinents, die Catedral, zeigt erwartungsgemäß eine Mischung verschiedener Baustile. Wie so oft in den von Spaniern in Besitz genommen Ländern in der „Neuen Welt" ist auch diese christliche Kirche auf den Mauern eines Palastes von Ureinwohnern, in diesem Fall eines Aztekenpalastes erbaut. An der Ostseite der Zocalo erstreckt sich der riesige Nationalpalast. Hier stand einst der Palast des Montezuma, auf dessen Mauern der Eroberer Hernando Cortez seine Residenz errichten ließ. Später regierten von hier aus die von Europa eingesetzten spanischen Vizekönige und seit der Unabhängigkeit des Landes ist dieser Palast Sitz der mexikanischen Präsidenten. Überwältigend und tief anrührend sind hier die riesigen an Wänden und in Arkadengalerien farbenreichen Wandgemälde von Diego Rivero. Er hat in jahrelanger Arbeit die traurige Geschichte Mexikos nach seiner Eroberung abgebildet. Zutiefst abschreckend wird die von den weißen Konquistadoren ausgeübte Unterdrückung, Folter und Tod durch Erdrosseln der Indiobevölkerung, dargestellt. Nordöstlich der Zocalo sind bis heute die Überreste des „großen Tempels“ zu sehen. Hier stand einst eine vierzig Meter hohe Pyramide, das größte Heiligtum des Aztekenreichs. Bei jüngeren Ausgrabungen wurden zahlreiche Kunstobjekte aus dieser Zeit gefunden, darunter der weltberühmte aztekische Kalenderstein, jetzt im anthropologischen Nationalmuseum. Hier treten regelmäßig mit Federn und Muscheln geschmückte Indiotänzer auf, die zu Trommelschlägen prä-hispanische Tänze aufführen.

Entlang des Paseo de la Reforma, der achtspurigen Hauptverkehrsstraße mit seinen modernen Glas- und Stahlbauten, eleganten Hotels und teuren Geschäften kam ich zum Chapultepec Park. Der über zehn Quadratkilometer große Park ist die „grüne Lunge“ der Stadt. Hier gibt es einen Zoo, einige Seen und viele einladende Gehwege. In den Seen habe ich erstmals außerhalb Ägyptens Papyruspflanzen wachsen sehen. Mein Hauptinteresse galt allerdings dem anthropologischen Nationalmuseum. Vor dem Eingang zum Museum steht eine überlebensgroße unvollendete Steinstatue des Gottes Tlaloc aus der Teotihuacan Periode mit einem grimmigen furchteinflößenden Gesicht. Im Vorhof des Museums wird von einem riesigen Betonpilz ein breit ausladendes Dach getragen, dessen Stamm mit astrologischen Symbolen geschmückt ist und von dessen Mitte ständig Wasser herabfließt und im Steinboden versickert. Im Museumsgebäude angekommen, ging ich als erstes zum aztekischen Kalender, der hoch an der Wand montiert und von warmem Licht angestrahlt eine starke Anziehungskraft auf mich ausübte. Der Stein hat einen Durchmesser von drei Meter sechzig. Dem Sonnengott geweiht ist im Zentrum des Steins dessen Abbild in Form eines strengen Gesichts mit großem offenem Mund eingemeißelt. Kreisförmig um dieses Gesicht sind zwanzig Tageszeiten in den Stein gehauen. Diese werden von steinernen Symbolen für Blumen und Blut umrankt. Meines Wissens hat bis heute niemand genau herausgefunden, wie die Azteken diesen Stein in ihrem täglichen Leben einsetzten.

Weite Bereiche des Museums zeigen Ausgrabungsfunde aus prä-kolumbischer Zeit. Bis heute hat sich die Kunst des Töpferns sowie des Glasierens und Bemalens von Kleinstgegenständen bis hin zu meterhohen Phantasiegebilden erhalten. Erhalten hat sich auch das Herstellen von Flecht- und Webarbeiten aus Material wie Riedgras, Binsen, Stroh oder Weidenruten. Bei den Webarbeiten wurden und werden bestimmte Färbetechniken und unterschiedliche Musterzusammenstellungen praktiziert. In den völkerkundlichen Räumen sind traditionelle derzeit noch getragene Trachten und Beispiele der Handwerks- und Baukunst der indianischen Völker Mexikos ausgestellt.

Eröffnet 1969 ist die Metro in Mexiko City die zweitgrößte in Nordamerika nach der in New York City. Es gibt einhundertsechs Untergrundstationen und dreiundfünfzig obererdige Haltestellen. Diese U-Bahn ist dahingehend interessant, dass im Hinblick auf die vielen des Lesens unkundigen Passagiere der Name der einzelnen Haltestelle durch einen Schriftzug auf einem Schild zu lesen ist, gleichzeitig aber auch ein buntes Logo neben dem Schriftzug erscheint. Das Logo ist nicht zufällig gewählt, sondern stellt eine Verbindung her mit den an dieser Haltestelle angesiedelten Gebäuden oder Platznamen. Beispielsweise erscheint auf einem Schild das Logo der Kathedrale, so wissen die Passagiere, dies ist die Station an der Kathedrale. Oder auf dem Platz Juarez, benannt nach Präsident Benito Juarez, zeigt das Logo seine Silhouette.

Ich stieg am Logo mit den bunten Früchten aus und war so ganz in der Nähe der großen Obst- und Gemüse-Markthalle. Einheimische, mir bekannte aber auch exotische, mir unbekannte Früchte, waren hier kunstvoll aufgestapelt und wurden mit lauter Stimme angeboten. Hier herrschte ein lebhaftes Treiben. Hübsch gekleidete Kinder rannten zwischen den Ständen umher und spielten „Hasch mich“. Frauen hielten ein längeres Schwätzchen und versuchten halbherzig ihre Kinder zu bändigen. Die Männer waren mit dem Verkauf beschäftigt. Ich staunte und machte Fotos.

Die Nationale Autonome Universität von Mexiko, 1910 gegründet, ersetzte als liberale Alternative die Römisch-Katholische-Königliche-Pontifikale-Universität von Mexiko, die durch königliches Dekret von Karl I von Spanien 1551 gegründet worden war. Somit ist die heutige Universität von Mexiko die älteste Universität in der „Neuen Welt.“ Durch die ihr 1920 durch Regierungserlass verliehene Autonomie kann sie sowohl ihre Curricula selbst bestimmen, als auch ihr Budget ohne Einmischung der Politik selbst verwalten. Es wird gesagt und ist verständlich, dass diese Selbständigkeit einen bedeutenden Einfluss auf die Freiheit des akademischen Lebens ausübt. Die Anzahl der Studenten ist derzeit 400.000 (Stand 2009).Von den zirka achtzig Universitätsgebäuden auf dem Campus ist der in den 50er Jahren errichtete scheinbar fensterlose Bau der Bibliothek, dessen Außenfassade komplett mit bunten Bildmosaiken verkleidet ist, einmalig

Der Palast der Schönen Künste, erbaut im neoklassizistischen Stil, ist das Herz der Stadt. Das Innere, mit viel Marmor und Samt ausgestattet, erinnert an traditionelle europäische Opernhäuser. Die Wände der oberen Etagen sind geschmückt mit Fresken von Diego Rivero, Rufino Tamayo und Orozco. Aufgeführt werden hier Opern und klassische Konzerte, wie auch mexikanische Tänze und einheimische Musik. Ich habe hier Verdis „La Traviata“ gesehen. Dabei war ich noch mehr als von den stimmenmäßig exzellent besetzten Rollen vom hoch elegant gekleideten, prächtig frisierten und mit offensichtlich wertvollem Schmuck behangenen Publikum beeindruckt.

Auf der Plaza Garibaldi treffen sich jeden Abend zahlreiche Mariachi Gruppen, die hier musizieren und ihre Lieder zum Besten geben. Es sind alles Männer, die die traditionellen schwarzen mit vielen Silberknöpfen verzierten Anzüge und die überdimensionalen mexikanischen Hüte tragen. Sie spielen Violine, Trompete, Gitarre und andere spezielle mir unbekannte Instrumente. Traditionsgemäß werden allabendlich Kleingruppen, meist Trios, von der Plaza Garibaldi weg für den Abend oder einigen Stunde angeheuert, um auf Hochzeiten oder bei formalen Anlässen zu spielen. Sie machen Musik zum fünfzehnten Geburtstag von jungen

Mädchen, bei abendlichen Festen, an Muttertagen oder sie werden „gemietet“ um unter dem Fenster einer jungen Frau eine Serenade zu präsentieren.

Unweit von Mexiko City ist die Blumenstadt Xochimilco. Dort haben sich aus früherer Zeit zahlreiche Kanäle erhalten, auf denen besonders an Sonntagen viele bunt gestrichene Boote unterschiedlicher Größe gesteuert werden. Viele davon sind von Familien bis etwa zwölf Personen besetzt, die vergnügt ihr mitgebrachtes Picknick verzehren. Nebenan in einem Boot sind die geheuerten Mariachi Spieler und beleben die Szene. Personen ohne Proviant versorgen sich an den vielen Küchen- und Getränkebooten. Die Boote sind dahingehend interessant, dass sie alle einen runden Eingang, eine Art Torbogen haben. Diese Torbogen und auch die seitlichen Stangen der Boote wurden bis in die 80er Jahre täglich mit frischen Blumen umwunden und geschmückt. Diese Blumenpracht zu sehen war ein einzigartiger Genuss. Das bedeutete aber auch, dass die Hersteller, meistens Frauen, extrem früh am Tag aufstehen mussten um die Girlanden und Kränze anzufertigen. Heute besteht die „Blumenpracht“ aus Papierblumen.

Etwa fünfundvierzig Kilometer nordöstlich von Mexiko City liegt die Ruinenstadt Teotihuacan. Das Gebiet war seit dem sechsten vorchristlichen Jahrhundert bis etwa 650 nach Christus besiedelt und war zu seiner Zeit ein bedeutendes kulturelles, wirtschaftliches und militärisches Zentrum in Mesoamerika. Um 750 wurde die Stadt aus noch ungeklärten Gründen verlassen. Das Fehlen einer Schrift erschwert die heutigen Forschungsarbeiten. Was mich an Teotihuacan faszinierte waren die gigantischen Pyramiden. An der breiten Prachtstraße, genannt Straße der Toten, die zu einem Gräberbereich führt, erhebt sich die Pyramide der Sonne. Der gewaltige Bau aus luftgetrockneten Lehmziegeln hat eine Höhe von fünfundsechzig Metern und ein Volumen von einer Million Kubikmetern. Die erstaunliche Leistung eines Volkes, das weder das Rad kannte noch Zugtiere hatte. Am 21. Juni, zur Sommersonnenwende, steht die Sonne mittags genau senkrecht über der Sonnenpyramide, ein Beispiel für die astronomische Ausrichtung vieler mesoamerikanischer Gebäude. Trotzdem wird von Archäologen vermutet, dass die Sonnenpyramide nicht der Sonne, sondern dem Regengott, von den Azteken Tlaloc genannt, gewidmet war, weil sie über einer Grotte erbaut ist. Die Pyramide ruht auf fünf Absätzen. Frontal führt eine breite Treppe zur Spitze der Pyramide. Dort oben war ein kleiner heute nicht mehr vorhandener Tempel. Die Außenseiten der Pyramide waren einst, heute nicht mehr sichtbar, mit Stuck verkleidet und bunt bemalt. Auf der breiten Treppe steigen heute die Touristen auch bei stechender Sonne bis zum Endpunkt nach oben.

Am Ende der Prachtstraße steht die etwa ein Jahrhundert später gebaute kleinere Pyramide des Mondes. Sie war vermutlich der Göttin der irdischen Gewässer gewidmet. Auf dem Vorplatz wurde eine Statue der Göttin gefunden, die heute unter ihrem aztekischen Namen „Die mit dem Juwelenrock“ im Anthropologischen Museum zu sehen ist. Unterhalb der Mondpyramide sind zahlreiche Sitzgräber entdeckt worden, in denen Tote mit auf dem Rücken gebundenen Händen bestattet waren. Die Wissenschaftler können nicht belegen, ob es sich um Menschenopfer oder Kriegsgefangene handelt. Wobei die reichlich vorhandenen Grabbeigaben aus Obsidian, grünem Porphyr und Muscheln auf erstere hindeuten könnten.

Neben diesen beiden Göttern wurden auch andere Gottheiten verehrt. So sind beispielsweise auf beidseitig der Prachtstraße viele auf drei Absätzen ruhende steinerne Gebäude. Breite Treppen führen jeweils auf eine Plattform. An den Wänden dieser Gebäude sind die Köpfe der als Götter verehrten gefiederten Schlange und des zähnefletschenden Krokodils eingemeißelt, deren Kopfende ein steinerner Blätterkranz ziert.

Im Gegensatz zu den ägyptischen Pyramiden, die als Grabstätten für den obersten Herrscher gebaut wurden, scheinen diese Pyramiden vor-aztekischer Zeit zum Zwecke der Anbetung und Verehrung von Göttern errichtet worden zu sein. Ich stelle mir vor, dass der höchste religiöse Führer in zeremonieller Kleidung die breite Treppe der Sonnenpyramide emporstieg und oben angekommen, der verehrten Gottheit ganz nahe, rituelle Handlungen durchführte, während das Volk am Fuße der Pyramide das Ritual verfolgte und auf göttliche Kunde wartete.

In einem Vorort von Mexiko City ist der Wallfahrtsort Guadalupe. Der Überlieferung nach ist hier am 9. Dezember 1531 die Gottesmutter dem siebenundfünfzigjährigen Schafhirten Juan Diego erschienen. Am Ort der Erscheinung wurde eine Kirche gebaut und auf dem Hauptaltar das Gnadenbild „Unsere Liebe Frau von Guadalupe“ aufgestellt. Als ich das erste Mal 1970 hier war, wurde ich von dem Geschiebe der Wallfahrer in der Kirche beängstigend eingeklemmt und konnte mich nur mit Mühe aus der Menschenmasse befreien. Jeder wollte der Madonna am nächsten sein und am längsten vor ihr beten. Ich sah viele Indios, die zirka einhundert Meter vor der Kirche niederknieten und die Entfernung bis zum Eingang auf ihren Knien rutschend betend zurücklegten. Nachdem die alte Kirche baufällig geworden war, wurde eine Basilika gebaut und 1975 eröffnet. Sie bietet zehntausend Sitzplätze und kann vierzigtausend Wallfahrer aufnehmen. Wer heute dem Gnadenbild näher kommen will, muss sich auf ein langsam an ihr vorbei gleitendes Förderband stellen. Dadurch wird das frühere gefährliche Schieben und Drängeln auf kluge Weise vermieden.

Eines Morgens frühstückte ich im Restaurant meines Hotels, als ein asiatischer Mann auf mich zu kam und meinte: „Nehmen Sie doch Ihr Frühstück und setzen Sie sich zu mir an den Tisch.“ Ich erwiderte: „Warum bringen Sie nicht Ihr Frühstück hierher und wir essen gemeinsam hier?“ Dies tat er denn auch. Er stellte sich vor als Shinichi. Im Gespräch kam heraus, dass er Professor für Volkswirtschaft an der Universität von Kyoto war und an einer internationalen Konferenz in Mexiko City teilnahm. Daraus wurde an diesem Tag allerdings nichts, weil er es vorzog, dass ich für ihn Fremdenführerin in der Stadt spielte. Inzwischen hatte ich mir soviel Wissenswertes über die einzelnen Sehenswürdigkeiten angeeignet, dass ich das locker hinbekam. Unser gemeinsames Abendessen nahmen wir in einem Fischrestaurant ein mit dem lustigen Namen „Die vagabundierende Forelle des Alfredo." Dabei hat mir Shinichi sehr viel über sein Heimatland Japan erzählt und mich durch seine interessanten Ausführungen so begeistert, dass ich einige Jahre später eine mehrwöchige lohnende Reise durch Japan unternahm.

Nach Abschluss meines Sprachkurses legte ich auf meinem Rückweg von Mexiko City nach Miami einen Zwischenstopp in Merida, der Hauptstadt der mexikanischen Halbinsel Yucatan, ein. Von hier aus unternahm ich Tagesfahrten um bestimmte Stätten der Maya Kultur zu sehen. Ich konzentrierte mich auf Uxmal und Chichen-Itza. Viele Siedlungen des Mayareiches waren vom Urwald überwuchert, als sie im 19. Jahrhundert von europäischen Archäologen entdeckt wurden und erste Ausgrabungen begannen, die bis heute nicht abgeschlossen sind. Nachdem in den 50er Jahren des 20. Jahrhunderts die hieroglyphenartige Schrift dieses Volkes teilweise entschlüsselt wurde, konnte die Lebensweise der Maya rekonstruiert werden. Sie lebten von Maisanbau, bearbeiteten Stein und Holz, stellten Keramik und Textilien her, verarbeiteten Gold, Silber und Kupfer. Sie hatten eine hervorragende Mathematik und besaßen einen hoch entwickelten Kalender. In ihren Städten errichteten sie Pyramiden, Paläste, Observatorien und Ballspielplätze. Die frühe Besiedlungszeit wird auf zweitausend v. Chr. datiert. Bis heute leben Nachkommen der Maya auf der Halbinsel Yucatan.

Keramikfunde in Uxmal weisen darauf hin, dass die Stadt zwischen achthundert v. Chr. und bis zweihundert n. Chr. bewohnt war, ihre Blütezeit jedoch zwischen 700 bis 1000 n. Chr. lag.

Die so genannte Pyramide des Zauberers, erbaut wie alle Bauwerke in Yucatan aus weißem Korallenkalkstein, hat einen ovalen Grundriss und ist achtunddreißig Meter hoch. An zwei Seiten führen steile Treppen zur Spitze. Die Treppe an der Westseite ist vom Boden bis zur Spitze mit Steinmasken des Regengottes Chaac verziert.

Der von den Spaniern als „Nonnenhaus" bezeichnete Gebäudekomplex umschließt einen rechteckigen Innenhof. Die dem Innenhof zugekehrten Fassaden sind reich mit Steinmosaiken geschmückt. Es gibt eine gefiederte Schlange, aus deren geöffnetem Rachen ein menschliches Gesicht heraus sieht. Daneben ist ein Thron mit einem Baldachin und mehrere menschliche Gestalten. Uxmal hat viele Paläste. Sicher ein Zeichen allgemeinen Wohlstands. Einer der Paläste ist der „Palast des Gouverneurs". Dieses große Gebäude liegt auf einem Hügel, ist achtundneunzig Meter lang, zwölf Meter breit und acht Meter hoch. Seine glatte schmucklose Fassade ziert ein drei Meter hohes Mosaikfries mit zahlreichen Masken des Regengottes. Elf Tore bieten Einlass in den Palast.

Chichen Itza war von 400 bis 1250 n. Chr. ein wirtschaftliches, politisches und religiöses Zentrum. Sein Name bedeutet „Mund der Brunnen der Itza". Es gibt einen heiligen Brunnen, der eine Tiefe von fünfzig Meter, einen Wasserstand von zwanzig Meter und einen Durchmesser von sechsundfünfzig Meter hat. Daraus wurden Jade, Gold, Keramik und auch fünfzig Skelette gehoben. So dass der Brunnen als Opferstätte dem Regengott Chaac zugeschrieben wird.

Der Tempel der Krieger besteht aus eintausend Säulen. Auf einer Plattform ist in halb liegender Position der Gott Chac Mool platziert. Säulen und Wände zeigen Adler-Krieger, die Menschenherzen fressen.

In der Stadtmitte steht die dreißig Meter hohe Hauptpyramide, allgemein „El Castillo" genannt. An jeder der vier Seiten führt eine Treppe nach oben zu einem den Bau abschließenden Tempel. Im Innern der Pyramide ist ein älterer vollständig überbauter Tempel. Die gesamte Pyramide ist voller Symbolik. So symbolisieren die neun Terrassen die neun Unterwelten der Maya. Die umlaufenden Reliefplatten verkörpern den zweiundfünfzigjährigen Kalenderzyklus. Die zur obersten Plattform führenden vier Treppen mit je einundneunzig Stufen ergeben mit der in den Tempel führenden Stufe die Zahl 365 (Tage)!

Das einzige runde Bauwerk der Stadt ist das Observatorium. Im Innern des zylindrischen Turms führt eine Wendeltreppe in die oberste Kammer, in der nach astronomischen Punkten ausgerichtet Visierscharten eingelassen sind.

Der Ballspielplatz in Chichen Itza ist mit einer Fläche von einhundertachtundsechzig Meter mal sechsunddreißig Meter der größte Ballspielplatz in Mesoamerika. Das Ballspiel war eine heilige Handlung. Dabei musste ein Hartgummiball durch einen in sieben Meter fünfundzwanzig Höhe an der Tempelmauer befestigten mit Schlangen verzierten eisernen Ring geworfen werden. Dazu durfte nur das Knie, der Ellenbogen oder die Hüfte verwendet werden. Der Überlieferung zufolge sollte das Ballspiel die Götter belustigen.

Obwohl ich vordem bereits zweimal in Mexiko City und Umgebung gewesen war, habe ich von diesem kombinierten Aufenthalt von Spanischkurs und Besuchen kultureller Stätten bildungsmäßig am meisten profitiert. Daran werden in meiner Erinnerung auch der erlebte Verkehrslärm und die Umweltverschmutzung nichts ändern.

8.13

Nursing Supervisor/Klinikoberschwester gesamter Pflegebereich

Zirka zwei Jahre nach meiner Tätigkeit als Klinikoberschwester für die Intensiveinheiten wurde ich von der Pflegedirektorin zum Nursing Supervisor/Klinikoberschwester für den gesamten Pflegebereich in der Vormittagsschicht befördert. In dieser Position war mir das gesamte Pflegepersonal der vierzehn Bettenstationen und in den verschiedenen Intensiv- und Spezialeinheiten, zirka einhundertachtzig Personen, nachgeordnet. In den amerikanischen Krankenhäusern werden je nach Größe eines Hauses einer oder mehrere Nursing-Supervisoren rund um die Uhr eingesetzt. Ziel der vierundzwanzig-stündlichen Präsenz von erfahrenen Nursing-Supervisoren, aufgeteilt in drei Schichten, ist die Sicherung der Pflegequalität durch deren Unterstützung der am Bett Pflegenden. Ein weiteres Ziel ist durch die Anwesenheit des Nursing-Supervsisor besonders in der Nachmittags- und Nachtschicht durch die ihm übertragenen speziellen Kompetenzen eine ordnungsgemäße Fortführung betriebsadministrativer Aktivitäten zu gewährleistet.

In meiner neuen Position waren mir *patientenbezogene, personalbezogene und pflegeadministrative Aufgaben* übertragen:

Bei den *patientenbezogenen Aufgaben* kamen meinen häufigen Rundgängen auf den Pflegestationen und den Pflegespezialeinheiten besondere Bedeutung zu. Dadurch konnte ich pflegerische Probleme situativ vor Ort einschätzen und den Pflegenden die erforderliche Hilfe entweder durch mich selbst oder Zuteilung entsprechenden Personals direkt zukommen lassen. Ich konnte die Arbeitsweise einzelner basierend auf ihrer pflegerischen Kompetenz beobachten und dabei feststellen, ob festgelegte Pflegestandards eingehalten wurden oder, wenn nötig, diesbezüglich eingreifen. Meine Beobachtungen waren außerdem auf Art und Weise der Interaktion von Pflegenden mit Patienten und Angehörigen gerichtet. Gelegentlich sprach ich mit Patienten um ihre Zufriedenheit mit der erbrachten Pflege zu ermitteln. Die seltenen Beschwerden, die von den Pflegenden vor Ort nicht behoben werden konnten, habe ich vor dem Hintergrund meines wesentlich breiteren Entscheidungsspektrums behandelt.

Einmal fragte mich eine Stationssekretärin zögerlich um Erlaubnis, ob ein todkranker Patient seinen kleinen Hund ein letztes Mal sehen könnte. Sie wusste genau wie ich, dass unsere Hygienespezialisten ob dieses Ansinnens wahrscheinlich in Ohnmacht gefallen wären – Hund im Krankenhaus! Ich gab meine Erlaubnis unter der Auflage, dass das Tier in einer Tasche unsichtbar für Krankenhauspersonal und Besucher zum Patienten gebracht wird. Die Freude war allenthalben groß.

Bei den *personalbezogenen Aufgaben* ging es in erster Linie darum den Pflegenden generell und situationsbezogen ausreichend Personal zuzuteilen, damit sie ihre Aufgaben effektiv erfüllen konnten. Es ging auch darum junge, weniger erfahrene Pflegende bei bestimmten Gegebenheiten anzuleiten oder sie emotional zu unterstützen. Letzteres traf häufig bei Todesfällen oder bei ungewöhnlichen Vorkommnissen zu. Zu den ungewöhnlichen Vorkommnissen gehörte einmal, dass sich eine Patientin in ihrem Badezimmer erhängte. Die sie betreuenden Pflegenden waren geschockt, in Tränen aufgelöst und arbeitsunfähig. Ich habe direkt nach dem Vorfall viel Zeit mit ihnen verbracht sowie der betroffenen Pflegestation umgehend entsprechendes Pflegepersonal zugeteilt, damit die Versorgung der weiteren Patienten gesichert werden konnte. Durch meine häufige Anwesenheit auf den Pflegestationen konnte ich die Art der Zusammenarbeit und besonders das zwischenmenschliche Klima in den Pflegeteams wahrnehmen und dies bei Personalzuteilungen entsprechend berücksichtigen.

Bei meiner Beobachtung der Arbeitsweise von Kolleginnen und besonders auch durch meine eigene langjährige Pflegetätigkeit am Bett habe ich die Erkenntnis gewonnen, dass Krankenschwestern unbewusst große „Schauspielerinnen" sind. Die Krankenschwester ist beispielsweise bei einem schwerstkranken Patienten, dessen Zustand ihr emotional nahe geht und sie traurig stimmt. Kurz darauf ist sie bei einem anderen Patienten, der gerade eine gute Diagnose erfahren hat, voller Freude ist und erwartet, dass sie diese Freude mit ihm teilt und entsprechend ausdrückt. Gleich darauf ist sie bei einem Patienten, der Angst vor seiner bevorstehenden Operation hat, dem sie die Prozedur erklärt und Mut zuspricht. Dann wiederum ist sie bei einem sterbenden Patienten, wobei ihr ihre beruflichen Grenzen drastisch bewusst werden, weil sie dem Sterbenden lediglich ihre menschliche Nähe in Form ihrer stillen Anwesenheit geben kann.

Krankenschwestern erwählen berufsmäßig das Eingehen von Beziehungen. In diesen Beziehungen werden ihre emotionalen Befindlichkeiten in den unterschiedlichsten ernsthaften wie auch heiteren Situationen in raschem Wechsel gefordert. Dabei werden die eigenen Befindlichkeiten mit Rücksicht auf die Gefühle des individuellen Patienten stets zurückgestellt, und es wird in einer der Situation angemessenen emotionalen Weise reagiert. Im Hinblick auf das Wohlergehen des Patienten werden eigene Empfindungen beherrscht und es wird ihm eine von ihm erwartete, ihn begleitende pflegerische Gefühlslage „vorgespielt". Wo ist da der Unterschied zur berufsmäßig ausgeführten Schauspielerei?

Bei den *pflegeadministrativen Aufgaben* regelte ich eine am erforderlichen Pflegeaufwand für Schwerstkranke orientierte ausgewogene Bettenbelegung. Außerdem steuerte ich die Organisation von Patientenverlegungen und oder die Beschaffung von technischen Geräten und Apparaten. Bei Reanimationsfällen organisierte ich die Verlegung des Patienten in die Intensiveinheit. Bei Todesfällen betreute ich häufig die Angehörigen und entlastete dadurch die Pflegenden.

Zu meinen weiteren Aufgaben gehörte unter anderem die Überwachung der effektiven Durchführung von verschiedenen Pflegesystemen. Ich verfolgte stichprobenmäßig den Aufnahme-, Behandlungs- und Entlassungsprozess im Hinblick auf die finanziellen Parameter des bestehenden Kostenvergütungssystems. Monatlich überprüfte ich die einzelnen Leistungsstatistiken der Pflegestationen und veranlasste erforderliche Anpassungen/Veränderungen in Zusammenarbeit mit den jeweiligen Stationsschwestern. Ich wirkte mit an der Erstellung des jährlichen Budgets für den Pflegedienst und steuerte den Einsatz der verfügbaren finanziellen Mittel.

Bei dieser meiner erneuten Beförderung in den administrativen Sektor der Pflege wurde mir schmerzlich bewusst, dass dies eine weitere Entfernung vom Patientenbett bedeutete. Ich hatte schon vormals und jetzt wieder mehrere Wochen gebraucht, die emotionale Abnabelung von der Patientennähe zu vollziehen. In dieser Zeit der Umorientierung sagte ich mir jedoch, dass dies eine neue, andere berufliche Herausforderung sein würde und dass ich in der neuen Position auf indirekte Weise sowohl für die Patienten als auch für das Personal vorteilhafte Veränderungen entwickeln und umsetzen könnte.

8.14

Personalanwerbung in London

Der Mangel an qualifizierten Krankenschwestern war in Miami alle paar Jahre ein regelmäßig wiederkehrendes Phänomen. Deshalb machte ich auf einer meiner Heimreisen nach Deutschland einen Abstecher nach London und veranstaltete dort eine Personal-Anwerbungskampagne. Meine Freundin Shirley ließ mich diese Aktion in ihrer Küche durchführen. Sie war von der Idee begeistert und wir trafen die nötigen Vorbereitungen. Lange vor meiner Abreise aus Miami schaltete ich eine entsprechende Annonce in einer englischen Tageszeitung. Tage vor meiner Ankunft lief bei Shirley das Telefon heiß mit Anfragen von Krankenschwestern- und -pflegern und es kamen Berge von Bewerbungen. An den zwei Tagen der persönlichen Interviews stellte ich ein Plakat mit einer freundlich lächelnden Krankenschwester in Shirleys Wohnzimmerfenster und platzierte zwölf Stühle in ihre Küche. Es kamen an die sechzig Bewerber/innen. Das Ergebnis war die Unterzeichnung von achtzehn Arbeitsverträgen. Die angeworbenen Pflegepersonen stammten etwa zur Hälfte von den Bahamas, die vorübergehend in Großbritannien lebten. Die restlichen waren Engländerinnen. Sie kamen alle je nach Erhalt ihres Einreisevisums innerhalb der nächsten drei Monate ins Cedars Medical Center in Miami und haben sich als exzellente Fachkräfte erwiesen.

8.15

Reise durch Südamerika

Nachdem ich das Buch „Highway of the Sun“ (Hochstraße der Sonne) gelesen hatte, das die Kultur des Inkareiches und dessen Eroberung durch den Spanier Francisco Pizarro beschreibt, fing ich an, mich für diese Kultur zu interessieren.

In dem bergigen Andengebiet, dem heutigen Peru, gründeten die Inkas 1200 n. Chr. ihre Hauptstadt Cusco, nachdem sie die dort siedelnden Volksstämme größtenteils ermordet oder vertrieben hatten. In der Blütezeit des Inkareiches 1438–1471 wurden landwirtschaftliche Terrassen zum Anbau von Mais angelegt, Kakao wurde kultiviert und Kanäle mit Frischwasser durch die Stadt gezogen. In dieser Zeit wurde das Reich bis in das heutige Ecuador und Chile ausgedehnt. Es wurden nicht nur Hochstraßen in einer Höhe von achthundert bis eintausendfünfhundert Meter und einer Breite von zwei bis zehn Meter durch die Anden bis zu diesen entfernten Provinzen angelegt, sondern auch vom 3.399 Meter hoch gelegenen Cusco bis hinunter zum Meer gebaut. Auf dieser steinigen Bergstraße unter Nutzung der in regelmäßigen Abständen errichteten Wegstationen brachten Läufer täglich frischen Fisch von der Küste in die Hauptstadt für den Haushalt des Inkahäuptlings. Diese Hochstraßen ermöglichten ein gut funktionierendes Späher- und Meldesystem sowie größere Truppenbewegungen. Nachdem die Inka weder das Rad, noch, außer den Lamas, keine Lasttiere kannten, mussten Lasten entweder von Menschen oder von Lamas transportiert werden. Die Lamas tragen allerdings lediglich eine Last von fünfundzwanzig Kilogramm. Jedes weitere Kilo ruft bei ihnen Unmut hervor, den sie durch eine Spuckorgie kundtun. Ernteerträge wurden durch eine so genannte „Knoten-Aufzeichnung" (unterschiedlich geknüpfte Schnüre) festgehalten.

1532 landete der spanische Konquistador Francisco Pizarro an der Küste, marschierte mit seiner Truppe und mehreren Pferden ins Landesinnere und eroberte aufgrund innerer Unruhen sowie überragender europäischer Waffentechnik die Hauptstadt Cusco. Der Inkahäuptling Atahualpa versuchte sich gegen einen fünfzig Quadratmeter großen Raum gefüllt mit Gold und Silber freizukaufen. Dazu wurden alle Tempel und Schatzkammern des Reiches geleert. Lamakarawanen trafen aus allen Teilen des Reiches ein und brachten die Kultgegenstände ganzer Stämme, die heute auf einen Wert zwischen fünfundzwanzig und fünfundvierzig Millionen Euro geschätzt werden. Atahualpa konnte sich trotz der Übergabe dieser immensen Schätze nicht retten. Er wurde im Juli 1533 von den Spaniern öffentlich erdrosselt.

Nach dieser aufregenden Historie wollte ich im Herbst 1971 unbedingt die geschichtsträchtigen Orte in Peru und, einmal unterwegs, auch andere interessante Stätten in Südamerika sehen.

Es war ein beeindruckendes Schauspiel vom Flugzeugfenster aus zu sehen, wie sich die Bergspitzen der Anden durch den dicken Frühnebel schoben. Angekommen in Peru wurde ich auf dem Flughafen von Callao bei der Passkontrolle ausgesondert und in einen großen Raum mit Metallspinden, einem Tisch und Stühlen platziert. Militärs kamen herein, schwangen ihre Revolver und gingen wieder weg. Wenn mich das einschüchtern sollte, erzeugte es bei mir keine Wirkung. Ich hatte bei der Einreise angegeben achttausend soles (zirka einhundertfünfzig Dollar) bei mir zu haben. Damit hatte ich, unbewusst, gegen die erlaubte Höchstsumme der Einfuhr landeseigener Währung verstoßen. Widerwillig gab ich nach behördlicher Aufforderung die Summe dem Zollbeamten, insistierte aber, dass ich Beschwerde einlegen würde. Denn mit dieser Summe wollte ich schließlich meinen Aufenthalt in Peru bestreiten. Die offizielle Zusage, das Geld würde mir beim Verlassen des Landes ausgehändigt, half mir nichts. Folglich wurde ich in diesen Raum beordert, um eine diesbezügliche amtliche Entscheidung abzuwarten. Nach längerer Zeit kam die Entscheidung: Das Geld wird einbehalten. Ich könnte am nächsten Tag beim Ministerio por Finances y Economico (Finanz- und Wirtschaftsministerium) vorsprechen und einen schriftlichen Antrag für dessen Herausgabe stellen. Zunächst fuhr ich vom Flughafen in die Stadt Lima und suchte mir ein Hotel.

Am nächsten Tag wurde ich im Finanz- und Wirtschaftsministerium von einem Büro und von einer Etage zur anderen geschickt. Hier musste ich eine Unterschrift leisten, dort briefmarkenähnliche Aufkleber kaufen und sie dann in das vorige Büro in der anderen Etage zurückbringen. Bald kannte ich einige Etagen des Gebäudes. Nach drei Stunden wurde ich in das überdimensionale Büro des Direktors, eines hohen Militärs mit der Brust voller Orden, geführt. Er war ausnehmend freundlich, begrüßte mich mit Handschlag und „como se siente?“ (Wie geht es Ihnen?) Er überreichte mir meinen genehmigten Antrag und wies darauf hin, dass ich damit mein Geld am Flughafen abholen konnte. Ich war froh das Gebäude verlassen zu können, wo mir schien, dass niemand als die höchststehende Person Entscheidungen treffen konnte. Ich nahm ein Collectivo (ein Taxi für fünf Personen, jede Person zahlte fünf soles = zehn US-Cents), fuhr zum Flughafen und bekam mein Geld. Dieser Sieg über die peruanische Bürokratie musste gefeiert werden! Folglich verließ ich ausnahmsweise mein Sparbudget, das ich mir nach meinem Reiseführer „Südamerika mit fünf Dollar am Tag“ auferlegt hatte, und mit dem ich auf der ganzen weiteren Reise gut hinkam. Meist zahlte ich für einfache Unterkünfte einen Dollar und fünfundzwanzig Cents (damaliger Umrechnungskurs: 1 Dollar = 4,20 DM). Für meine Feier genoss ich im eleganten Restaurant des vornehmen Hotel Bolivar in Lima ein köstliches Abendessen bei exzellenter Bedienung – das Ganze für 4.00 Dollar.

Lima, mit dem Hauptfluss Rimac, 1535 von Francisco Pizarro gegründet, vermittelt mit seinen großartigen Gebäuden den Eindruck einer spanischen Kolonialstadt. An vielen dieser Gebäude finden sich kunstvoll geschnitzte lange Holzbalkone, deren oberer Teil verglast ist und mit Schnitzwerk durchzogen wird. Diese Bauten lassen ahnen, wie angenehm das Leben im 16. und 17. Jahrhundert für die Vertreter des spanischen Vizekönigreichs Peru gewesen sein musste.

Die im 16. Jahrhundert erbaute, von Golddekorationen strotzende, mächtige Kathedrale des heiligen Franziskus birgt auf einem hohen Marmorpodest in einem Glassarg den stark eingeschrumpften Leichnam von Francisco Pizarro.

Im archäologischen Museum sah ich erstmals menschliche Skelette, die in sitzender Stellung begraben worden waren. Die zahlreichen bunten, aus Ton gefertigten Gebrauchsgegenstände erinnerten in ihren Formen an die Kunst der Azteken in Mexiko.

Die Eingangshalle des ehemaligen Gerichtsortes der Inquisition schmückt eine exquisit geschnitzte Holzdecke. In den damals für Verhöre genutzten Räumen waren diverse Folterwerkzeuge ausgestellt. Bei der Folter war ein Arzt anwesend, welcher der Prozedur nach einer ihm erscheinenden angemessenen Zeit Einhalt gebot, damit die Gepeinigten noch zu ihrer öffentlichen Hinrichtung (meist Verbrennung) gebracht werden konnten.

Generell hinterließ Lima bei mir den Eindruck einer Stadt mit glänzender Vergangenheit, die in Staubwolken und Verkehrslärm unterzugehen drohte. Das Gros der Bevölkerung auf den Straßen schien ziemlich arm zu sein. Ein krasser Gegensatz zu den großartigen Gebäuden mit ihren geschnitzten Balkonen, den ähnlich kunstvoll gearbeiteten Eingängen und den gepflegten lieblichen Innenhöfen. Die gloriose Vergangenheit war überall präsent und kontrastierte mit der offensichtlichen Armut der mit vielen Ureinwohnern gemischten Bevölkerung.

Auf meinem Flug von Lima über das massive rot-braune, teilweise Schnee bedeckte Andengebirge nach dem zirka dreitausendachthundert Meter hoch gelegene Cusco blickte ich neugierig aus dem Flugzeugfenster auf die von schlammgrau bis hellgrün schimmernden Gebirgsseen unter uns. Sollte nicht doch in einem davon das sagenhafte Gold der Inka versenkt sein, wonach so viele schon gesucht, aber nichts gefunden haben?

Der Pilot gab uns einen weitreichenden Überblick über die auf einem Bergplateau liegende Stadt, die er zweimal umrundete. Für eine Weile sah es so aus, als wollte die linke Tragfläche, (meine Seite!) einen Berg küssen. Ich wollte die Stadt nur noch von unten sehen und war nach der Landung sichtlich erleichtert.

Obwohl in meinem Reiseführer stand, man sollte den Höhenunterschied und die dadurch möglicherweise hervorgerufene Atemnot ernst nehmen, ließ mich meine Neugierde den Hinweis ignorieren. Ich ging zum Stadtzentrum, dem Plaza de Armas, und von dort in Richtung der mehrere hundert Meter höher gelegenen Inka Festung Sacsuahaman. Diese Bastion diente den Inka zur Verteidigung der Stadt. Ich mietete mir dafür einen Führer, einen jungen Studenten mit dem für mich eigenartigen Namen Apolinario. Beim Aufstieg beobachtete er mich aus den Augenwinkeln und wartete wahrscheinlich auf meine Ermüdungserscheinung. Diese kam prompt. Etwa auf halber Strecke musste ich meinen forschen Schritt abbrechen und mich auf einen Stein setzen, um wieder halbwegs normal atmen zu können. Apolinario wartete geduldig. Die Ruinen dieser riesigen Festung sind gewaltig. Gigantische Steinblöcke mit einem Einzelgewicht von fünfhundert Tonnen wurden mörtellos derart eng zusammengefügt, dass kein Messer dazwischen passte. Die Steinblöcke formten drei Etagen mit jeweils drei Eingängen. Diese Etagen sind bis heute größtenteils erhalten. In einer großen Halle ist ein steinerner Kalender im Boden eingelassen, ähnlich dem berühmten Kalender der Azteken in Mexiko City. Verteidigungswälle umziehen den gesamten Berg. Von hier oben bietet sich eine großartige Sicht auf Cusco und die umliegenden Andenberge. Beim Abstieg über einen steinigen Gebirgspfad sah ich meine ersten Lamas, die mit erhobenem Kopf völlig unbeeindruckt an mir vorbei stolzierten.

Ihre Besitzer, Frauen in bunten Kleidern mit für die Region typischen runden Hüten, von deren Krempen ringsum rote Fransen hingen, waren sehr freundlich und wie mir schien, auch ein wenig neugierig. Während dieser Besichtigungstour musste ich mich zwischendurch immer wieder mal hinsetzen. Der so genannte „Siroche" hatte mich voll im Griff. Das Reisebuch behielt Recht.

Von den dreiundzwanzig katholischen Kirchen in Cusco sind viele auf den bis heute sichtbaren gigantischen Quadern von vormaligen Inka Tempeln oder Palästen erbaut. Ein bis in unsere Zeit beredtes Zeugnis für die Zerstörungswut der Konquistadoren. Allerdings auch ein interessanter Kontrast zwischen der bodenhaftigen Inkabauweise mit den tonnenschweren Steinblöcken und der völlig anders gearteten aufgelockerten Barockarchitektur der Spanier.

Der Hauptaltar der Kathedrale ist ein aus Zedernholz geschnitztes und reichlich vergoldetes Barockkunstwerk. Vom dreistöckigen bis zur Decke reichenden, riesigen Hauptaltar der Kirche von Belen fühlte ich mich „erschlagen". Jede Etage besteht aus einem Mittelstück mit einer Nische, in der jeweils Heiligenfiguren stehen. Dies wiederholt sich zur Rechten und Linken des Mittelstücks. Dazwischen sind Dutzende von geschwungenen Säulen eingefügt. Das Ganze ist auf üppigste Weise vergoldet. Es war mir unmöglich die Einzelheiten dieses Prunkes auch nur annähernd aufzunehmen.

Im Palast des Erzbischofs, erbaut auf den Grundmauern eines Inka-Palastes, gibt es einen mit zierlichen Säulen gestalteten Innenhof mit vielen Blumen, von wo aus die einzelnen Räume betreten werden. In diesen Räumen waren große Gemälde der berühmten, so genannten Malschule von Cusco ausgestellt. Diese Malschule wurde nach der spanischen Eroberung nach 1533 von den Spaniern gegründet mit dem Gedanken, dadurch die Einheimischen zum katholischen Glauben erziehen zu können. Folglich sind die Objekte ausschließlich religiöser Natur. Hauptsächlich verwendete Farben sind rot, gelb, erdfarbig unter großzügiger Verwendung von Gold. Interessant fand ich, dass die Engel durchweg männlich dargestellt werden und unter ihrer kostbaren bunten Kleidung immer auch einen weißen Spitzenrock tragen, dessen Ende in Kniehöhe aus der übrigen Kleidung hervor lugt.

Den zentralen Teil des Mönchsklosters La Merced bildet ein einstöckiger barocker Kreuzgang. Von hieraus öffnet sich ein zauberhafter Blick auf den Rosengarten mit einem großen Steinspringbrunnen. Pizarros Partner Diego de Almagro stiftete sein Vermögen für den Bau des Klosters. Seine Gebeine sind unter dem Hauptaltar der Klosterkirche begraben. Das Unvergessliche dieses Ortes für mich ist eine zweiundzwanzig Kilo schwere, achtzig Zentimeter hohe, aus purem Gold (achtzehn und zweiundzwanzig Karat) gearbeitete Monstranz. Eingearbeitet in den Strahlenkranz und am unteren Teil des Ständers sind 1.518 Diamanten, 615 Naturperlen, ein großer Amethyst, 3 Smaragde und mehrere Rubine. Am unteren Teil bilden zwei große Perlen den Körper einer Meerjungfrau. Zwei Goldschmiede haben im Jahr 1720 ihre Arbeit an diesem Kunstwerk abgeschlossen. Ich war die einzige Besucherin, als ein Mönch dieses glitzernde, nach allen Seiten funkelnde Prachtwerk aus einem Safe in einem mit Schnitzereien verzierten Schrank herausholte. Ich war überwältigt und völlig sprachlos bei so viel Glanz, Harmonie, Schönheit und Kunstfertigkeit. Der Pater gab keine Auskunft darüber, warum dieses Prunkstück seit 1935 nicht mehr öffentlich genutzt wurde. Ich konnte mir viele Gründe sowohl politischer als auch gesellschaftlicher Art vorstellen.

Der Wochenmarkt war sehr farbenfroh und interessant. Das Warenangebot war jeweils auf einer Decke am Boden ausgelegt und wurde von Frauen mit langen schwarzen Zöpfen und bunten Kleidern betreut. Babies waren mit einem Tuch auf ihren Rücken gebunden. Die Hüte der Frauen wiesen auf die regionale Herkunft der Frauen hin. Rote runde Hüte mit nach unten gezogener Krempe symbolisieren den Bereich um Cusco. Weiße Hüte, angelehnt an europäische Modelle, werden in einer entfernteren Region getragen. Männer verwenden entweder bunte, die Ohren bedeckende gewebte Kappen, oder rote Hüte mit nach oben gebogener Krempe. Frauen und Männer tragen bunte gewebte Ponchos. Die meisten Marktbesucher waren strumpflos und trugen aus Autoreifen hergestellte Sandalen. Die Farbe ihrer Füße war grau-blau. Viele mussten drei und mehr Stunden auf Gebirgspfaden gehen, um zum Markt zu kommen. Neben Kartoffeln, Zwiebeln und verschiedenem Gemüse wurden vielfarbige mir unbekannte Schoten angeboten. Auch Dutzende von Gewürzen waren zu kaufen. In einem anderen Bereich hingen bunte gewebte Decken und Ponchos auf mehreren Leinen. Fröhliche Kinder spielten Versteck in diesen Reihen. Einige der Kleineren hatten schlimme Atemwegsinfektionen, die sich am grün-gelben Exsudat aus ihren Nasen erkennen ließen. Viele Aromen und Gerüche, auch die menschlicher Exkremente, durchzogen den Markt. Die Menschen sprachen Quechua, die Sprache der Inka. Sie waren sehr höflich und hilfsbereit.

Die Bahnfahrt in einem Zwei-Waggon-Zug von Cusco zum zirka einhundertfünfzig Kilometer entfernten Machu Picchu dauerte drei Stunden. Der Zug musste auf eine Höhe von fünfhundert Meter klettern. Die Passagiere waren internationaler Herkunft, meist Europäer und Südamerikaner, wenige US-Amerikaner. Bald ging es recht freundlich untereinander zu. Ein mir gegenüber sitzender vierjähriger Junge aus Dänemark hatte seinen ramponierten Stoffdackel mitgebracht. Den drückte er in kurzen Abständen an die Fensterscheibe, damit er auch da draußen alles sehen konnte. Und es gab viel zu sehen. Der Zug fuhr entlang des glasklaren Urubamba Bergflusses. Dieser war mal eng und still, dann wieder breit und spritzig und umrauschte Felsbrocken mit verschiedenen Farben und Formen. Zu beiden Seiten türmten sich die majestätischen Anden. Manche Gegenden hatten eine üppige Vegetation mit Massen von tiefrot und gelb blühenden Blumen. Bauern in ihrer typischen Kleidung bearbeiteten ihre an Steinhügel geschmiegten Felder. Die von den Inka angelegten landwirtschaftlichen Terrassen werden bis heute genutzt.

Am Zielbahnhof angekommen, blieb nur wenig Zeit die gewaltigen mit ihren Spitzen in Wolken gehüllten Berge zu bewundern, bevor wir in Kleinwagen gepackt auf einer schmalen Zickzack-Straße hinauf gebracht wurden zur „verlorenen Stadt der Inka", wie sie Jahrhunderte lang hieß. Am Eingang stand ein weißes Lama, das gleich zu spucken anfing, als ein deutscher Junge sich ihm freundlich nähern wollte. Noch wenige Schritte und vor mir lag ein atemberaubendes Panorama. Auf diesem Bergplateau gelegen, im Hintergrund die beiden Berge Machu Picchu (wonach der Ort genannt ist) und Huayna Picchu, umgeben von den Bergriesen der Anden, bietet die harmonische in die Umgebung eingepasste Architektur der vielen dächerlosen gut erhaltenen Gebäude ein einzigartiges Bild. In nächster Nähe zu den Tempelbauten sind die meist zweigeschossigen Wohnhäuser angeordnet.

Im Mittelpunkt der Stadt steht der Sonnentempel mit der Sonnenuhr, die dem jährlichen „Herabholen" der Sonne zur Wintersonnenwende diente. Als Experten in der Astronomie und Anbeter der Sonne versuchten die Inka das Sich-Abwenden der Sonne durch das Anbinden einer riesigen goldenen Scheibe an die Sonnenuhr zu verhindern. Es wird vermutet, dass dieser Sonnentempel wie auch die anderen Gebäude mit Gras gedeckt war. Die in seinem Innenraum in die Mauer eingelassenen achtzehn Nischen behausten goldene Götterstatuen. Die typische Inka-Bauweise mit riesigen Natur belassenen Granitblöcken und der zur Ergänzung bearbeiteten kleineren Quader wiederholt sich hier. Daneben gibt es auch mehrere Bauten, wie beispielsweise den so genannten „Halbrunden Tempel", wofür ausschließlich bearbeitete rechteckige Steine verwendet wurden. Eigenartig ist die unten breite und sich nach oben verengende Form der Fenster und Türen. Der Friedhof mit hunderten von Skeletten, die mit wenigen Ausnahmen alle junge Knaben und alte Männer waren, bleibt für die Forscher bis heute ein Rätsel. Auf meinen Wegen durch die Stadt benutzte ich viele der mehr als einhundert perfekt in die Anlage eingefügten Treppen. An den Rändern der für landwirtschaftliche Zwecke genutzten Terrassen konnte ich die steinernen Rinnen der Wasserleitung ausmachen. Ich war überwältigt von dem Zusammenspiel der Schönheit der Natur und der kunstvollen sowie praktischen Einpassung des Menschen in die Natur.

Die Siedlung wurde um 1450 angelegt und diente den Inka als Rückzugsgebiet. Sie liegt auf dem am schwierigsten zugänglichen Bergplateau über dem Urubamba Fluss, zirka zweitausendsiebenhundert Meter über dem Meeresspiegel, fünfhundert Meter über dem Flussbett, und kann von unten nicht eingesehen werden. In dieser einzigartigen Lage wurde sie von den Spaniern nie entdeckt. Die Anlage war total vom Dschungel überwuchert, als Hiram Bingham von der Yale Universität sie 1911 ausfindig machte und durch seine Veröffentlichungen der Weltöffentlichkeit kundtat.

Auf der Rückfahrt wurde in unserer Gruppe viel über das Erlebte diskutiert und gerätselt. Alle waren gleichermaßen beeindruckt und begeistert von der geheimnisvollen gut erhaltenen Stadt in den Bergen und ihrem offensichtlich vor Jahrhunderten gut funktionierenden Gemeinwesen.

Als ich am Bahnhof von Cusco eine Fahrkarte nach Puno am Titicaca See löste, gab mir der Schalterbeamte automatisch ein Ticket 1. Klasse. Er war erstaunt, als ich ihm diese zurück gab und eine 2. Klasse Karte verlangte. Ich sagte ihm nicht, dass ich in der von den Einheimischen genutzten buchstäblichen Holzklasse fahren wollte um die Mitreisenden beobachten zu können. Bald waren alle Holzbänke gefüllt mit überwiegend Frauen mittleren Alters in bunt gewebten weit ausladenden Röcken, Ponchos und die für die Region typischen schwarz-roten runden Hüte. Sie trugen große Bündel und in Tüchern auf den Rücken gebundene Waren. Einige legten große Blumensträuße in das Gepäcknetz. Kinder waren nur wenige dabei. Der aus alten englischen Eisenbahnwaggons zusammengesetzte Zug fuhr in zirka viertausend Meter Höhe durch die Anden in das dreihundertneunzig Kilometer entfernte Puno und ich hatte zuweilen herrliche Ausblicke auf das Urubamba Tal. Es gab viele Haltestellen an kleinen Landbahnhöfen. An diesen waren Frauen damit beschäftigt am Bahnsteig auf kleinen Rosten am Boden Fleischstücke zu grillen und diese mit selbstgebackenem Brot zu verkaufen. Der Zug hielt lange genug um den Reisenden Gelegenheit zu geben, sich mit diesem in Zeitung eingewickelten preiswerten Proviant zu versorgen. Beides schmeckte köstlich! Die Frauen im Waggon waren sehr freundlich und nickten mir zu, als wir gemeinsam unsere schmackhafte Mahlzeit verzehrten. Nach zwölf Stunden Fahrt erreichten wir Puno.

Meine Unterkunft war eine Mischung aus Jugendherberge und Billighotel und die einzige auf meiner ganzen Reise, die als verdreckt bezeichnet werden muss. In den gemeinsamen Waschräumen mit aneinander gereihten schmutzigen Waschbecken lief ein dünnes Rinnsal aus den Wasserhähnen. Es reichte zum Zähneputzen. Ich war zu müde, um mich davon stören zu lassen, legte meinen Morgenrock auf die unhygienisch aussehende Matratze, meine Handtasche unter meinen Kopf und schlief darauf ein.

Früh am nächsten Morgen war ich im Hafen und mietete mir ein Motorboot mit Fahrer für eine Fahrt auf dem Titicaca See. Den Tipp einer flüchtigen Hotelbekanntschaft befolgend brachte ich ein Dutzend Brötchen als Geschenk für den Bootlenker mit. Das stimmte ihn freundlich aber keineswegs redselig. Der Titicaca See 3.812 Meter über dem Meeresspiegel, mit einer Fläche von 8.372 Quadratkilometer und einer Tiefe von 280 Meter lag das hellblaue, spiegelglatte Gewässer in der Sonne glitzernd umgeben von den weit entfernten Anden. Über uns soweit das Auge reichte blauer Himmel mit verstreuten weißen Wölkchen und strahlendem Sonnenschein. Ich bat den Bootlenker den Motor abzustellen. Hier war die Welt weit weg, die Erde still und der Himmel so nah. Einige Indios kamen vorbei in ihren Balsabooten. Diese aus dem rund um den See wachsenden, so genannten Totora Schilf geflochtenen Boote haben eine lange Tradition. Sie wurden bereits in der prä-kolumbischen Zeit in Südamerika und 7. 000 Jahre davor in Ägypten und Äthiopien verwendet. Von der Konstruktion her sind Schilfbündel in regelmäßigen Abständen derart mit Bändern zusammengehalten, dass sie an beiden Enden des Bootskörpers in schmalen scharf nach oben gezogenen Spitzen auslaufen. Es gibt Einsitzer für den Fischfang und breitere bis zu dreißig Meter lange Boote zur Lastenbeförderung. Aus dem gleichen Totora

Schilf sind auch die zahlreichen unterschiedlich großen auf dem See schwimmenden Inseln geschaffen. In früherer Zeit konnten sie bei drohender Gefahr verschoben werden. Auf manchen dieser Inseln befinden sich bis zu zehn aus Schilf gebaute Häuser. Dort sah ich Hennen im Schilf scharren und Katzen sich sonnen. Mein Bootlenker bot mir gegen einen Aufpreis eine zusätzliche Fahrt zu einem aus Schilf gebauten Schulhaus auf einer der schwimmenden Inseln an. Es war nicht sehr groß und hatte wenige Fensteröffnungen. Leider konnte ich nicht hinein gehen. Irgendwelches Mobiliar konnte ich von einer Fensteröffnung aus nicht sehen.

Vom See zurück wollte ich schnellstens aus meiner schmuddeligen Unterkunft weg. Ich schnappte mir deshalb meinen Koffer, der neben den notwendigen Toilettenartikeln, Kleidung für zwei Temperaturzonen sowie ein gehobenes Outfit für Opernbesuche in Großstädten enthielt, und stellte mich mental auf meine nächste längere Bahnfahrt ein. Die nächtliche achtstündige Zugfahrt in 4.000 m Höhe von Puno nach Arequipa war trotz meines warmen Mantels empfindlich kalt.

Der Flughafen von Arequipa war eine umfunktionierte Hazienda und deshalb richtig gemütlich. Sogar eine kleine Madonna in einem geschnitzten Schrein mit ihr zu Füßen liegenden frischen Blumen war da. Das Flugzeug nach Lima war erwartungsgemäß verspätet. Mit den Flugzeiten verhielt es sich so, dass ich mir angewöhnte eine diesbezügliche gleiche Frage an unterschiedliche Fluglinienangestellte zu richten. Von den erhaltenen Antworten vertraute ich mit Vorbehalt den meisten gleich lautenden Aussagen. Abweichungen von den offiziell angekündigten Flugzeiten waren die Regel, selbst in Großstädten wie Rio de Janeiro. Ich stellte mich schnell darauf um, indem ich mein deutsches oder US-amerikanisches Präzisedenken ausschaltete. Somit war ich stressfrei. Zurück in Lima führte ich nach vierundzwanzigstündiger Reisezeit eine Generalreinigung an mir und meiner Kleidung durch und holte einigen Schlaf nach.

Vom Flugzeug aus schien der unter uns liegende alles beherrschende Dschungel wie ein dicht gewirkter üppig grüner Teppich mit wenigen bunten Punkten, die als blühende Bäume zu erkennen waren. Die Stadt Iquitos am Oberlauf des Amazonas zählt heute (2010) vierhunderttausend Einwohner. Sie ist die Hauptstadt der Region und nur per Flugzeug oder Schiff auf dem Amazonas zu erreichen. Sie liegt an einer Rundung des Flusses, einhundertfünfundzwanzig Kilometer unterhalb des Zusammenflusses der beiden Hauptquellflüsse des Rio Ucayali und des Rio Maranon. Von Jesuiten 1750 gegründet, war hier auch eine Verteidigungsbastion gegen einfallende Indianer, die sich nicht bekehren lassen wollten. Der in den Jahren 1870 bis 1880 einsetzende Kautschuk Boom machte die Siedlung für Europäer vor allem dadurch interessant, dass sie das Zentrum des Kautschukgewinns wie auch des Kautschukhandels wurde. Nachdem es gelungen war, Kautschuk in Malaysia anzupflanzen und dort billiger zu gewinnen, geriet Iquitos für längere Zeit in Vergessenheit. Erst die in den 1960er Jahren beginnende Erdölförderung brachte eine wirtschaftliche Wiederbelebung.

An die Zeit des Kautschukhandels, der ausschließlich von Europäern betrieben wurde, und der den so genannten Kautschukbaronen immensen Reichtum brachte, erinnern bis heute die grandiosen Gebäude und Villen im spanischen Kolonialstil. An vielen dieser architektonischen Prachtbauten sind die Außenmauern völlig mit aus Europa hierher transportierten, kunstvoll gearbeiteten Fliesen verkleidet. Als ich eine dieser Prunkvillen fotografierte, kam ein Wachposten auf mich zu und informierte mich, dass dies ein militärisches Hauptquartier sei und deshalb fotografieren verboten ist. Zum Glück ließ er mir meine Bilder.

Mit wenigen Touristen verbrachte ich eine Nacht in einer Blockhütte im Dschungel. Wir gingen gegen Mitternacht mit einem Touristenführer, ausgerüstet mit Taschenlampen, einen Indianerpfad entlang und hörten auf die teilweise sehr lauten Geräusche und Schreie im Urwald. Der Führer konnte beispielsweise manche Geräusche von nachtaktiven Tieren, oder bestimmte Schreie einer Affenart, zuordnen. An einer Holzwand unserer Unterkunft sah ich abends eine handtellergroße, perfekt geformte und absolut ruhig verharrende Spinne. In meiner Naivität sagte ich zu unserem Führer: „Das ist ein hübsches Zierstück." Er erwiderte nichts. Am nächsten Morgen war die Spinne verschwunden. Das Zierstück hatte laufen gelernt.

Auf einer Ruderbootfahrt sahen wir große Zuflüsse zum Amazonas. Ich konnte mir nur wenige der Namen merken, wie den Nanay, den Momo oder Ucayali. Sie sind alle mindestens so breit und wasserreich wie viele in Europa als große Ströme bezeichnete Flüsse. Bei einem Besuch eines Indianerstammes auf einer Lichtung des Dschungels lernten wir die Handhabung eines Blasrohres. Die Indianer zeigten uns auch die Herstellung der Farbe für ihre Gesichtsbemalung. Ich ließ mir dieses einzigartige „Make up" von einem Indianer auftragen, der aufgrund einer voraus gegangenen Fiestanacht seine Standfestigkeit noch nicht so richtig wieder gefunden hatte. Trotzdem sah ich ähnlich „gut" aus wie der Rest der Gruppe. Die Temperatur hier war den Sommertemperaturen in Miami ähnlich, zirka dreißig Grad C und sehr feucht. Für mich nichts Ungewohntes.

Nach wenigen Tagen in Iquitos erschien ich zur festgesetzten Abfahrtszeit auf dem kleinen Schiff, das nach mehreren Tagen flussabwärts auf dem Amazonas in Manaus in Brasilien ankommen sollte. An das Hauptschiff waren rechts und links Frachtkähne angedockt, auf denen mehrere junge Arbeiter dabei waren Ölfässer einzuladen und festzumachen. Bald nahmen sie mich ins Visier und schickten laute Pfiffe in meine Richtung. Ich stand allein da und dachte an die kommende Nacht und eine von mir gemietete Zweibettkabine. Es wurde mir mulmig und ich betete, lieber Gott, schicke doch einen Touristen. Er schickte bald drei, zwei Franzosen und einen Deutschen. Meine Überlegung war dahingehend, dass ich, ihre Anständigkeit voraussetzend, zu meiner Sicherheit einen der beiden bitten würde, mit mir die Kabine zu teilen. Aber es kam besser. Nach und nach füllte sich das Schiffsdeck mit zahlreichen Indios. Gegen Abend ging ich auf eine ältere, kleine Indiofrau zu und bot ihr mit Zeichensprache an, statt auf Deck bei mir in der Kabine zu schlafen. Ich ließ ihr die Wahl, sich das Bett oben oder unten auszusuchen. Sie entschied sich für das untere. Sie konnte nicht ahnen, wie erleichtert ich darüber war. Tatsächlich wurde nachts an der mit einem äußerst primitiven Schloss versehenen Tür gerüttelt. Doch wenige einheimische Worte der Indiofrau vertrieben die „Möchtegern-Eindringlinge". Obwohl ich mich sprachlich nicht mit ihr verständigen konnte, kamen wir zeichensprachlich gut miteinander zurecht. Zum Abschied gab sie mir mehrere Tigerzähne und einen Tukanschnabel.

Das Schiff beförderte hauptsächlich Cargo und bot wenig Raum für Gäste. Entsprechend waren wir eine kleine Gruppe von Passagieren mit „Vollpension." Außer mir gab es ein peruanisches Ehepaar, einen Deutschen und zwei Franzosen. Unsere Verpflegung wurde live mitgeführt. Vom Oberdeck aus konnte ich unser Mittagessen in einem großen Käfig auf dem unteren Deck sehen und gackern hören. Dazu gab es Reis und Yucca. Die zirka zwei Dutzend auf dem Deck schlafenden Indios versorgten sich selbst durch mitgebrachten Proviant. Wir wurden gewarnt nicht von Bord in den Fluss zu fallen und so den Proviant für die Piranhas zu liefern. Angeblich treten diese relativ kleinen Fische in Schwärmen im Amazonas auf und nagen in Windeseile alles Fleisch von den Knochen.

Bei fehlendem Mondlicht machte das Schiff aufgrund von Lichtmangel am Ufer fest. Am Morgen ging es wieder weiter. Wir begegneten keinen anderen Schiffen. Zu beiden Seiten des Flusses erstreckte sich der undurchdringliche Dschungel. Nach zwei Tagen gingen die Franzosen von Bord. Der eine, ein Anthropologe, hatte den Auftrag von der Sorbonne, ein Jahr die soziologischen Verhaltensweisen eines Indianerstammes im Urwald zu erforschen. Der zweite, ein Ornithologe, war auf dem Wege zu einer französischen Missionsstation im Dschungel und von da aus in die Einsamkeit des Regenwaldes zur Beobachtung von exotischen Vögeln und der Durchführung von Tonbandaufnahmen ihrer Stimmen.

Nach drei Tagen ging ich in dem kleinen Ort Benjamin Constant, benannt nach einem französischen Dichter, von Bord. Bis Manaus wären wir mindestens noch sechs Tage unterwegs gewesen und nach der täglich gleichen Szenerie von Urwald und Fluss war ich reif für eine andere Umgebung. Das bedeutete allerdings, dass ich zwei Tage auf ein Boot warten musste, mit dem ich nach Letitia in Kolumbien fahren konnte, um von dort nach Manaus in Brasilien zu fliegen. Hier in diesem kleinen Ort, fernab der Welt, war es ruhig, friedlich und für mich einsam. Die Indios waren größtenteils in dem teilweise schlammigen Fluss mit Fischfang beschäftigt. Nackte Kinder schwammen in Ufernähe. Die mit getrockneten Palmenzweigen gedeckten Holzhütten standen auf Stelzen. Diese Bauweise sollte vor Hochwasser schützen und auch das Eindringen von Schlangen verhindern. Die Menschen waren arm. Wenn ich ihnen bei ihrer Arbeit zusah, waren sie sehr freundlich zu mir und wir verständigten uns erfolgreich mit Zeichensprache. Es war sehr feucht-heiß. In einem kleinen Lebensmittelladen gab es Grundnahrungsmittel und vor allem in Flaschen abgefüllte Getränke, wie Fanta und Coca Cola. Zur gesundheitlichen Sicherheit habe ich auf dieser Art von Exkursionen ausschließlich solche Getränke zu mir genommen. Auf Lichtungen im Urwald wurde Zuckerrohr angebaut. Als ich einem Mann zusah, der mit der Machete das

Zuckerrohr schnitt, gab er mir ein Stück davon zum probieren. Es schmeckte gut und wider Erwarten nicht süß. Am Abend konnte ich grandiose Sonnenuntergänge in gelb, rot und schwarz bestaunen, die sich im Amazonas spiegelten und die Gegend verzauberten.

Auf dem Flug von Letitia nach Manaus lag unter uns die enorme Ausbreitung des Regenwaldes und dazwischen das breite silberne Band des Amazonas. Teatro Amazonas, das berühmte Opernhaus von Manaus, wurde zur Zeit des Kautschuk-Booms von 1884 bis 1896 im italienischen Renaissancestil erbaut. Die Materialien für den Bau wurden ausschließlich aus Europa eingeführt, beispielsweise kamen die Kacheln der Kuppel aus Deutschland und die Pflastersteine vor dem Theater aus Portugal. Das großartige Gebäude war allerdings dringend renovierungsbedürftig. Nachdem zur Zeit meines Besuches keine Vorstellungen stattfanden, konnte ich auch das Innere des Theaters nicht besichtigen. Es hielt mich deshalb nichts hier und ich setzte meinen Weg fort nach Süden.

Unter mir wieder tausende Kilometer von Regenwald und unzählige kleinere und größere Flüsse. Der gewaltige Rio Negro verdient seinen Namen, da seine Wasser wesentlich dunkler sind als die des Amazonas, in den er letztendlich mündet.

Brasilia, die seit 1960 neue Hauptstadt Brasiliens, liegt neunhundertdreißig Kilometer von Rio de Janeiro entfernt im Landesinnern auf einem Hochplateau von 1.158 Meter. Durch die Lage in einer tropischen Klimazone herrscht hier eine durchschnittliche Temperatur von 20 Grad C. Diese auf dem Reißbrett entworfene Stadt hat viele Bauwerke futuristischer Prägung. Das Kongressgebäude besteht aus zwei weißen schlanken Türmen. Daneben liegen zu beiden Seiten je eine konvexe und eine konkave „Schale“, in denen die Mitglieder des Oberhauses und Unterhauses amtieren. Das Gebäude der Kathedrale liegt im Untergrund. Darüber erheben sich aufwärts strebende, und im oberen Drittel gebündelte, schlanke Steinpfeiler, die eine Dornenkrone symbolisieren. Rund um diese Struktur verläuft ein schmaler Wassergraben, worin diese Krone bei nächtlichem Flutlicht reflektiert wird. Einmal nachts war ich an diesem Graben. Das Grandiose des Bauwerks bewundernd, hatte ich ein angsterregendes Erlebnis. Ich fühlte plötzlich, ich falle in diesen Graben. Ich konnte mich nicht bewegen. Schwer zu sagen, wie lange der Zustand andauerte. An der Kathedrale im Untergrund gibt es keine Eingangstür. Die Menschen können Tag und Nacht ein und ausgehen. Das Innere des Gotteshauses ist modern, die Atmosphäre nüchtern. Beeindruckend sind die in kräftigen Farben sehr realistisch gemalten Bilder der Kreuzwegstationen.

Das Nationaltheater präsentiert sich in Form einer Pyramide. Auch hier ist das Innere eher nüchtern modern gestaltet. Viele ungewöhnlich aussehende lebensgroße Statuen zieren die Eingänge von Regierungsgebäuden und öffentlichen Gärten.

Die Wohngebäude sind ziemlich eintönig, meilenweit dieselben Glaswürfel mit gelegentlich einigen Geschäften dazwischen. Die Straßen sind breit und gradlinig und der Autoverkehr ist mäßig. Neun von zehn Autos sind Volkswagen, wie auch alle Taxen.

Der nächtliche Anflug auf Rio de Janeiro ist ein Erlebnis der besonderen Art. Die Stadt mit ihren tausenden von bunten Lichtern breitet sich aus wie ein immenser glitzernder Edelstein. Von meinem Fenster aus konnte ich die Wahrzeichen der Stadt, den Zuckerhut und auch den Corcovado mit der hell erleuchteten Christusstatue sehen. Bei einem Stadtrundgang am nächsten Morgen bot sich mir ein starker Kontrast zwischen dem hiesigen laut lärmenden Verkehr mit den ruhigen Straßen von Brasilia. Das Verkehrsbild war auch hier von Volkswagen geprägt.

Im Museum der Oper sah ich alte Kostüme, Fotos und andere von berühmten Schauspieler/innen benutzte Gegenstände. Eine prächtige mit Gold bestickte Robe für „Boris Godunow“ war besonders beeindruckend. Interessant war auch eine Ausstellung alter Ballettschuhe jeweils zusammengestellt mit dem dazugehörigen Portrait ihrer vormaligen weltbekannten Trägerinnen. Am Abend war ich in „Cavalleria Rusticana“. Die Vorstellung war eher mittelmäßig aufgrund der schwachen weiblichen Stimmen. Das mit viel Prunk ausgestattete Opernhaus erinnert durch seinen neoklassizistischen Baustil an die alte Oper in Paris. In Rio, wie auch in anderen Großstädten, machte ich es mir zur Gewohnheit am Abend nur sichere Orte zu besuchen. Oper, Theater, Konzerte waren solche Orte.

Die Fahrt in einer Bergbahn durch einen tropischen Wald mit vielen Blumen und exotischen Bäumen hinauf zum siebenhundertzehn Meter hohen Corcovado war interessant und angenehm. Auf dem Gipfel dieses Berges steht auf einem acht Meter hohen Sockel die dreißig Meterhohe 1.145 Tonnen schwere Christusstatue. Von hier oben hatte ich einen großartigen Blick über die verschiedenen Buchten, die vielen im Meer verstreuten Inseln. Die Besucher waren größtenteils Südamerikaner.

In der Nationalbibliothek besuchte ich eine Ausstellung von Büchern aus aller Welt über Hexerei. Unglaublich, was in vielen Generationen immer wieder über Frauen ersonnen und vielfach zu deren Verderben eingesetzt wurde.

An einem Nachmittag beobachtete ich das Leben an der Copacabana. Neben den Badenden vergnügten sich viele spielende Kinder, Fußballer, Volleyballer und Beach Baller. Der berühmte, baumlose, sehr breite und vier Kilometer lange Strand wird zur Stadt zu von einer breiten Autostraße begrenzt. Dies ist für einzeln Reisende, wie mich, insofern hinderlich, da sich die Schließfächer für persönliche Habe auf der anderen Seite der verkehrsreichen Straße befinden. Denn wer will schon im Bikini zweimal diese nicht ungefährliche Straße überqueren? Ich beließ es beim Zuschauen. In einem nahe gelegenen hübschen Restaurant aß ich zum ersten Mal einen mir unbekannten „Hearts of Palmtree“ (Palmenherzen) Salat. Seitdem liebe ich diesen Salat.

Mein Besuch bei der großen Juwelierfirma „Stern“ war ein außergewöhnlicher Genuss. Ich konnte Fachkräften beim Aussortieren, Schneiden und Einsetzen von Edelsteinen zusehen. Danach kam ich in einen der eleganten Verkaufsräume, wo ich auf eine sehr freundliche, deutsch sprechende Verkaufsdame traf. In den zahlreichen Vitrinen waren herrlich gearbeitete Schmuckstücke, geordnet nach Edelsteinart, ausgestellt. Mein Blick blieb an der Vitrine mit Aquamarinen hängen. Bald saß ich der liebenswerten Verkaufsdame gegenüber, die auf einem Tischchen zwischen uns mehrere Aquamarinringe ausbreitete. Als sie mein Zögern bei diesen Stücken bemerkte, brachte sie ein für mich umwerfendes Exemplar hervor: Ein in Platin schlicht gefasster, herrlich geschnittener 1,5 cm großer Solitär. Ich war begeistert! Aber – ich erklärte ihr, an diesem Punkt meiner Reise könnte ich die erforderliche Summe dafür nicht ausgeben. Sie meinte, kein Problem. Ich hinterließ eine Kopie meines Reisepasses und meine Kontonummer bei einer Miami Bank. Daraufhin verließ ich die Firma „Stern“ auf Wolken schwebend mit meinem Ring in der Handtasche. Die Kaufsumme wurde Monate nach meiner Rückkehr nach Miami von meinem Konto abgebucht! 1971 war die Welt noch in Ordnung.

Auch vom Gipfel des dreihundertsechsundneunzig Meter hohen Zuckerhuts hatte ich einen herrlichen Blick über die Stadt. Für diese grandiose Aussicht war ich gerade noch zur richtigen Zeit gekommen. Denn plötzlich wehte der Wind dicke Nebelschwaden heran und ich konnte die Hand vor den Augen nicht sehen. Es war beängstigend. Dieser klimatische Zustand dauerte zirka eine Stunde.

In einer antiquierten kleinen Bahn fuhr ich auf die Anhöhe Santa Theresa. Auf dem Wege kamen wir durch ein Villenviertel mit Palast ähnlichen Behausungen, penibel gepflegten Gärten und einmaligen Ausblicken auf die Stadt. Hier wird gelebt. Im Gegensatz dazu beherbergt ein unweit davon gelegener Hügel eine riesige Favela, die Unterkünfte der Ärmsten. Ganze Familien hausen in kleinen Papp- oder Wellblechhütten. Wasser und Strom sind nicht existent. Überall liegen Abfälle. Die Kinder sind teilweise verwahrlost. Haustiere schleichen umher. Hier wird vegetiert. Ich fühlte mich irgendwie schuldig und hatte nicht den Nerv die erbärmliche Armut dieser Menschen zu fotografieren.

Die Wasserfälle von Iguassu sind ein einzigartiges Naturschauspiel. Beim Anflug zirkelte der Pilot zweimal um die Fälle und gab uns so einen Überblick über die Massen von Wasser, die aus dem Dschungel kommend, donnernd in die Tiefe stürzen. Der vier Kilometer breite und eintausenddreihundertzwanzig Kilometer lange Iguassu bildet die Grenze zwischen Brasilien und Argentinien. Nach den Fällen geht der Iguassu über in den Parana, dieser mündet in den Rio de la Plata und letzterer schließlich in den Atlantik. Die Wasserfälle sind eigentlich ein System von Dutzenden von verschieden breiten Abstürzen mit einer Gesamtbreite von zweitausendsiebenhundert Meter, von denen durchschnittlich eintausensiebenhundert Kubikmeter, nach langen Niederschlägen bis zu siebentausend Kubikmeter und mehr, neunzig Meter in die Tiefe stürzen. Während ich auf einem bequemen Waldpfad auf der brasilianischen Seite zirka eine Stunde lang auf den mächtigsten Wasserfall, den so genannten Teufelsschlund, zuging, konnte ich auf der anderen Flussseite, der argentinischen, zahlreiche unterschiedlich breite Fälle sehen. Sie kommen aus dem Grün des Dschungels und stürzen sanft plätschernd ab. Sie werden zu Recht die Brautschleier genannt. Im Gegensatz dazu ist der Teufelsschlund ein mächtiger, wild rauschender, im Halbrund geformter Wasserfall, dessen lehmfarbige Wassermassen Wolken von Gischt hoch sprühen. Irgendwie finden kleine Vögelchen ihren Weg hinter diese gewaltigen Wassermassen und picken an den Felsen. Auf einer Holzplattform im Fluss konnte ich mit anderen, meist südamerikanischen Besuchern, ziemlich nahe an den Teufelsschlund herangehen und dieses grandiose Naturschauspiel bewundern. Kein Foto kann dieses urgewaltige Spektakel und seine Schönheit wirklich vermitteln. In seiner tropischen Umgebung war es für mich viel beeindruckender als die Niagarafälle.

Ich verbrachte zwei Nächte in einem kleinen Hotel im Ort Foz de Iguassu auf der brasilianischen Seite. Hier haben sich einige Flöhe meiner bedient. Das davon mir dagegen eingesetzte Insekten-Spray war keine Lösung. Ich war jedoch ohnehin reif auf die argentinische Seite zu wechseln. Für ein Bett ohne Parasiten im Visier ging ich von meinem Sparbudget ab und bezog ein Zimmer im eleganten Hotel Argentino in dem Ort Puerto Iguassu. Es liegt in relativer Nähe zu den Fällen und ich konnte nachts die abstürzenden Wasser in die Tiefe donnern hören. Den ganzen nächsten Tag lang ging ich einen schmalen Dschungelpfad hinter den „Brautschleiern“ entlang. Hier konnte ich die Fälle durch Ausschnitte in der Bewaldung kurz vor ihrem Absturz beobachten. Ein ganz anderer, jedoch auch interessanter Blickwinkel, verglichen mit dem der gegenüberliegenden Seite vom Vortag. Auf dieser Seite sah ich ganz selten einen Menschen. Hier rasteten Handteller große farbenprächtige Schmetterlinge auf Büschen und Wegen. Ein bunter Tukan schaute von einem Baum zu mir herunter. Nachdem ich schon längere Zeit allein gereist war, fing ich an mit den in der Sonne sich wärmenden Salamandern zu reden.

Buenos Aires ist eine Weltstadt mit Flair und pulsierendem Leben. Es dominieren Klasse und Grandeur, Chic und Kultur. Die Menschen erscheinen lebensfroh. Um zwei Uhr nachts sind die Bürgersteige genau so voll wie um zwei Uhr nachmittags. Auf einer Rundfahrt sah ich viele öffentliche Gebäude im klassizistischen Stil, breite Prachtstraßen, zahlreiche Parks mit üppig blühenden Bäumen. Der Rio de la Plata ist hier fünfunddreißig Kilometer breit. Unweit des riesigen Hafenbereichs ist bis heute eine große Kolonie italienischer Einwanderer angesiedelt. Ich fühlte mich wie in einer europäischen Stadt. Die Führung bestätigte die unterschiedlichen ethnischen Einflüsse der europäischen Emigranten auf die Entwicklung der Stadt und ihres Gemeinwesens.

Es gibt unzählige kleine sehr saubere und gleichzeitig preiswerte Restaurants. Büchergeschäfte sind bis vier Uhr morgens geöffnet, die meisten Museen bis Mitternacht. Die vielen kleinen Boutiquen mit klassisch eleganter Bekleidung und günstigen Preisen (vom Dollar kalkuliert!) sind äußerst verführerisch. Obwohl ich auf derartigen Reisen grundsätzlich keine Einkäufe tätige, konnte ich diesmal nicht widerstehen. Ich ließ mir eine braune Wildlederhose binnen vierundzwanzig Stunden anfertigen. Sie passte ausgezeichnet.

Die Catedral Metropolitana, die Hauptkathedrale der Stadt, ziert eine neoklassizistische Fassade. Der zentrale Altar aus dem 18. Jahrhundert glänzt mit neoklassizistischen und barocken Dekorationen. Das Beeindruckende hier ist die Grablege von Jose de San Martin. Die Gebeine des Befreiers von Argentinien, Peru und Chile von der spanischen Kolonialmacht ruhen in einem schlichten Marmorsarkophag umgeben von lebensgroßen Statuen und einem aus den argentinischen Nationalfarben bestehenden Baldachin. Darüber wölbt sich eine riesige Kuppel.

Das aus dem 19. Jahrhundert stammende Casa Rosada bezieht seinen Namen vom rosafarbenen Anstrich des Gebäudes. Dieser dreistöckige neobarocke Bau ist der Amtsitz des argentinischen Präsidenten, der berühmt berüchtigt wurde, als während der Militärdiktatur nach 1973 die Mütter der Verschwundenen wöchentlich vor dem Casa Rosada demonstrierten.

Das Teatro Colon, eines der berühmten Opernhäuser der Welt, ist von außen baulich nicht beeindruckend. Im Innern jedoch erinnert es an Versailles. Das Foyer und die erste Etage sind besonders herrlich ausgestattet. Auf die Stühle aus Gold und rotem Samt und die ähnlichen kleinen Bänkchen, die aufgrund ihrer Einzigartigkeit im Museum stehen sollten, darf man sich setzen. Die schweren Brokatvorhänge mit dicken Goldquasten, die hohen chinesischen Vasen, das mit Intarsien beeindruckende alte Piano und die hohen goldenen Säulen sind grandios und harmonisch – ein Abbild einer eleganten, wohlhabenden europäischen Welt aus lange vergangenen Tagen. Die festlich gekleideten Besucher schienen sich hier wohl zu fühlen. Sie gaben sich wie Besitzer des Ganzen. Sie kamen wohl regelmäßig. Ich saß in einer Loge mit Stühlen aus rotem Samt. Im Vorraum stand ein dazu passendes Bänkchen. Ein antiker Spiegel hing dem Eingang gegenüber. Das alles für fünf Dollar. Die Stimmen in „Gianni Schicchi“ von Puccini waren exzellent.

Auf einer Gaucho Ranch weit draußen auf dem Land wurden verschiedene Volkstänze aufgeführt. Das Interessante für mich waren hier allerdings die endlos langen niedrigen Holzkohlenroste, auf denen alle Arten von Fleisch, Würsten und anderes Unbekanntes zubereitet wurden. Alles schmeckte herzhaft köstlich im Freien bei einem weiten Blick über die flache Landschaft.

In der ganznächtlich geöffneten Sonderausstellung „El Oro del Peru“ (Das Gold von Peru) wurden über siebenhundert Kunststücke aus noch verbliebenen Inka-Schätzen gezeigt. Herrliche Meisterwerke aus purem Gold, beispielsweise eine Hand, wobei die Ausarbeitung der Finger und Fingernägel erstaunlich wirklichkeitsgetreu gelungen ist. Die Vielfalt dieser goldenen Objekte ließ ahnen, welche unschätzbar kostbaren Kunstwerke durch das von den spanischen Konquistadoren veranlasste Einschmelzen von goldenen Artefakten der Inkas der Nachwelt verloren gingen.

Nachdem ich Martha, eine nette junge Französin kennen gelernt hatte, verzichtete ich auf meinen geplanten Flug von Buenos Aires nach Santiago de Chile und fuhr stattdessen mit ihr im Überlandbus die 1. 700 km in siebenundzwanzig Stunden nach San Carlos de Bariloche am östlichen Abhang der chilenischen Anden. Eine freundliche, üppig geschminkte junge Busbegleiterin versorgte uns mit heißem

Tee, Kaffee und Sandwiches. Hunderte von Kilometern war nur flaches Land mit Feldern und Kühen auf den Wiesen zu sehen. Darauf folgten mit Geröll übersäte unbebaute Flächen. Kurz vor Bariloche erschienen die schneebedeckten Gipfel der Anden. Das Gebiet um die Stadt ist ein viel besuchtes Wintersportparadies. Die meisten Häuser und Hotels sind im alpinen Stil gebaut und tragen große Aufschriften in Deutsch, wie Haus Edelweiß oder Haus Andenblick. In Bariloche angekommen mussten wir zunächst unsere Koffer von einer Zentimeter dicken rotbraunen Staubschicht befreien. Für vier Dollar mieteten wir uns ein Doppelzimmer in einem der schmucken Hotels. Als wir abends aus dem Ort zurückkamen, waren, wie in den feinen Hotels der Welt, unsere Bettdecken zurückgeschlagen und unsere Nachthemden darauf drapiert. In San Carlo de Bariloche wurde mir ein schmackhafteres Eisbein serviert als ich es je in Deutschland gegessen hatte.

Auf verschiedenen Booten durchquerten wir das wegen seiner spektakulären Kulisse mit blauen Seen und schneebedeckten Vulkanen bekannte Seengebiet östlich der Anden. Hier liegen zwölf große Seen, dazwischen Flüsse und Wasserfälle. Der schneebedeckte perfekte Vulkankegel des Osorno spiegelt sich in den klaren Gewässern. Nach mehreren Stunden waren wir in der Hauptstadt dieser Region in Puerto Montt.

Wir fuhren weiter und bei unserer Ankunft in Santiago hörten wir, dass aufgrund des Staatsbesuches von Fidel Castro in der Stadt sämtliche Hotels in unserer Preisklasse ausgebucht seien. Es blieb keine andere Wahl als uns in das große Hilton Hotel an der Plaza de Armas im Stadtzentrum für fünf Dollar pro Person einzumieten. Das hatte allerdings den Vorteil, dass wir aus der vierten Etage des Hotels einen exzellenten Blick auf den Hauptplatz hatten und so die Wachablösungen und auch die Militärparaden vor dem Palast des Präsidenten verfolgen konnten. Der im klassizistischen Stil erbaute Palast diente im 18. Jahrhundert als Münzprägeanstalt und heißt deshalb bis heute Palacio de la Moneda.

Im Museum der Schönen Künste ist die vollkommen erhaltene so genannte „Mumie des Cerro Plomo“ zu sehen. Diese gefrorene Mumie eines zehn Jahre alten Jungen wurde 1954 in einer Schneehöhle in über 5. 000 Meter Höhe auf dem Berg el Plomo in der Nähe des Titicaca Sees gefunden. Sie wird seither durch bestimmte Gefriertechniken erhalten. Anthropologen spekulieren, dass der Junge aufgrund der an ihm gefundenen zeremoniellen Beigaben aus der Vor-Inka-Zeit stammt. Seine kniende verschränkte Beinstellung deutet darauf hin, dass er ein Opfer für den Sonnengott gewesen sein könnte.

Nachdem ich wusste, dass außerhalb von Banken ein deutlich besserer Wechselkurs für meine Dollar erzielt werden konnte, wartete ich im Hotelaufzug bis alle Aufzugsbenutzer ausgestiegen waren und ich mit dem Aufzugführer allein war. Mit Unschuldsmiene fragte ich ihn, wo denn in der Nähe eine Bank sei. Mit Schwung öffnete er sein Jackett, das beidseitig mit unterschiedlichen Währungen, Uhren und Schmuck bestückt war und erklärte: „Miss, ich bin die Bank!“ Zum

Ausschluss von Zeugen bat ich ihn auf mein Zimmer und bekam den von mir gewünschten günstigen Wechselkurs.

Kirche und Kloster des heiligen Franziskus stammen aus der Zeit zwischen 1586–1618. Das Innere der Kirche ist eher nüchtern. Wenige geschnitzte Heiligenfiguren hängen von den kahlen Wänden. Wesentlich interessanter sind die einzelnen Ausstellungen in diversen Klosterräumen. Puppen, Silberarbeiten, Gemälde und Möbel illustrieren die verschiedenen Kunstzweige aus der Kolonialzeit.

Hier in Santiago de Chile hatte ich meinen Reiseplan für Südamerika abgearbeitet. Ich hatte viel Interessantes und Wissenswertes gesehen und wertvolle menschliche Begegnungen erfahren. Ich verabschiedete mich von Martha und flog zurück nach Miami.

8.16

Assistant Director of Nursing/ Stellvertretende Pflegedirektorin

Nach wenigen Jahren als Nursing-Supervisor/Klinikoberschwester für den gesamten Pflegebereich wurde ich von der Pflegedirektorin zum Assistant Director of Nursing/Stellvertretenden Pflegedirektorin befördert. Diese Position teilte ich mit einem männlichen Kollegen, einem schwarzen Mann aus Alabama. Devan hatte einige Jahre in der US-Armee gedient und in der Zeit seine Krankenpflegeausbildung gemacht. Er war von mittlerer Größe, hatte kurz geschnittenes schwarzes Kraushaar und große braune Augen. Er war sehr zurückhaltend, hörte lieber zu und überließ das Reden anderen. Er hatte eine feine Beobachtungsgabe und konnte das Verhalten von Mitarbeitern stets treffsicher einschätzen. Während ich für alle pflegerisch klinischen Aspekte in diesem fünfhundert Betten Hospital verantwortlich war, umfassten seine Aufgaben hauptsächlich die Belange des Personals beispielsweise Einstellungen und Entlassungen, Gehaltsabrechnungen, spezielle monetäre Vergütungen, Arbeitszeiten, Versicherungen und ähnliches.

Wir haben uns in idealer Weise ergänzt und waren so ein erfolgreiches Team. Wenn ich, schnell frustriert, meinem Ärger Luft machte, weil Dinge trotz eingehender Vorbereitung nicht wie geplant liefen, wies er mich auf seine ruhige Art auf eine mögliche andere Betrachtungsweise einer Situation hin und holte mich so wieder in die Realität zurück. Im Laufe der Zeit habe ich in dieser Hinsicht viel von ihm gelernt. Nach einer Weile waren wir so aufeinander eingespielt, dass beispielsweise bei Budgetverhandlungen mit der Betriebsleitung ein gegenseitiger Blickkontakt genügte, um jeweils unsere abgesprochenen Diskussionsstrategien erfolgreich einzusetzen.

Meine Tätigkeit als stellvertretende Pflegedirektorin mit der Verantwortung für alle pflegerisch klinischen Aspekte war einerseits eine enorme Herausforderung für mich, war aber andrerseits aufregend und befriedigend. Sicher hat die Tatsache, dass ich die mehr als dreihundert Mitarbeiter im Pflegedienst mit Namen sowie dem Grad ihrer beruflichen Kompetenzen ziemlich genau kannte, mir meine Arbeit wesentlich erleichtert.

Meine direkten Nachgeordneten waren vier Abteilungsleitungen, die Direktorin der Innerbetrieblichen Fortbildung und zwei Lehrerinnen für Personal und Patienten.

Das Erfrischende und Motivierende dieser Mitarbeiterinnen war, ähnlich wie die generelle mentale Einstellung der Amerikaner, ihre positive Herangehensweise an Probleme. Es gab kein Jammern oder Klagen. Sondern es wurde in der Gruppe gefragt: „Was ist das Problem?“ Nach Darstellung der Situation folgten Lösungsvorschläge, dann die Annahme eines Vorgehensplans und gleich darauf: „Wer von uns ist am besten geeignet sich einzelner Punkte des Plans anzunehmen?“ Nach Einhaltung der festgelegten Terminvorgabe wurden die Einzelaufgaben/Einzelpunkte des Plans zusammengeführt sowie der Gesamtplan umgesetzt und fristgerecht bewertet. Auf dieser Basis habe ich mit ihnen gern und erfolgreich zusammengearbeitet.

Nachdem wenige Monate nach meinem Antritt dieser Position die Pflegedirektorin ihre Stelle kündigte, behielt ich zwar den Titel Stellvertretende Pflegedirektorin, übernahm jedoch zusätzlich die erweiterten Aufgaben dieser Stelle für nahezu zwei Jahre.

In dieser Position war mir ein umfassender Aufgabenbereich übertragen. Ausgangspunkt und Grundlage für alle Aufgaben war das Pflegeleitbild.

Danach hat die Pflegedirektorin vor allem dafür zu sorgen, dass das Pflegeleitbild mit den Inhalten des Betriebsleitbildes harmoniert. Entsprechend deklariert das Pflegeleitbild folgende ideelle Grundsätze:

- Der Pflegedienst verpflichtet sich nach Exzellenz zu streben bei der Erbringung von Pflegeleistungen.
- Pflegeleistungen werden erbracht in einer menschlich fürsorglichen, respektvollen, den Patienten in seine Pflege mit einbeziehenden Atmosphäre.
- Pflegeleistungen werden basierend auf neuesten pflegewissenschaftlichen Erkenntnissen auf qualitativ hohem Standard und kosteneffektiver Vorgehensweise geleistet.
- Krankenschwestern- und Pfleger definieren, delegieren, koordinieren und evaluieren Pflegeleistungen.

- Der Pflegedienst schafft ein angenehmes Umfeld, das der Wiederherstellung von Gesundheit oder einem friedlichen Tod förderlich ist durch ihre verständnisvolle Interaktion mit Patienten und Angehörigen.
- Weiterführende Bildungsmaßnahmen werden gefördert und unterstützt als Mittel für persönliches und berufliches Wachsen.
- Hauptaufgabe der Pflegedirektorin ist die administrative Führung der Abteilung Pflegedienst, sowie alle pflegerischen Aktivitäten zu leiten und zu koordinieren im Einklang mit den betrieblichen Zielen der Krankenhausleitung.
- Dabei ist eine vorrangige Aufgabe die Mitarbeiter des Pflegedienstes zu befähigen die ideellen Werte des Pflegeleitbildes als Basis ihrer Pflegeleistungen in die Praxis umzusetzen.

Die Pflegedirektorin führt ihre diversen weiteren Aufgaben unter speziellen Aspekten durch:

Unter dem Aspekt *Management* ging es darum Langzeitziele für die Abteilung zu formulieren, entsprechende Programme zu entwerfen und umzusetzen. Bereits bestehende Programme mussten einem kontinuierlichen Monitoring unterzogen werden hinsichtlich der Gesamtleistung des Pflegedienstes in diversen Bereichen, beispielsweise Kundenzufriedenheit. Die Arbeitsweise der Mitarbeiter, ihre berufliche Leistung und der Verbleib in der Abteilung mussten fortlaufend statistisch erfasst werden. Der Personalzuteilung und Personalentwicklung, sowie der Mitarbeitergesundheit und -sicherheit musste kontinuierliche Aufmerksamkeit gewidmet werden. Maßnahmen zur allgemeinen Infektionskontrolle mussten durch geeignete Systeme kontinuierlich überwacht werden. Ein gutes Arbeitsverhältnis des Pflegedienstes mit Ärzten und anderen Fachabteilungen musste gesichert bleiben.

Es war meine Aufgabe das Jahresbudget für die Pflegedienstabteilung auf der Grundlage der mir von den Stationsschwestern und Abteilungsleitungen zugeleiteten fiskalen Anträge zu erstellen und die Mittelverwendung zu überwachen. Vierteljährlich und jährlich mussten Leistungsberichte des Pflegedienstes, sowie Analysen der Leistungsstatistiken bei der Betriebsleitung vorgelegt werden.

Unter dem Aspekt Personalmanagement war es wichtig den spezifischen pflegerischen Aufgaben entsprechend qualifiziertes Personal anzuheuern und im Betrieb zu halten. Zum Erhalt und zur Erhöhung beruflicher Kompetenzen war es notwendig die Leistungsfähigkeit der Einzelnen regelmäßig zu evaluieren und, wo erforderlich, angemessene Bildungsmaßnahmen zur Leistungssteigerung und -verbesserung zu initiieren. Es gehörte zu meinen Aufgaben den pflegerischen Einsatz zu organisieren, zu koordinieren und auf dessen Effektivität und Qualität zu überwachen und statistisch zu erfassen.

Unter dem Aspekt *Mitarbeiterführung* ging es darum Abteilungsleitungen und Stationsschwestern bei der Erreichung ihrer beruflichen Ziele zu unterstützen. Meine Unterstützung bestand darin, in individuellen Beratungsgesprächen ihre jeweiligen beruflichen Fähigkeiten hervorzuheben, über Möglichkeiten entsprechender Kompetenz fördernder Maßnahmen mit ihnen zu diskutieren, sowie die hierfür erforderlichen finanziellen Mittel zu genehmigen.

Unter dem Aspekt *Pflege* war es meine Aufgabe, abgeleitet vom Pflegeleitbild, dafür zu sorgen, dass jeder Patient mit Würde und Respekt behandelt und ihm die betrieblich festgelegten Rechte in allen Situationen gewährleistet wurden. Es waren Systeme zu erarbeiten oder zu revidieren, womit die Bedürfnisse von Patienten erfasst, befriedigt und die hierfür durchgeführten Pflegeleistungen evaluiert werden konnten.

Unter dem Aspekt *Kommunikation* war es wichtig bestehende Mechanismen kontinuierlich zu überprüfen, so dass ein effektiver Informationsfluss sowohl innerhalb des Pflegedienstes als auch mit allen anderen Abteilungen des Hauses stattfinden konnte. Regelmäßige Schulungen verfolgten das Ziel die Mitarbeiter zu befähigen eine Art der Kommunikation, sowohl unter sich als auch mit Ärzten, Besuchern und der Öffentlichkeit praktizieren zu können, die eine freundliche Atmosphäre im Gesamtbetrieb verbreitete.

Unter dem Aspekt *Qualitätssicherung* war es von wesentlicher Bedeutung mit den verschiedenen externen Kontroll- und Akkreditierungsagenturen effektiv zusammen zu arbeiten und ein Qualitätsnachweissystem über pflegerisch klinische Aktivitäten aufrechtzuerhalten.

Zu diesem Zweck wurden schriftlich festgelegte Pflegestandards für bestimmte Pflegeleistungen eingesetzt auf deren Grundlage der Grad der Qualität der erbrachten Pflegeleistungen ermittelt werden konnte. Ziel dabei war es die pflegerische Leistungsqualität kontinuierlich zu verbessern.

Die bedeutendste externe Kontrollagentur zur Sicherstellung der medizinisch/pflegerischen Behandlungsqualität war und ist bis heute die so genannte Joint Commission for the Accreditation of Health Care Organisations, kurz JCAHO = Die Gemeinsame Kommission für die Akkreditierung von Gesundheitsorganisationen, deren Qualitätsstandards von einigen der in jüngster Zeit in Deutschland entstandenen Qualitätssicherungsagenturen weitgehend übernommen wurden. JCAHO wurde 1918 von einer Gruppe von Chirurgen gegründet mit dem Zweck ihre qualitativ hoch stehenden chirurgischen Leistungen den Patienten gegenüber belegen zu können. Heute, enorm vergrößert, ihre vorliegenden Standards sehr differenziert und regelmäßig aktualisiert, werden von dieser Agentur im dreijährlichen Turnus Gesundheitseinrichtungen unter Einsatz der von ihr festgelegten standardisierten Qualitätskriterien untersucht, um den Grad der für Patienten erbrachten Behandlungsqualität zu ermitteln.

Die Mitglieder des Kontrollteams, bestehend aus einem Betriebsleiter, einem Arzt und einer Krankenschwester, konzentrieren sich über einen Zeitraum von drei Tagen auf ihre jeweiligen Fachbereiche in einer Gesundheitseinrichtung. Generell wird im Fachbereich Pflege eruiert, ob schriftliche Pflegestandards vorhanden sind, diese regelmäßig auf den neuesten pflegewissenschaftlichen Stand gebracht werden, ob auf dieser Basis gepflegt wird und dies aus der Pflegedokumentation hervorgeht, und ob dabei eine Zustandsbesserung oder -verschlechterung der Patienten erkennbar ist. Von großer Bedeutung ist die Einhaltung diverser hygienischer Richtlinien. Außerdem muss aus den Pflegeberichten nachvollziehbar sein, dass der Patient und möglicherweise seine Angehörigen individuelle Belehrung und Anleitung für seinen speziellen Zustand erhalten haben und eine vorausschauende Entlassungsplanung durchgeführt wurde.

Auf pflegeadministrativer Seite muss unter anderem nachgewiesen werden, dass ausreichend Pflegepersonal für das Ausmaß pflegerischer Bedürfnisse von Patienten auf den einzelnen Pflegeabteilungen vorhanden ist. Bei der Zuteilung von Pflegepersonal auf die Pflegeeinheiten ist nachzuweisen, dass die Qualifizierung der einzelnen im Hinblick auf die vorhandenen pflegerischen Anforderungen berücksichtigt wird. Es ist aufzuzeigen, wie die Pflegenden bei Einstellung im Betrieb an ihre Aufgaben herangeführt, ihre beruflichen Leistungen anhand von Tätigkeitsbeschreibungen jährlich evaluiert und wie sie basierend darauf durch Fortbildung kontinuierlich gefördert werden.

Nach den drei Tagen intensiver Prüfung in allen Fachbereichen findet eine gemeinsame Sitzung mit den JCAHO-Inspektoren und allen Abteilungsleitungen (im Pflegedienst von der Stationsschwester aufwärts) des Krankenhauses statt. Dabei wird der Abschlussbericht über die Inspektionsergebnisse von den Prüfern präsentiert. In unserem Fall wurden minimale Beanstandungen in einzelnen Fachbereichen vorgetragen. Erfreulich dabei war, dass für den gesamten Pflegedienst keine Verbesserungen gefordert wurden, sondern dass im Gegenteil aufgrund standardkonformer Arbeitsweisen eine Belobigung ausgesprochen wurde. Darüber haben wir uns im Pflegedienst natürlich gefreut, speziell ich mich selbst, nachdem ich als Verantwortliche für das Ganze zusammen mit bestimmten Kolleginnen viele Stunden mit der Vorbereitung für die Inspektion verbracht hatte. Denn durch die Inspektion ohne Kritik zu kommen bedeutet eine offiziell Bestätigung durch die prestigeträchtige JCAHO, dass der betreffende Pflegedienst einen pflegerischen Leistungsstandard praktiziert, der von dieser Agentur Anerkennung findet und der auf gleicher Stufe steht mit anderen landesweit anerkannten Gesundheitseinrichtungen. Der Stempel der Anerkennung durch eine unabhängige Agentur wie die JCAHO ist ein starker Motivationsschub für alle Mitarbeiter in der Pflege.

Dieses positive Inspektionsergebnis war nicht nur erfreulich für den Pflegedienst, sondern war vor allem von fundamentaler Bedeutung für den Gesamtbetrieb. Eine Inspektion geprägt von mehrfachen Beanstandungen kann die Zahlungsverweigerung der Krankenkassen nach sich ziehen und dadurch das Bestehen des Krankenhauses gefährden. Andrerseits kann ein positives Inspektionsergebnis zur Kunden- und Mitarbeiterwerbung eingesetzt werden.

Eine neue Pflege administrative Herausforderung trat 1983 auf in Form eines neuen Kostenvergütungssystems, das als DRGs = Diagnosis Related Groups = Diagnosebezogene Fallgruppen bezeichnet wurde. Dieses System beinhaltet im Wesentlichen, dass nicht mehr die für den Patienten erbrachten Einzelleistungen mit der Kasse abgerechnet werden. Vielmehr werden verwandte Diagnosen in Gruppen zusammengefasst und die für diese Gruppen erbrachten Leistungen durch eine Pauschalsumme vergütet. Beispielsweise werden sämtliche Erkrankungen der Lunge, ob medizinisch oder chirurgisch behandelt, in eine Diagnosegruppe gebündelt und hierfür eine Pauschalsumme gewährt. Das Krankenhaus muss innerhalb der finanziellen Parameter der Pauschalsumme die erforderliche Behandlung medizinisch korrekt und qualitativ hochstehend erbringen. Da an Behandlung und Versorgung in diesem System nicht gespart werden kann, bietet einzig die Verkürzung der Verweildauer der Patienten ein gewisses Einsparungspotential.

Für die Pflege bedeuteten kürzere Liegezeiten eine Verdichtung von Pflegeleistungen. Als Verantwortliche für den Pflegedienst war es meine Aufgabe eine knapp kalkulierte Personalzuteilung sowie eine straffe Organisation pflegerischer Tätigkeiten zu implementieren. Generell war eine eng koordinierte Zusammenarbeit zwischen Ärzten, Pflegenden und Fachspezialisten erforderlich zur zügigen Abwicklung der Patientenbehandlung und -versorgung und folglich einer frühest möglichen Entlassung.

Nach zirka zwanzig Jahren seiner Einführung in den US-amerikanischen Krankenhäusern hat dieses Kostenvergütungssystem auch in deutschen Krankenhäusern Einzug gehalten und drastische Veränderungen speziell bei den stationären Aufenthaltszeiten von Patienten bewirkt.

Diese komprimierte Darstellung der in meinem Tätigkeitsprofil als stellvertretende Pflegedirektorin festgelegten Aufgaben gibt einen Einblick in die Vielschichtigkeit meiner Tätigkeiten. Sie waren vielseitig, abwechslungsreich und interessant und ließen viel Raum für Kreativität. Deshalb habe ich die Erfüllung meiner Aufgaben nicht als Bürde sondern als Herausforderung und Ansporn gesehen und dabei auch ein gewisses Maß an beruflicher Erfüllung und persönlicher Befriedigung erlebt.

8.17

Die Mitarbeiter

Von den mehr als dreihundert Mitarbeitern im Pflegedienst waren sechzig Prozent Krankenschwestern oder Krankenpfleger mit diversen Spezialausbildungen, fünfzehn Prozent waren Hilfsschwestern und fünfundzwanzig Prozent waren in hausinternen Kursen ausgebildete Helfer/innen. Die examinierten Pflegekräfte waren ein internationales Gemisch aus vielen Ländern mit unterschiedlichen Ausbildungen und Erfahrungen. Zur Gewährleistung eines einheitlichen Standards an Pflegequalität fordern die Pflegekammern der einzelnen Bundesstaaten, in unserm Fall die Kammer des Staates Florida, dass alle ausländischen Krankenschwestern und Krankenpfleger vor Arbeitsantritt in den unterschiedlichen Gesundheitseinrichtungen das amerikanische Pflegeexamen ablegen. Nach bestandenem Examen wird ihnen die Lizenz zur Ausübung der Pflege erteilt. Diese Lizenz ist für die einzelnen lebenswichtig, weil sie ohne diese offizielle Berufserlaubnis von keinem Arbeitgeber eingestellt werden. Die krankenhausexternen Qualitätskontrollen werfen im Hinblick auf qualitative Pflege auf eine gültige berufliche Lizenz aller Pflegekräfte eines Krankenhauses stets ein besonderes Auge.

Erwartungsgemäß war die Mehrheit der Pflegekräfte am Cedars Medical Center amerikanische Krankenschwestern und Krankenpfleger. Die berufliche Ausbildung der amerikanischen Pflegekräfte wird in bestimmten Strukturen durchgeführt. Obwohl es noch traditionelle Krankenpflegeschulen gibt, geht die Tendenz eindeutig zur akademischen Ausbildung mit dem Ziel, den einzelnen eine möglichst umfassende pflegerische Ausbildung zu vermitteln, und dadurch den unterschiedlichen Patientenkategorien eine bestmögliche Pflege gewährleisten zu können. Außerdem ermöglicht eine akademische Berufsausbildung nach Erwerb entsprechender beruflicher Kompetenzen diverse Aufstiegsmöglichkeiten in unterschiedlichen Bereichen des Gesundheitswesens.

Auf der untersten Stufe der Bildungsleiter steht die *Practical* or *Vocational Nurse*.

Diese Art von Pflegeausbildung findet statt in Berufsfachschulen über einen Zeitraum von zwölf Monaten. Sie ist vergleichbar mit der deutschen Ausbildung zur Schwesternhelferin und ist die einzige nicht-akademische Ausbildung. Die Bezeichnung ist LPN = Licensed Practical Nurse.

Die Ausbildung zur *Associate Degree Nurse* wird am College über einen Zeitraum von zwei Jahren durchgeführt. Am Ende der Ausbildung muss das von der Pflegekammer durchgeführte pflegerische Staatsexamen abgelegt werden. Die Bezeichnung ist Associate Nurse.

Neben den traditionellen Krankenpflegeschulen, die eine dreijährige Ausbildung mit abschließendem Staatsexamen durchführen, ist in den meisten Bundesstaaten der Großteil der Auszubildenden in einem Bachelor-Programm. Dies ist ein vierjähriger Bildungsprozess an einer Universität. Während der ersten zwei Jahre orientieren sich die Inhalte an Geisteswissenschaften, Naturwissenschaften und sozio-kulturellen Aspekten. Die weiteren zwei Jahre befassen sich mit Pflegewissenschaft. Studierende in diesem Programm müssen sowohl ihre akademischen Examina als auch das Staatsexamen ablegen, um die Anerkennung als professionelle Krankenschwester /Pfleger durch die Pflegekammer zu bekommen. Das Ergebnis dieser Ausbildung ist die *Registered Nurse* (Krankenschwester, Krankenpfleger) mit einem *Bachelor Grad* in der Pflege. Es wird als Titel so ausgedrückt: RN, BSN = Registered Nurse, Bachelor of Science in Nursing.

Diese Erst- oder Grundausbildung für den Pflegeberuf vermittelt den jungen Menschen das erforderliche theoretische Wissen und die notwendige praktische Kompetenz um im späteren Berufsleben die vielseitigen pflegerischen Anforderungen meistern zu können. Darüber hinaus werden die Auszubildenden in die in der Pflege vorherrschenden immateriellen Werte und ethischen Einstellungen eingeführt. Von grundlegender Bedeutung für die Berufsanfänger ist es, dass sie das gefühlsmäßige Wesen der Pflege kennen lernen, um entscheiden zu können, ob sie die für diesen Beruf erforderliche emotionale Einstellung überhaupt aufbringen wollen. Denn eine noch so gute theoretische wie praktische Ausbildung ohne die Bereitschaft der einzelnen zur menschlichen Zuwendung zum Patienten wird eine mechanistische, für alle Beteiligten unbefriedigende Pflege hervorbringen.

Mir selbst ist diesbezüglich während meiner langjährigen Pflegetätigkeit am Krankenbett zunehmend bewusst geworden: Pflege ist menschliche Zuwendung, ist gefühlsmäßige Nähe zum Patienten, ist ein „Sich-in-die-Befindlichkeit-des-Patienten-hineinfühlen“. Das gefühlsmäßige „Mit-dem-Patienten-Sein“ eröffnet der Pflegeperson die Möglichkeit des Zugangs zur individuellen Einmaligkeit des Pflegebedürftigen. Dieser Zugang zum „innersten Selbst“ des Patienten erfolgt nicht einseitig auf Betreiben der Pflegeperson, sondern die Teilnahme an Gefühlen und Stimmungen wird der Pflegenden vom Patienten gewährt. Martin Buber schreibt: „Das Du begegnet mir. Ich trete in die unmittelbare Beziehung zu ihm. So ist die Beziehung Erwähltwerden und Erwählen ...“ (Ich und Du, Schneider, Heidelberg 1979). Der Patient tritt aufgrund eines besonderen Ereignisses, meist ungewollt, in den Wirkungskreis der Pflegenden. Er ist frei, eine Beziehung zuzulassen oder abzulehnen. Demnach ist das vom Patienten „Erwähltwerden“ der Pflegeperson zum Eingehen in eine pflegerische Beziehung die Gewährung eines Privilegs. Die Gewährung der Teilnahme am Befinden des Patienten wird von der Pflegeperson dadurch erworben, dass der Gepflegte in bestimmten Situationen das hingebende „Da-sein“, die stille Anwesenheit, die menschliche Nähe der Krankenschwester, erlebt. Durch die situativ gestaltete pflegerische Anteilnahme an seinem speziellen Befinden fasst der Patient Vertrauen zur Pflegeperson. Dieses im gegenseitigen Gefühlsaustausch entwickelte Vertrauen vermittelt dem Patienten, dass er in seiner emotionalen Bedürftigkeit nicht allein gelassen ist, sondern von der Krankenschwester einfühlend mitbegleitet und mitgetragen wird. Die pflegerische emotionale Unterstützung des Patienten bildet die Grundlage für einen vom Patienten als positiv empfundenen Genesungsverlauf.

Die nächst höhere Bildungsstufe ist der *Master Grad in der Pflege*. Das Studium in einem Master-Programm bedeutet die Spezialisierung auf einem bestimmten Gebiet in der Pflege um Klinischer Pflegespezialist zu werden. Beispielsweise gibt es Klinische Spezialisten in der Onkologie, in der Inneren und der Chirurgie, in der Orthopädie, der Kinderpflege, in Public Health und vielen anderen Spezialbereichen. Der Zeitaufwand für den Erwerb eines *Master Grades in der Pflege* beläuft sich auf sechs bis acht Semester. Nach Abschluss des Bachelor- und

Master-Grades in der Pflege hat die Krankenschwester die Titel: RN, BSN, MSN = Registered Nurse, Bachelor of Science in Nursing, Master of Science in Nursing.

Aufbauend auf dem Master kann der *Doktor-Grad in der Pflege* erworben werden. Bei diesem Studium wird spezielles Gewicht auf Statistik, Forschung und Theorieentwicklung gelegt. Der Zeitaufwand beträgt vier bis sechs Semester. Nach Abschluss dieser Studien hat die Krankenschwester die obigen Titel plus die Bezeichnung PhD = Doctor of Philosophy.

Nach den amerikanischen Pflegekräften war die nächst größere Gruppe der Pflegenden aus Kuba. Aufgrund der politischen Situation in Kuba kamen kontinuierlich mal größere mal kleinere Flüchtlingsströme nach Miami. Darunter waren auch viele Krankenschwestern und Krankenpfleger. Sie hatten ihre Ausbildung an traditionellen Krankenpflegeschulen gemacht. Sie waren kompetente Pflegekräfte, die Patienten sehr fürsorglich und einfühlsam behandelten.

Bei bestimmten Vorkommnissen reagierten sie ihrem karibischen Temperament entsprechend hoch emotional, indem sie laut sprechend eindringlich gestikulierten. Derartige Situationen brachten die amerikanischen Kolleginnen und Kollegen zur Verzweiflung. Sie rollten ihre Augen, zogen sich zurück und stießen hervor: „Diese Kubaner."

Mit Ausnahme von Jose habe ich keine Auswüchse des berüchtigten Latino-Macho- Verhaltens beobachtet. Er jedoch trieb es auf die Spitze, indem er täglich mit einer Pistole im Gürtel zum Dienst kam. Er erschien kurz vor Dienstbeginn auf der von ihm geleiteten Pflegestation, begrüßte die Kolleginnen im Pflegestützpunkt und schlenderte die Pistole gut sichtbar im Gürtel, ins Stationszimmer. Dort legte er die Waffe in eine Schublade und schloss ab. Bei Dienstschluss vollzog sich das Ritual in umgekehrter Weise. Ein amerikanischer Pflegekollege erregte sich darüber: „Das dürfte nicht sein, was bildet er sich ein wer er ist und vor allem, wo er ist?" Ich beruhigte ihn und meinte, dass Jose` keiner Fliege was tun würde. Er bräuchte diese Machoschau für sein Ego. Es ist diesbezüglich auch nie etwas vorgekommen.

Mrs. S. und Mrs. M. waren zwei ältere kubanische Krankenschwestern auf der gynäkologischen Pflegestation, auf die das Prädikat „lady like" voll zutraf. Sie trugen ihre weiße Schwesternkleidung mit weißen Strümpfen und auf Glanz polierten weißen Schuhe stets vorschriftsmäßig. Die gestärkte weiße Schwesternhaube saß auf dem perfekt gestylten Haar. Die schmalen Hände waren gepflegt und die Fingernägel sorgfältig rot lackiert, passend zum Lippenstift. Das Make-up war sparsam aufgetragen. Kurz, sie versahen täglich ihren Dienst wie aus dem Ei gepellt. Sie bewegten sich sehr langsam wie an Fäden gezogen und sprachen leise. Aufgrund ihres ruhigen, vertraueneinflößenden Wesens waren sie bei den Patientinnen äußerst beliebt.

In ruhigen Arbeitszeiten haben sich die Mitarbeiter untereinander ungeachtet der Nationalität auch mal einen Scherz erlaubt. Juan fand es praktisch und zeitsparend sich von den von Kolleginnen mitgebrachten und im Kühlschrank lagernden

Pausenbroten zu bedienen. Seine Tat wurde entdeckt. Einige Tage darauf deponierten die Betroffenen mit Hundefutter belegte Pausenbrote im Kühlschrank. Nachdem sie verschwunden waren, fragten sie Juan nach deren Geschmack und erzählten von ihrer List. Von da an waren ihre Pausenbrote sicher.

Von ihrer Heimatinsel brachten die Kubaner eine afro-amerikanische Religion mit, die generell als „Voodoo", von ihnen als „Santaria" bezeichnet wird. Die damit einhergehenden Rituale wurden, wenn auch extrem ungewöhnlich, von den Pflegenden im Hinblick auf die Patientenrechte selbstverständlich respektiert. So kam es, dass eine wochenlang auf der Intensivstation liegende bewusstlose junge Frau auf Wunsch der Familie von einem Santero (Priester) behandelt wurde. Dieser schlachtete in ihrem Einzelzimmer unter ständigem Gebetsmurmeln ein Huhn und verspritzte das frische Blut über sie, ihre Bettdecke und die Wände. Es hat nichts gebracht. Sie ist einige Wochen später gestorben.

In ähnlicher Weise sind die Pflegenden der Forderung eines kubanischen Ehemannes nachgekommen, dessen Frau auf der Intensiv Einheit im Koma lag. Dieser Mann brachte gleichzeitig drei „außerirdische Mächte" zum Einsatz. Da waren Dutzende von katholischen Heiligenbildern auf einem Tisch neben dem Bett aufgestellt. Dazu kamen mindestens ebenso viele Grußkarten aus aller Welt von einer dem Pyramidenmythos verfallenen Sekte. Über dem Bett der Patientin ließ der Mann eine ein Meter hohe und achtzig Zentimeter breite aus rostfreien Stahlstäben gefertigte Pyramide aufhängen. Er selbst kam täglich um vier Uhr früh zu Besuch und betete über ihr. Nach zirka neun Monaten ist die Frau gestorben.

Eines Tages wanderten fünf junge Inderinnen durch die Tür und fragten nach einer Anstellung als Krankenschwestern. Nach Erfüllung der vorgeschriebenen Formalien wurden sie auf verschiedene Pflegestationen verteilt. Sie waren freundliche, gewissenhafte und den Patienten gegenüber einfühlsame Pflegende. Wenige Wochen nach ihrem Dienstbeginn organisierte eine Gruppe junger Kolleginnen als Willkommensgruß eine Strandparty für sie. Die Einheimischen kamen in ihrer typischen Strandkleidung mit ausgefransten kurzen Hosen und ausgewaschenen Oberteilen, sozusagen wie die „Kesselflicker". Die fünf Inderinnen mit ihren herrlich bunten Seidensaris glänzten in der Sonne wie frisch gefärbte Ostereier und beteiligten sich freudig am üppigen Picknick, dessen Höhepunkt eine eiskalte, Tage vorher mit Rum injizierte Wassermelone war.

Andere Pflegende aus Fernost waren Koreanerinnen und Philippininnen. Sie waren gut ausgebildet, einige hatten den Bachelor-Grad in der Pflege, und erwiesen sich als zuverlässige Kolleginnen. Allen asiatischen Krankenschwestern war gemein, dass sie äußerst höflich waren, in allen Situationen zurückhaltend lächelten, Anweisungen ohne Gefühlsausdruck entgegennahmen und Begrüßung oder Verabschiedung mit einem laschen Händedruck quittierten. Bei den Philippininnen war zu beobachten, dass sie sich über relativ kurze Zeit „westernisierten". Das heißt, dass sie zwar weiterhin von ausgesuchter Höflichkeit waren, jedoch zunehmend selbstbewusst und selbstbehauptend wurden und, wo angezeigt, ihrem Gegenüber auch mal widersprachen.

Allen mit dem Hospital in Berührung kommenden Personen sollte ein professioneller Eindruck des Betriebes vermittelt werden. Zu diesem Zweck gab es eine für alle Abteilungen festgelegte Dienstkleidungsvorschrift. Die Einhaltung dieser Vorschrift war aufgrund seiner besonderen Nähe zu Patienten und Angehörigen speziell für den Pflegedienst von besonderer Bedeutung. Von den Pflegenden wurde erwartet, dass:

- die weiße Dienstkleidung inklusive weiße lange Strümpfe für weibliche und weiße Socken für männliches Pflegepersonal, sowie polierte weiße Schuhe für beide, stets sauber und ordentlich war,
- extreme Haarfrisuren, übermäßiger Schmuck, Parfüm oder Make-up, überlange Fingernägel nicht getragen wurden,
- Haar und Bärte akzeptable Hygiene erkennen ließen.

Als Teil der Dienstkleidung war das Namensschild zu tragen. Es war in Augenhöhe anzustecken, um Patienten und anderen Personen das Lesen zu erleichtern.

Zusätzlich dazu konnten individuelle Broschen von pflegerischen Ausbildungsstätten getragen werden, da sie für die Betreffenden eine emotionale Bindung an ihre Krankenpflegeschule symbolisierten und ein Gütesiegel ihrer Ausbildung darstellten.

Zuwiderhandeln gegen diese Dienstkleidungsvorschrift wurde entsprechend geahndet.

Die gesetzliche Arbeitszeit für alle Mitarbeiter war vierzig Stunden pro Woche. Überstunden wurden mit einem fünfzig Prozent Zuschlag vergütet. Dazu kamen, wo angebracht, die Schichtzulage für die Nachmittags- und Nachtschicht zwischen zwanzig und dreißig Prozent. Das Gehalt wurde zweiwöchentlich überwiesen. Es wäre irreführend, hier konkrete Zahlen anzugeben, da sich seit den 1980iger Jahren nicht nur die Gehälter sondern auch die Preise wesentlich verändert haben.

Neu eingestellten Mitarbeitern ohne spezielle Positionen wurden zehn Urlaubstage plus sechs Feiertage pro Jahr bezahlt. Die Urlaubstage haben sich je nach Dauer der Betriebszugehörigkeit erhöht. Personen angeheuert für Leitungsfunktionen (Stationsschwester, Abteilungsleitung) starteten mit fünfzehn bis zwanzig Urlaubstagen. Auch diese Zahl konnte sich über Zeit erhöhen. Beispielsweise hatte ich in meiner Position als stellvertretende Pflegedienstleitung und einer Betriebszugehörigkeit von fünfzehn Jahren fünfundzwanzig bezahlte Urlaubstage. Für viele Jahre, besonders als meine Eltern noch lebten, flog ich jährlich nach Europa in Urlaub. Jedoch bevor ich nach Hause fuhr, besuchte ich jeweils eine für mich interessante europäische Stadt und sah mir die dortigen Sehenswürdigkeiten an. So kam es, dass ich mit wenigen Ausnahmen alle Hauptstädte Europas kenne. Den restlichen Urlaub habe ich dann daheim verbracht.

Durch ihre Anstellung im Krankenhaus waren alle Mitarbeiter versicherungstechnisch abgedeckt. Die Kosten der Krankenversicherung wurden komplett ohne

Zuzahlung der Mitarbeiter vom Krankenhaus übernommen. Das heißt, der Arbeitgeber zahlte einen Pauschalbetrag an die Versicherung für alle im Betrieb angestellten Personen. Im Falle einer stationären Behandlung eines Versicherten im Cedars Medical Center wurde die Differenz zwischen der von der Versicherung teilweise bezahlten Summe und den tatsächlich angefallenen Kosten vom Medical Center übernommen. So dass dem Mitarbeiter keine Kosten entstanden. Ließ sich der Mitarbeiter in einem anderen Krankenhaus behandeln, musste er diese Differenz selbst bezahlen.

Dem Mitarbeiter stand pro Monat ein bezahlter Krankheitstag zu. Darüber hinausgehende Krankheitstage wurden nicht bezahlt. Nicht in Anspruch genommene Krankheitstage konnten akkumuliert werden. Das ging vielfach so weit, dass manche Mitarbeiter pro Jahr zwölf und nach fünf Jahren sechzig nicht genutzte Krankentage ansammelten. Bei einer Ansammlung von sechzig nicht in Anspruch genommenen Krankheitstagen wurde jeder weitere ungenutzte Krankheitstag wie ein regulärer zusätzlicher Arbeitstag bezahlt. Diese Maßnahme sollte verhindern, dass Mitarbeiter einer leichten Unpässlichkeit wegen nicht zum Dienst kamen, und kostenaufwändig ersetzt werden mussten.

Alle Mitarbeiter waren in der gesetzlichen Rentenversicherung. Die zu zahlenden Beträge wurden vom Arbeitgeber zusammen mit den Steuern vom Gehalt abgezogen und an die entsprechenden sozialwirtschaftlichen Organe überwiesen. Nachdem das Medical Center im Gegensatz zu anderen Krankenhäusern keinen hauseigenen Rentenplan zusätzlich zur gesetzlichen Rentenversicherung hatte, gab es die gesetzliche Möglichkeit, eine private Rentenversicherung bei einer Bank oder Versicherungsagentur abzuschließen und dadurch steuerliche Vergünstigungen wahrzunehmen. Es war die Zeit unter der Carter-Regierung (1977–1981), als neben der hohen Inflationsrate auch die Zinsrate von bestimmten Anlagen ständig kletterte, sodass sich eine derartige Anlage bereits nach kurzer Zeit lohnte.

Die Einstellung der Betriebsleitung gegenüber den Mitarbeitern war, dass niemand absichtlich Fehler macht. Deshalb müssen Fehler zwar korrigiert, nicht aber dem Einzelnen ungebührlich negativ angelastet werden. Fehlervermeidung erfordert Information und Bildung, die von den verschiedenen innerbetrieblichen Stellen zur Verfügung zu stellen waren. Die Mitarbeiter lieferten durchweg gute Leistungen, die bei ihren jährlichen Leistungsbewertungen entsprechend honoriert wurden.

Für Personen, die außergewöhnliche Leistungen aufweisen konnten, gab es zusätzlich ein System, das diese Leistungen der Einzelnen, ungeachtet ihrer Position in der betrieblichen Hierarchie, speziell anerkannte. Es war das System des so genannten „Mitarbeiter des Monats“ und „Mitarbeiter des Jahres“. Voraussetzung zur Erreichung dieser Anerkennung war, dass die Betroffenen eine fürsorgliche Verhaltensweise gegenüber Patienten gezeigt hatten, die zu einem besseren Verhältnis mit Patienten, Besuchern, Ärzten oder Mitarbeitern führte. Mit der Auszeichnung verbunden waren eine durch einen obersten Vertreter der Betriebsleitung vorgenommene formale Anerkennung, die sichtbar gemacht wurde durch Anbringung einer Erinnerungsplakette in ihrem Arbeitsbereich, sowie der Aushändigung einer monetären Vergütung. Ein Foto der ausgezeichneten Person wurde mit einem entsprechenden Kommentar in der Cafeteria ausgestellt.

Der Mitarbeiter des Jahres wurde aus der Gruppe der zwölf Mitarbeiter des Monats ausgewählt. Das Auszeichnungsprozedere war ähnlich. Die damit verbundene Vergütung war erweitert, beispielsweise wurde eine Armbanduhr mit eingraviertem Hospital Logo sowie ein bestimmter Geldbetrag ausgehändigt. Am Jahresende erging an alle Ausgezeichneten und ihre Ehepartner eine Einladung zu einem Gala Dinner mit der Betriebsleitung und des Personaldirektors. Die so ausgezeichneten Mitarbeiter waren stolz auf die Anerkennung ihrer Leistungen durch die höchste Instanz der Betriebsleitung. Vor allem die Mitarbeiter auf der unteren Ebene der Hierarchie, die Jahr ein Jahr aus ihre Arbeit gewissenhaft meist unbemerkt vom übrigen Personal verrichteten, fühlten sich geehrt und geschätzt. Auch die Mitarbeiter der Ausgezeichneten in den jeweiligen Abteilungen freuten sich mit ihrer Kolleg/innen und veranstalteten eine Party für sie.

Niemand wäre auf die Idee gekommen der Kollegin oder dem Kollegen die Anerkennung zu neiden. Die generelle Einstellung der Mitarbeiter in dieser und ähnlichen Situationen war: Du hast hart gearbeitet, du hast es dir verdient, „more power to you“ – weiter so! Durch dieses System der Anerkennung werden die positiven Elemente bei der Arbeitsleistung der Einzelnen hervorgehoben und Anreize für weiterhin ähnlich gute Leistungen geschaffen.

Eine andere Prozedur der Anerkennung wurde jährlich für führendes Personal durchgeführt. Dabei wurden alle leitenden Personen mit ihren Ehegatten oder Lebenspartnern von der Betriebsleitung zu einem formalen Dinner in einem eleganten Restaurant eingeladen.

8.18

Die Patienten

Die amerikanischen Krankenhäuser haben ein schriftlich festgelegtes sogenanntes Mission Statement = Aussage zur Aufgabenstellung. Dieses Dokument erläutert das betriebliche Selbstverständnis der Institution, und es erklärt den Zweck seiner Existenz, nämlich die Erfüllung einer speziellen sozialen Aufgabe. Für ein Hospital bedeutet dies Gesundheit erhalten, Krankheiten heilen, Schmerz und Leiden mindern oder kurieren.

Flankierend zum Mission Statement gibt es das Betriebliche Leitbild. Das Leitbild eines Krankenhauses bestimmt die ideelle Grundeinstellung, mit der das Hospital seine unternehmerischen Ziele erreichen will. Es ist richtungweisend bei der Erfüllung seiner sozialen Aufgabenstellung und charakterisiert das zwischenmenschliche Verhältnis bei der Leistungserbringung.

Im Leitbild werden verpflichtende Aussagen gemacht zum würdigen Umgang mit allen Patienten als Ebenbilder des Schöpfers, und zur Erhaltung des Lebens von seiner Konzeption bis zum Tod.

Die Betriebsleitung erklärt ihr Bestreben ein fürsorgliches Klima zu schaffen, das von Gastfreundschaft geprägt ist. Die Werte Gerechtigkeit, Dienstleistung und Mitleid sollen feste Bestandteile täglicher Behandlungspraxis sein. Diese Qualitäten bestimmen das Verhältnis zwischen den Betreuenden und den Betreuten.

Durch Miteinbeziehung in die sie betreffenden Entscheidungen erkennen die Betreuten, dass sie akzeptiert, verstanden und geachtet werden. Qualitative Patientenversorgung bedeutet die Einbeziehung der ganzen Person: Körper, Geist und Seele.

Bildungsprogramme für Patienten und Mitarbeiter sowie für Familien und die Gemeinde außerhalb des Hospitals werden als erforderlich erachtet für persönliches und berufliches Wachsen.

Abgeleitet von diesen ideellen Grundsatzerklärungen werden bestimmte Rechte der Patienten zur Umsetzung in die Praxis festgelegt. Die Auflistung und Erklärung dieser Patientenrechte sind in einer Broschüre zusammengefasst und werden den Patienten bei Aufnahme ins Hospital ausgehändigt.

Darin wird ihnen erklärt, dass im Leitbild des Cedars Medical Center die menschlichen Grundrechte verankert sind und jedem Patienten gewährt werden. Dabei geht es grundsätzlich um Redefreiheit, Treffen von Entscheidungen und Durchführung entsprechender Aktivitäten. Im Einzelnen werden folgende Rechte aufgeführt:

Zugang zu Behandlung: Sie haben das Recht zu uneingeschränkter medizinischer Behandlung oder Unterbringung ungeachtet Ihrer Rasse, Weltanschauung, Geschlecht, Religion, Nationalität, Behinderung oder finanziellen Ressourcen.

Respekt und Würde: Sie haben das Recht auf stets fürsorgliche respektvolle Behandlung unter Anerkennung ihrer individuellen Würde und unter dem Schutz ihrer Privatheit.

Privatheit und Vertrauenserweis: Sie haben das Recht Gespräche zu verweigern mit Personen, die mit dem Krankenhaus in keiner Verbindung stehen.

Sie haben das Recht persönliche Kleidung und religiöse oder anderweitige Symbole zu tragen, sofern diese die Diagnosestellung oder Behandlung nicht beeinträchtigen.

Sie haben das Recht zum Schutze Ihrer Privatheit in dafür bereit gehaltenen Räumen befragt und untersucht zu werden. Dies schließt ein, dass sich eine Person Ihres Geschlechts in diesem Raum aufhält, wenn Sie von einer Person des anderen Geschlechts behandelt werden.

Sie haben das Recht, dass Besprechungen oder Konsultationen Ihres Falles vertraulich und unter Ausschluss nicht Betroffener geführt werden.

Sie haben das Recht, dass Ihre Krankenakte nur von Personen gelesen wird, die unmittelbar mit Ihrer Behandlung und deren Begutachtung befasst sind. Andere brauchen hierfür eine rechtliche Erlaubnis.

Sie haben das Recht, dass Kommunikationen bezüglich Ihrer Behandlung, einschließlich der Art Ihrer finanziellen Mittel, vertraulich behandelt werden.

Sie haben das Recht, eine Verlegung in ein anderes Zimmer zu beantragen, wenn ein Mitpatient oder dessen Angehörige Sie in ungebührender Weise belästigen.

Sie haben das Recht, in Schutzisolierung gebracht zu werden, wenn dies zu Ihrer Sicherheit als notwendig erscheint.

Persönliche Sicherheit: Sie haben das Recht, eine angemessene Sicherheit bei unseren Behandlungen und in Ihrem Umfeld zu erwarten.

Identität: Sie haben das Recht, die Namen der Sie behandelnden Personen zu kennen und auch welcher Arzt primär für Ihre Behandlung verantwortlich ist. Ihre Beteiligung an klinischen Ausbildungsprogrammen oder der Datensammlung für Forschungszwecke ist freiwillig.

Information: Sie haben das Recht, von Ihrem behandelnden Arzt komplette und aktuelle Information über Ihre Diagnose, Behandlung und Prognose zu bekommen. Diese Information sollte in einer Art und Weise mitgeteilt werden, wobei ein Verständnis Ihrerseits vorausgesetzt werden kann. Wenn es medizinisch nicht ratsam erscheint Ihnen diese Information zu vermitteln, sollte diese an eine rechtlich autorisierte Person gehen. Sie haben das Recht, die Weitergabe zu verweigern.

Kommunikation: Sie haben das Recht mit Personen außerhalb des Krankenhauses Kontakt zu pflegen, durch Besucher, mündliche oder schriftliche Kommunikation. Wenn Sie die vorherrschende Umgangssprache nicht sprechen, suchen wir für Sie einen Übersetzer.

Erlaubnis: Sie oder Ihr rechtlich autorisierter Vertreter haben das Recht einer angemessen informierten Beteiligung bei Entscheidungen für Ihre Behandlung einschließlich einer umgehenden Antwort auf Ihre Fragen und Forderungen. Soweit möglich, sollte dies auf einer klaren, präzisen Erklärung Ihres Zustandes sowie allen technischen Prozeduren einschließlich des Hinweises auf die Möglichkeit des Todes oder ernsthaften Nebenwirkungen, Schwierigkeiten bei der Rehabilitation und der Wahrscheinlichkeit des Erfolges basieren. Sie sollten keiner Behandlung unterzogen werden ohne Ihre freiwillige Erlaubnis oder der Ihres gesetzlichen Vertreters. Da, wo bedeutende medizinische Alternativen bestehen, werden Sie entsprechend informiert.

Sie haben das Recht zu wissen, wer für die Durchführung der Behandlung verantwortlich ist.

Sie werden informiert, wenn wir uns an menschlicher Experimentforschung oder klinischen Ausbildungsprogrammen beteiligen, die Ihre Behandlung beeinflussen, und Sie haben das Recht, Ihre Beteiligung daran zu verweigern.

Konsultationen: Sie haben das Recht, auf eigene Kosten, eine zusätzliche ärztliche Konsultation, eine zweite Meinung, zu Ihrem Zustand anzufordern.

Verweigerung einer Behandlung: Sie können, soweit es das Gesetz zulässt, eine Behandlung verweigern. Wenn Ihre Verweigerung einer Behandlung eine mit ethischen und professionellen Standards im Einklang stehende notwendige Versorgung verhindert, kann das Verhältnis mit Ihnen nach einer zeitlich angemessenen Benachrichtigung gelöst werden.

Verlegung und Weiterführung einer Behandlung: Sie dürfen nicht in eine andere Einrichtung verlegt werden ohne dass Sie eine umfassende Erklärung über die Notwendigkeit der Verlegung sowie bestehender Alternativen bekommen haben, und ohne dass Sie der Verlegung zustimmen.

Sie haben das Recht, von Ihrem behandelnden Arzt oder einem Vertreter informiert zu werden über eine weiterhin erforderliche Gesundheitsversorgung nach Entlassung aus dem Krankenhaus.

Krankenhauskosten: Ungeachtet Ihres Versicherungsträgers haben Sie das Recht, eine detaillierte Aufstellung und eine entsprechende Erklärung Ihrer Gesamtrechnung zu verlangen und zu erhalten für die von unserem Krankenhaus erbrachten Dienste. Sie haben das Recht auf einen zeitgemäßen Hinweis vor Ablauf Ihres Anspruchs auf Kostenübernahme durch Ihre Versicherung. Zusätzlich dazu haben Sie das Recht, auf Ihre Anfrage hin, umfassende Informationen und möglicherweise Beratung über die Verfügbarkeit finanzieller Ressourcen für Ihre Behandlung zu erhalten; und auch auf Ihre Anfrage hin, vor Beginn einer Behandlung einen angemessenen Kostenvoranschlag für Ihre medizinische Versorgung zu bekommen.

Krankenhausregeln und -vorschriften: Sie werden informiert werden, wenn unsere Regeln und Vorschriften Ihre Verhaltensweise als Patient betreffen. Sie haben das Recht auf Information über unser System der Einreichung, Prüfung und Lösung Ihrer Beschwerden.

Beschwerden: Sie haben das Recht Beschwerden vorzubringen ohne fürchten zu müssen, dass dadurch Ihre Behandlung oder Ihr künftiger Zugang zur Behandlung beeinträchtigt würde. Zur Einreichung einer Beschwerde wenden Sie sich bitte an einen unserer Mitarbeiter oder kontaktieren Sie unsere Kundenbeauftragte (Tel.-Nr. ist angegeben.)

Neben den ihm zugestandenen Rechten hat der Patient auch eine bestimmte Eigenverantwortung, die im Einzelnen aufgelistet ist:

Informationsvermittlung: Sie sind verantwortlich dafür, dass Sie nach bestem Wissen präzise und komplette Informationen geben über Ihre derzeitigen Beschwerden, vergangene Erkrankungen, Krankenhausaufenthalte, eingenommene Medikamente und andere Belange bezüglich Ihrer Gesundheit. Sie sind verantwortlich dafür, dass Sie unerwartete Veränderungen in Ihrem Befinden dem behandelnden Arzt melden. Sie sind verantwortlich dafür, dass Sie kundtun, ob Sie eine ins Auge gefasste Behandlung und die dabei an Sie gerichtete Erwartung klar verstehen.

Mitwirken bei Instruktionen: Sie sind verantwortlich dafür den von Ihrem behandelnden Arzt empfohlenen Behandlungsplan einzuhalten. Dieser kann beinhalten, dass Sie den Anweisungen des Pflegepersonals und anderen Fachspezialisten folgen in deren Durchführung des koordinierten Behandlungsplans basierend auf den entsprechenden ärztlichen Verordnungen, sowie unsere jeweils festgelegten Regeln und Vorschriften einhalten. Sie sind verantwortlich dafür, dass Sie Termine wahrnehmen, und wenn aus bestimmten Gründen verhindert, den behandelten Arzt davon zu informieren.

Behandlungsverweigerung: Sie sind verantwortlich, wenn Sie eine Behandlung verweigern oder den Instruktionen des behandelnden Arztes nicht folgen.

Krankenhauskosten: Sie sind verantwortlich dafür, dass Ihre finanziellen Verpflichtungen für Ihre Behandlung so schnell wie möglich erfüllt werden.

Krankenhausregeln und -vorschriften: Sie sind verantwortlich dafür, dass Sie die Krankenhausregeln und -vorschriften bezogen auf die Behandlung und Verhaltensweise von Patienten befolgen; speziell was die „Nichtraucher“ Vorschrift betrifft.

Respekt und Rücksichtnahme: Sie sind verantwortlich, rücksichtsvoll zu sein gegenüber den Rechten anderer Patienten und denen des Krankenhauspersonals, und bei der Mithilfe zur Lärmreduzierung und der Reduzierung der Besucherzahl. Sie sind verantwortlich, achtsam umzugehen mit dem Eigentum anderer Personen und dem des Krankenhauses.

Beschwerden: Sie sind verantwortlich, wo nötig, Beschwerden und konstruktive Kritik bei unserer Betriebsleitung vorzubringen, so dass wir davon wissen und entsprechende Verbesserungsmaßnahmen durchführen können.

Generell nehmen amerikanische Patienten, anders als Patienten in manchen anderen Ländern, eine aktive Rolle bei ihrem Krankenhausaufenthalt ein. Sie sind nicht autoritätshörig und deshalb auch nicht „arzthörig“. Beispielsweise haben sie keine Bedenken die Aussagen ihres Arztes zu hinterfragen oder eine Konsultation (Meinung/Bewertung eines zweiten Arztes) einzuholen.

Dem Krankenhaus gegenüber sehen sie sich als Kunden, die durch in Anspruchnahme bestimmter Dienste die Existenz der Institution sichern, und deshalb erwarten, wie Kunden behandelt zu werden. Im Hinblick darauf, dass weder die privaten noch die staatlichen Krankenversicherungen (Medicare für Rentner, Medicaid für Einkommensschwache) in der Regel nicht alle anfallenden Kosten abdecken und vom Versicherten meist eine Zuzahlung zu leisten ist, drängen die Einzelnen zum Zwecke der Kostenminderung auf baldmögliche Entlassung. Zusammenhängend damit ist auch die vom Krankenhaus dem Versicherten zur Verfügung gestellte detaillierte Kostenrechnung zu verstehen. Dadurch können die Einzelnen überprüfen, ob sie die angerechneten Dienstleistungen in Anspruch genommen haben. Es kam gelegentlich vor, dass Patienten bestimmte Posten als unberechtigt reklamierten und die Rechnungsstelle unter vielen Entschuldigungen eine Richtigstellung tätigen musste.

Als Stellvertretende Pflegedienstleitung gehörte es zu meinen Aufgaben sicherzustellen, dass die betrieblich festgelegten Rechte der Patienten speziell auch durch die Arbeitsweise des Pflegepersonals stets gewahrt wurden.

8.19

Die Reise durch Japan

Nachdem ich die interessanten Erzählungen von Shinichi in Mexiko City über seine japanische Heimat längere Zeit mit mir herumgetragen hatte, fing ich an, mich auf eine Reise durch Japan vorzubereiten. Zunächst las ich mehrere Bücher über das Land. Davon hat mich besonders der Roman „Shogun" von James Clavell in die japanische Mentalität eingeführt. Seinen Ausführungen zufolge liegen Feingefühl und Grausamkeit ganz nahe beieinander, oder zumindest war dies so zu der von ihm beschriebenen Zeit. Während der Shogun (Herrscher) das langsame Erblühen einer Hibiskusblüte kontempliert, werden auf seine Anordnung hin in geringer Entfernung Feinde oder Kriminelle grausam ermordet.

Die Lehre des Shintoismus verkündet, dass die japanische Inselkette von der Sonnengöttin Amaterasu aus dem Meer hervorgebracht wurde. Amaterasu ist die Ahnengöttin des Kaiserhauses. Der große Shinto Tempel zu Ise, in der Nähe von Nara, ist der Hauptort der Shintoverehrung. Shintoismus ist Naturwertschätzung, Ahnen- und Kaiserverehrung.

Der Buddhismus kam im 6. Jahrhundert von Korea nach Japan und verkündet Zyklen von Geburt, Tod und Seelenwanderung.

Nachdem ich entschieden hatte, welche Orte und Sehenswürdigkeiten ich mir während knapp drei Wochen ansehen wollte, beschäftigte ich mich mit den praktischen Aspekten der Reise. Ich ließ mir vom japanischen Touristenzentrum in

New York Landkarten, Stadtpläne und praktische Hinweise für mein Vorhaben schicken. So konnte ich meine Route bereits vor Abreise festlegen und dabei darauf achten, dass ich mehrere in einem Stadtviertel nahe beieinander liegende Sehenswürdigkeiten zeitsparend nacheinander sehen konnte.

Außerdem kaufte ich mir ein Tonband zur Erlernung von rudimentären japanischen Redewendungen. So konnte ich beispielsweise bis zehn zählen, bitte, danke, sagen und die gebräuchlichen Grußworte der verschiedenen Tageszeiten aussprechen.

Während diese Vorbereitungen im Gange waren, kontaktierte ich zwei Pflegedirektorinnen von Krankenhäusern in Tokio und besorgte mir einen Besuchstermin bei ihnen während meines Aufenthalts in der Stadt.

Nach einem kurzen Besuch bei meiner Familie in Deutschland flog ich im März 1982 in östliche Richtung. Auf dem Wege nach Japan war ich auf Kurzbesuchen in Jakarta, Bali, Bangkok und Hongkong.

In Jakarta hatte ich vom Fenster meines Hotelzimmers in der sechzehnten Etage einen herrlichen Blick auf ein Meer von roten Ziegeldächern, hohen Palmen und satt grünen Bananenstauden. Im indonesischen Nationalmuseum finden sich zahlreiche Steinstatuen aus dem 8. Jahrhundert, einheimische Miniaturhäuser aus Holz und Palmenblätter, riesige Bronzetrommeln mit Fröschen als Griffen, zeremonielle Drachen aus Bali und viel chinesisches Porzellan. Im Freilichttheater sah ich am Abend eigenartige einheimische Tänze, wozu eine Kapelle mit Bambusinstrumenten aufspielte. Die Töne waren für meine Ohren ungewohnt, aber nicht uninteressant.

Die Anlage der mit Palmenzweigen gedeckten Rundbungalows des Santur Hotels, gelegen in einem tropischen Park auf der Insel Bali, wirkte weltfern und paradiesisch. Die abendlichen für mich ungewöhnlichen Gesänge und Tänze, aufgeführt in herrlichen traditionellen Kostümen, handelten von mysteriösen Menschen und Tieren und verstärkten so diese Weltferne. Anders als die anderen Hotelgäste, die das Schwimmbad und dessen nähere Umgebung nie verließen, fand ich eine Möglichkeit die ummauerte Enklave zu verlassen und mir den Strand anzusehen. Gewohnt an die weißen Sandstrände Floridas war ich erstaunt einen dunkelgrauen Sand vorzufinden. Ich habe mich aber schnell an die vulkanische Natur dieser Insel erinnert und genoss das warme weiche Wasser. Es war glasklar und ich konnte metertief bis auf den Boden sehen. Zum ersten Mal sah ich hier Fischerboote, deren Bug ein geschnitzter bunt bemalter Fischkopf zierte.

Auf den staubigen und lärmenden Straßen von Bangkok konnte ich nur mit Mühe durch das dichte Gedränge auf den Bürgersteigen, die teilweise auch Straßenhändlern als Niederlassung dienen, vorankommen. Deshalb sah ich mein Ankommen am Nationalmuseum bereits als einen Erfolg. Hier sind die prächtigen Sitze des thailändischen Königspaares und einiger Hofbediensteter auf Elefanten montiert. Der überaus prunkvoll ausgestattete, mit Gold und Edelsteinen verzierte Begräbniswagen durfte früher nur von Menschen gezogen werden.

Unterwegs zum Lak Muang Tempel konnte ich einen großen schlafenden Buddha bewundern, dessen Fußsohlen allein zwei Meter hoch, und mit kunstvollen Mustern aus Perlmutt eingelegt waren. Im Tempel bestaunte ich die mit märchenhaften Gewändern und kostbarem Kopfschmuck gekleideten Tänzerinnen, die äußerst graziös einheimische Tänze aufführten. Am hinteren Ende des Raumes war ein köstliches Buffet aufgebaut, in dessen Mitte ein gebratener Schweinskopf prangte. Seine kross gebratenen Ohren waren für mich sehr verlockend. Aber ich habe mich nicht getraut daran zu gehen.

Eine Bootsfahrt auf dem Chaophayia Fluss brachte mich und andere Teilnehmer zur alten Hauptstadt Thailands, genannt Ayuthyia (1350–1767). Von dieser Stadt ist wenig übrig geblieben. Der neuzeitliche königliche Sommerpalast ist eine architektonische Mischung von Thai- und europäischer Bauweise und erinnerte mich an Schloss Nymphenburg in München. Ein Thai König hatte Zeit in Europa verbracht und später seine Erinnerungen hier „versteinert".

In Hongkong herrschte pulsierendes Leben. Alle hatten es eilig. Hier traf sich die Welt. Entsprechend hörte ich viele unterschiedliche Sprachen gleichzeitig. In einer großen Einkaufspassage war das Angebot von erstklassigen Waren aus aller Welt sowie die Ströme internationaler Käufer überwältigend. Nachts verwandelte sich die Stadt in ein strahlendes Lichtjuwel, dessen Geglitzer das Meer widerspiegelte.

Bei einer Seilbahnfahrt auf den Victoria Peak, die höchste Erhebung von Hongkong, bot sich mir ein herrlicher Blick über die vielen Inseln rund um Hongkong und auch in Richtung des chinesischen Festlands.

Auf einer Hafenrundfahrt sah ich die schwimmenden Behausungen der so genannten „boat people" von Aberdeen. Sie verbringen ihr ganzes Leben auf ausgemusterten Booten und wollen auch nicht von hier weg. Die Kinder springen von einem zum anderen Boot. Sie sind es gewöhnt in das nicht gerade saubere Wasser zu fallen und flugs wieder herauszuklettern.

Tokio und Japan zur Zeit der Kirschblüte Ende März 1982!

Die Kirschblüte ist eines der wichtigsten Symbole der japanischen Kultur. Sie ist die offizielle Blume des Landes und hat große Bedeutung in Kunst und Religion. Es gibt an vielen Orten Kirschblütenfeste. Die Bevölkerung wird jährlich von den Medien informiert, in welcher Gegend des Landes gerade die vollste Blütenpracht gesehen werden kann, damit Interessierte an diese Orte fahren und sich daran erfreuen können. Fast die Hälfte aller Laubbäume in japanischen Städten sind Kirschbäume. Dieses Meer von roten und weißen Blüten gegen einen azurblauen Himmel lässt die einzelnen Stadtteile und besonders die Gärten und Parks paradiesisch erscheinen. Es war für mich ein emotional höchst bewegendes Erlebnis. Für die Japaner symbolisiert die Kirschblüte die Schönheit und die Vergänglichkeit des Lebens und fordert auf zu Besinnung und Meditation. Beim Betrachten der Kirschblüte lernte ich Onishi Takijiro verstehen, der schreibt:

„Heute in Blüte,
morgen vom Winde verstreut,
dies ist unser Blütenleben.
Wie können wir denken,
sein Duft bleibt für immer?“

In meinem kleinen Hotelzimmer fühlte ich mich richtig wohl. Neben dem üblichen Telefon und Farbfernseher waren da Pantoffel, ein Morgenmantel, Schreibpapier, ein elektrischer Wasserkocher mit Tee- und Kaffeebeuteln und ein Wecker. Die Badewanne war etwas kürzer als gewohnt, dafür aber beachtlich tiefer.

Auf dem Wege zum Park des kaiserlichen Palastes sind mir die sauberen Straßen Tokios und der ruhige Verkehrsverlauf wohltuend aufgefallen. Die Chauffeure großer Limousinen fuhren mit weißen Handschuhen. Die Polstersitze im Innern waren mit weißen spitzenverzierten Leinenüberzügen abgedeckt.

Außer weiß und rosa blühenden Kirschbäumen gab es im Park des kaiserlichen Palastes eine Fülle verschiedenfarbig blühender Rhododendron. Die hier aus allen Provinzen Japans hergeholten Sträucher und Bäume erfüllten die Anlage mit allen Farbschattierungen von grün, rot, gelb und braun. Die riesigen sattgrünen Rasenflächen bildeten den Willkommensteppich für die Besucher. Selbstverständlich war der Park überaus sorgfältig gepflegt. Dies trifft allerdings für alle Gärten und öffentlichen Parks zu.

In Japan hat die Kreation von Gartenanlagen eine lange Tradition. Die unterschiedlichen Blattfarben von Sträuchern und Bäumen mit dazwischen liegenden schmalen Pfaden, kleinen Seen oder Bächen und darüber führenden zierlichen Brücken schaffen ein abwechslungsreiches beschauliches Umfeld. Ein Verweilen und eine stille Betrachtung dieses Bildes war für mich jedes Mal ein ästhetisches Erlebnis. Die Einheimischen finden hier Stille und Erholung und Raum zur Meditation.

Bei meinen Rundgängen in den großen Gärten und Parks sah ich vielerorts eine Pagode aus dem vielfarbigen Blätterwald ragen. Diese schlanken turmartigen Bauwerke mit ihren mehreren aufeinander gestapelten kunstvoll geschwungenen Etagen werden von der Bevölkerung als Abbild der Grabstätte Buddhas angesehen.

Das U-Bahn fahren in Tokio war auch ohne Sprachkenntnisse kinderleicht. Auf der Station, auf der ich gerade war, sah ich den Namen der Station in japanischer und westlicher Schrift. Daneben wurde der Name der nächsten Station in die eine, als auch in die entgegengesetzte Richtung angezeigt. Da ich den Namen meiner nächsten Station aus meinem Stadtplan kannte, wusste ich immer, in welche Richtung ich fahren musste. Am Eingang der Station steckte ich wenige Münzen in einen Automaten und bekam ein Ticket. Dieses Ticket übergab ich am Ausgang einem freundlichen Bediensteten, der feststellte, ob nachgezahlt werden musste.

Dabei musste ich nicht selten an das komplizierte U-Bahn System von München denken, mit dem ich mich bis heute nicht zurechtfinde.

Als ich in einem Restaurant westlicher Art saß, beobachtete ich, wie die ausschließlich männlichen Bediensteten hin und her flitzten. Wenn Gäste nur kurz die Hand hoben um sie herbeizurufen, stießen sie ein lauter „hai" hervor. Die ersten Male bin ich erschrocken und wusste nicht, was jetzt passieren würde. Während des Abends habe ich mich daran gewöhnt.

Dagegen spielte sich das Essen in einem Kaufhaus Restaurant ganz anders ab. In einem Schaukasten am Eingang zum Restaurant sah ich zirka sechs aus Plastik hergestellte, auf einem Teller angerichtete, ziemlich echt aussehende Menüs mit einer jeweils zugehörigen Nummer ausgestellt. Im Innern setzte ich mich an den Tresen und gab der Bedienung die von mir gewählte Nummer. Ganz schnell bekam ich eine wohlschmeckende Mahlzeit. Natürlich hatte ich schon daheim geübt mit Stäbchen zu essen und habe dies auch gut hinbekommen. Fleisch ist in Japan sehr teuer. Deshalb gibt es viel Reis, Fisch, Gemüse und Früchte. Da die Japaner zu allen Mahlzeiten Reis essen, gibt es nur wenige Bäckereien westlicher Art.

Auf dem Wege zum Schwertermuseum habe ich mich verlaufen. Ich ging deshalb in eine Bank und fragte nach dem Weg. Ich war hoch erfreut und bedankte mich entsprechend, als man mir einen Boten mitgab, der mich hinführte. Dort angekommen musste ich aufgrund einer in dem kleinen Museum umhergehenden Besuchergruppe etwas warten. Der alleinige ältere Museumswärter bedeutete mir, mich zu setzten. Kurz darauf brachte er mir ein großes Buch mit Schwertern und eine Schale grünen Tee. Ich war gerührt von so viel Gastfreundschaft. Im Museum waren in Augenhöhe zirka dreißig quadratische Einlassungen. Darin stand in jeder ein mit weißem Satin abgedeckter Block, bei dem in eine Einkerbung das leicht geschwungene Schwert waagrecht eingesetzt war. Auf diese Weise kam die leicht gebogene, blitzend haarscharfe Klinge besonders eindrucksvoll zur Geltung. Für die Samurai Krieger war das Schwert sowohl Waffe als auch Prestigeobjekt und Kultgegenstand. Da ist es leicht zu verstehen, dass es nach Gebrauch an der Schärpe ihrer Kleidung abgewischt wurde.

Im großen Kaufhaus Tokoshimya suchte ich nach einem Regenschirm. Als der Aufzug auf den einzelnen Etagen anhielt, stand jeweils ein Herr da mit weißen Handschuhen, verbeugte sich und grüßte die Kunden. Generell erfordert es die Höflichkeit, dass bei jeder Begrüßung und jedem Abschied von allen Betroffenen eine Verbeugung gemacht wird. Diese Verbeugungen werden in Abstufungen gewährt. Bei Freunden und Bekannten ist es eine leichte Verbeugung. Bei Vorgesetzten ist sie etwas tiefer. Bei gesellschaftlich hoch stehenden Personen ist sie am tiefsten. Ich fand einen kleinen faltbaren Regenschirm, der mich über zwanzig Jahre lang auf meinen vielen späteren Reisen begleitete.

In der Lebensmittelabteilung des Kaufhauses gab es eine riesige Auswahl von sehr appetitlich präsentierten Esswaren und Getränken. Eine derartig reichhaltige Vielfalt von Fischsorten hatte ich selbst in Florida noch nicht gesehen. Neben den zahlreichen einheimischen Produkten gab es Waren aus aller Welt, wie beispielsweise Orangen aus Texas und Wein aus Deutschland.

Im großen japanischen Nationalmuseum sah ich endlich die in meinen Kunstbüchern abgebildeten Objekte in natura. Aus der Jomon Zeit, zirka 4. 000 v. Chr. stammen die Tonvasen, deren Verzierung durch Eindrücken von Schnüren in den feuchten Lehm angebracht wurden. Aus Bronze gefertigte Glocken, so genannte Dotakus aus der Yoyi Zeit, 3.–7. Jahrhundert, zeigen an ihrer Außenseite primitive Figuren und ein Haus auf Stelzen. Aus jüngeren Perioden sind Bronzespiegel, menschliche Figuren, Boote und Tiere aus Ton erhalten geblieben, die Verstorbenen ins Grab gelegt worden waren. Unschätzbar wertvolle Seidenstickereien illustrieren das Leben im Paradies. Entgegen der üblichen Buddha-Darstellung mit runden Formen zeigen zwei schlanke Figuren den Religionsgründer in verschiedenen Posen der Vergeistigung. Eine lange Reihe bunter Gemälde aus dem 8. Jahrhundert n. Chr. erzählt vom Leben und Sterben Buddhas. Lebensgroße Krieger-Halbgötter mit grimmigen Gesichtsausdrücken, gekleidet mit Halskette und Lendentuch aus gelacktem Ton, wirken Furcht erregend.

Plötzlich kam Aufregung in die Stille der Museumshallen. Zwei junge Männer mit einem Besen bewaffnet jagten hinter einer Ratte her. Husch, war sie an mir vorbei und hinter einem Schaukasten verschwunden!

Die Figuren des um das Jahr 1000 n. Chr. von der Hofdame Murasaki Shikibu geschriebene Romans „Die Genji Geschichten, Liebeserlebnisse eines jungen Prinzen“, sind auf mehreren Papierrollen in Gemälden personifiziert. In ähnlicher Weise wird das höfische Leben mit seinen Festen und Intrigen sowie die Schlachten der Kaiser festgehalten. Interessant sind dabei die aus mehrschichtigen Überwürfen bestehende farbenprächtige Kleidung am Hof und die mit Pfeil und Bogen kämpfenden Krieger in knielangen Pluderhosen und reich bestickten Oberteilen. Die damals verwendeten auf runden niedrigen Füßen stehenden lackierten Tischchen und die darauf platzierten ähnlich lackierten Schälchen und Tellerchen sind bis heute Teil der japanischen Esskultur. Ein Blick in eine damalige Großküche zeigt die Zubereitung von Karpfen, eines Kormorans und Gemüse über einem Kohlenrost. Das im Mittelalter entwickelte NO-Drama verwendet vergoldete weibliche und männliche Masken und porträtiert verschiedene Alter. Hier sind prächtige Exemplare davon ausgestellt. Viele Gemälde beschäftigen sich mit Landarbeit, dem Anbau von Reis, Tee und Baumwolle und deren Verarbeitung. Andere Bilder gewähren Einblicke in öffentliche Bäder, in denen nach Geschlechter getrennt die einzelnen sich erst mit einem Eimer mit Wasser und Nutzung von Seife den ganzen Körper gründlich waschen, bevor sie sich in das große kommunale Becken zur Entspannung zu den anderen Badegästen setzen.

Die an langen Wänden montierten bunten Gemälde auf Papierrollen erzählen von der historischen Begegnung des Landes mit anderen Kulturen, beispielsweise die Ankunft der Portugiesen im 16. Jahrhundert mit Jesuiten und Franziskanern im Schlepptau und wenig später die der Holländer. Die portugiesischen Gesandten tragen überdimensionale knielange Pluderhosen und mit Gold bestickte Pelerinen und Hüte. Lange Goldketten in einem Kreuz endend hängen auf ihrer Brust. Kunstvoll gearbeitete Schwertgriffe kontrastieren mit den von mehreren in der Gruppe gehaltenen Rosenkränzen. Dagegen sind die Holländer ganz einfach dargestellt. Sie werden in der Familienidylle gezeigt, blonde Familienmitglieder in schlichter Kleidung auf einem dunklen Sofa oder einem wertvoll gearbeiteten Stuhl sitzend. Weitere Gemälde zeigen die Ankunft des amerikanischen Admirals Matthew Perry 1858, auf dessen Betreiben das bis dahin nach außen abgeschottete Japan ein Handelsabkommen mit den USA unterzeichnete, und dadurch das Land zunehmend fremden Handelspartnern und ausländischen kulturellen Einflüssen öffnete.

Ein Tempelbesuch war immer eine Mischung aus Spaß und Ernsthaftigkeit. Auf der Straße, die zum großen Eingangstor führt, waren beidseitig viele kleine Läden, die Spielsachen, Süßigkeiten, anscheinend frei schwebende bunte Papierschirmchen und große Laternen verkauften. Es war gerade ein buddhistisches Fest, sodass auf der einen Seite der Straße heitere, fröhliche Kinder und Erwachsene zum Tempel hindrängten und andere davon zurückströmten. Schnell wurde ich von dieser lebensfrohen Stimmung der Einheimischen vereinnahmt und zog mit ihnen zum Asakusa-Kannon-Tempel. Im Tempelvorhof angekommen tat ich es ihnen gleich und zündete mehrere Räucherstäbchen an, die in eine mit Ornamenten verzierte Steinurne in den Sand gesteckt wurden. Hier im Vorhof war es still. Am Eingang zum Tempel herrschte starkes Gedränge. Deshalb sah ich mich hier draußen um.

Der Tempel diente, wie viele andere, im Wesentlichen der Aufbewahrung von religiösen Schätzen und Heiligtümern, weniger der Versammlung von Gläubigen. Ich staunte über das vom Dachfirst nach außen zu elegant nach oben geschwungene Holzdach. Dieses bestach durch die kunstvolle Zusammenführung der Balken an den vier Ecken mit aufwändigem, teilweise bemaltem Schnitzwerk. Die traditionelle Dachkonstruktion aus Holz wiederholte sich an allen von mir besuchten Tempeln und Schreinen. Die japanische Architektur nimmt bewusst in Kauf, dass sie nicht für die Ewigkeit baut, sondern dass häufige Erdbeben und auch Feuer ihr Werk zunichte machen können. Deshalb werden mancherorts wie beispielsweise der Schreinanlage von Ise, dem ältesten Shinto Heiligtum, die Gebäude alle zwanzig Jahre abgerissen und im exakt gleichen Muster neu aufgebaut. Dies dient nicht zuletzt auch dem Erhalt des Fachwissens der Bauhandwerker.

An einer Außenwand des Tempels waren zahlreiche mit Reisstroh verpackte und mit Schriftzeichen verzierte Reisweinbehälter als Opfergabe für den Tempel gestapelt.

An den an allen Tempeln vorhandenen Wasserstellen ließen die Besucher eine kleine Menge des stetig fließenden Wassers in die bereitstehenden kleinen Holzkellen laufen. Sie tranken jedoch nicht aus den Kellen, sondern gossen das Wasser in ihre Hand und tranken daraus.

An Sträuchern und niedrigen Bäumen im Tempelbereich hingen länglich weiße Zettel. Die Besucher hatten darauf ihre Wünsche und Hoffnungen geschrieben und sie hier aufgehängt in dem Vertrauen, dass ihre Wünsche in Erfüllung gehen.

Vor dem Betreten der einzelnen Tempel ist es üblich frische Lotosblüten und Weihrauch zu kaufen und diese dann dem Buddha im Innern zu offerieren. Selbstverständlich werden jedes Mal die Schuhe ausgezogen. Folglich wurde ich darin bald Experte.

Es war an der Zeit meine von den USA aus vereinbarten Termine in den beiden Krankenhäusern einzuhalten. Die Pflegedirektorin, Miyako Funabe, des dreihundertfünfzig Betten fassenden Saiseikai Hospitals sprach kein Englisch und hatte deshalb eine amerikanische Kollegin als Übersetzerin besorgt. Ich war die erste ausländische Pflegeperson, die bei ihr Besuch machte. Sie beantwortete gerne und ausführlich meine Fragen, die denen ähnlich waren, die ich am nächsten Tag im Keio Universitäts-Hospital stellte.

Im sechshundert Betten behausenden Keio Universitäts Hospital war ich im Gespräch mit der Pflegedirektorin Mitsuko Chubachi und zwei Abteilungsleiterinnen. Letztere waren zu Pflegekonferenzen in den USA gewesen und sprachen ein leidliches englisch. Japan hat ein ähnliches staatliches Krankenversicherungssystem wie Deutschland. Hauptsächliche Erkrankungen waren Bluthochdruck, Krebs- und Herzerkrankungen. Patienten kamen aus allen Regionen der Stadt. Darunter gab es nicht wenige wohnungslose „Parkbewohner". Die durchschnittliche Verweildauer war dreißig Tage (1982!). In beiden Krankenhäusern wurden die Patienten in Mehrbettzimmern gepflegt. Es standen nur wenige Privatzimmer zur Verfügung. Als Pflegesystem war die Gruppenpflege gebräuchlich. Intensivstationen gab es (noch) nicht. Eine Reihe moderner Apparate einschließlich einer computerisierten Telemetrie (Aufzeichnung des Herzrhythmus) wurden genutzt. Möbel und Betten sahen vielgebraucht aus. Die Patientenzimmer wie auch die pflegerischen Arbeitsbereiche waren absolut sauber. Die Bettwäsche war ungewöhnlich strahlend weiß. Wie Krankenschwestern überall auf der Welt haben sie, um Vorschriften einzuhalten und persönliche Frustration zu mindern, dem wandernden Müll Einhalt geboten durch Festbinden der rollenden Abfallbehälterdeckel mit starken Schnüren.

Jeder Patient bekam eine sieben Tage Ration seiner verordneten Medikamente, bevor wieder neu verordnet werden musste. Die Pflegedokumentation wurde ähnlich wie in den USA in jeder Schicht durchgeführt. Am Keio Universitäts-Hospital haben die Krankenschwestern gelernt ärztliche Berichte in Japanisch, Englisch und Deutsch – alles in einem Satz – zu lesen. Auf meinen Rundgängen über die Stationen traf ich sehr freundliche und höfliche Kolleginnen. Der Tradition entsprechend verbeugten wir uns voreinander und grüßten. Die Stationsschwestern haben meine Fragen zum Arbeitsablauf bereitwillig beantwortet. Eine unverhältnismäßig große Zahl von Pflegepersonal arbeitete in der Frühschicht, wesentlich weniger Personen in der Nachmittagsschicht und noch weniger nachts. Meine Frage bezüglich dieser offensichtlichen Unverhältnismäßigkeit brachte viel

Lächeln hervor und das Eingeständnis, dass die betroffenen Kolleginnen mit dieser Diensteinteilung nicht glücklich wären. Die Hintergründe dafür konnte ich jedoch nicht ausfindig machen. Das gesamte Pflegepersonal einschließlich der Abteilungsleiterinnen arbeitete verschiedene Schichten und hatte eine Sechstagewoche. Viele Geschäfte und Büros in Japan hatten eine Sechstagewoche. Qualitätsentwicklung und -nachweis bei der Behandlung von Patienten wurden im Gegensatz zu den US-Krankenhäusern nicht praktiziert.

Das Pflegepersonal bestand aus Krankenschwestern, Pflegehelferinnen und ungelernten Helferinnen. Unterkunft und Verpflegung wurde vom Hospital für einen geringen Kostenbeitrag zur Verfügung gestellt. Die Dienstkleidung wurde vom Arbeitgeber kostenlos gestellt und auch gereinigt. Der jährliche Stellenwechsel lag bei zwanzig Prozent. Verheiratete Krankenschwestern stellten zwanzig Prozent des Personals, landesweit waren es vierzig Prozent. Die meisten verheirateten Schwestern arbeiteten nicht während der Kindererziehung und kamen auch später nur zögerlich in den Beruf zurück, obwohl Wiedereinführungskurse in allen Provinzen des Landes angeboten wurden.

Der Großteil der Krankenschwestern wurde an Krankenpflegeschulen mit einem dreijährigen Bildungssystem ausgebildet. Es gab eine Bachelor-Ausbildung und zwei Master-Studiengänge. Die berufliche Lizenz zur Ausübung der Krankenpflege galt landesweit und musste nicht durch Fortbildung erneuert werden. Es gab keine berufliche Fortbildungspflicht.

Zum Mittagessen servierten mir die Kolleginnen, zu meinem großen Erstaunen, einen Hamburger und köstlich frische Erdbeeren. Ich habe dies so interpretiert: Sie dachten wohl, die kommt aus den USA und wir können ihr damit eine Freude machen. Das war ihrerseits sehr fürsorglich. Sie konnten auch nicht wissen, dass ich viel lieber eine echt japanische Mahlzeit gegessen hätte. Die sollte jedoch noch kommen.

In einer Zeit, in der ihre geschätzten Traditionen unter dem Druck der rapiden gesellschaftlichen Veränderungen zu verschwinden drohen, gibt die Pflegedirektorin den Krankenschwestern Zeit diese aufrechtzuerhalten. Sie praktizieren die Teezeremonie und spielen die Koto (ein Saiteninstrument) im Personalwohnheim. Am Nachmittag wurde ich dahin eingeladen. Ich fühlte mich geehrt, als eine Kollegin die Koto spielte und eine andere das Kirschblütenlied dazu sang.

Bei unseren Unterhaltungen stellte ich die große Bewunderung fest, die meine Gastgeberinnen für die westliche Krankenschwester im Hinblick auf deren Errungenschaften im Bildungsbereich und in der Anhebung des Berufes zu einer respektierten Profession hatten. Die japanischen Kolleginnen strebten danach diese Ziele zu erreichen, obwohl ihnen bewusst war, dass sie vorsichtig vorgehen mussten und sich nicht entmutigen lassen durften durch vorhersehbare vielseitige Widersprüche.

Am Abend haben mich die Pflegedirektorin, die zwei Abteilungsleiterinnen und weitere vier Kolleginnen in ein japanisches Restaurant geführt. Vor dem Abendessen wurde die Teezeremonie abgehalten. Sie wird in Japan seit Jahrhunderten zelebriert und hat eine hohe kulturelle Bedeutung. Das Ritual steht der Zen-Philosophie nahe, die Demut und Respekt vor Mitmenschen und Natur verkündet. Eine klassische Teezeremonie findet in einem Teehaus mit niedrigem Eingang statt. Durch die notwendige Verbeugung während des Eintritts werden gesellschaftliche Ränge nivelliert. Die Gäste demonstrieren Respekt und Demut einander gegenüber. Feste Regeln bestimmen die Vorgehensweise bei der Zeremonie und erzeugen dadurch Bewegungsharmonie. Das heißt, wie der grüne pulverisierte Tee mit einer speziellen Holzkelle aus einem Behältnis genommen, in die Teeschalen gelegt, mit heißem Wasser übergossen, mit einem bestimmten Instrument verrührt, dem Gast zeremoniell überreicht und wie das weiße seidene Teetuch am Arm getragen wird, ist vorgegeben, kann aber nach verschiedenen Schulen variiert werden.

Wir waren nicht in einem Teehaus sondern im kleinen Vorgarten des Restaurants. Beim Betreten des Vorgartens gossen wir uns aus einer an einem kleinen Wasserlauf zu füllenden Holzkelle Wasser über die Hände und spülten uns den Mund aus als Symbol innerer Reinigung. Danach knieten wir in einer Runde nieder, während die Restaurantbesitzerin in einem hübschen blau-grauen Kimono die Teezeremonie durchführte und uns anschließend die mit unterschiedlichen Mustern verzierten Teeschalen anreichte. Der Tradition folgend erhält der Gast die schönste Teeschale. Sie wird mit beiden Händen gehalten. Da es üblich ist, die sorgfältig ausgesuchten Trinkgefäße eingehend von außen zu betrachten und ihre Schönheit zu kommentieren, tat ich dies auch. Der Tee hatte einen sehr bitteren Geschmack. Um die Bitterkeit abzuschwächen wurde gesüßter Seetang gereicht, den ich in meiner Unwissenheit schluckte, der jedoch während des Teetrinkens von den Einheimischen im Mund behalten wird.

Im Restaurant hatten wir einen separaten Raum. Wir saßen im Schneidersitz auf Tatamimatten (aus Reisstroh, fünfundachtzig Zentimeter mal ein Meter und siebzig groß). Ich war den Kolleginnen dankbar, dass sie in ihrer Fürsorglichkeit mir eine Rückenstütze einschoben. Eine der Kolleginnen, die in den USA gewesen war, sagte zu mir: „Schmatzen ist hier erlaubt." Offensichtlich hatte sie sich gemerkt, dass dies im Westen verpönt ist. Als Ehrengast wurde ich mit dem Rücken vor einen Alkoven gesetzt, in dem eine Papierrolle mit einer Kalligraphie von der Decke hing. Darunter stand eine Vase mit einem Ikebana Blumenarrangement. Die Ikebana Blumenkunst praktiziert bewusst die spärliche Verwendung von Blumen, Stängeln und Blättern. Gesteckt in hierarchischer Anordnung versinnbildlichte dieses Arrangement die drei Hauptthemen von Ikebana: Himmel, Erde und Menschheit.

Die freundliche Restaurantbesitzerin trug jeden einzelnen Gang des Menüs, bestehend aus kleinen Portionen, für jeden Gast portioniert auf wunderschönen verschiedenfarbig gelackten Schälchen oder kleinen rechteckigen Platten separat auf. Danach verließ sie für einige Zeit den Raum durch eine Schiebetür, die sie auf Knien uns zugewandt von außen zuzog. Die einzelnen Speisen, von denen ich außer Reis keine kannte, waren liebevoll, teilweise mit essbaren Blumen dekoriert sehr appetitlich angerichtet. Da war das Essen nicht nur ein physischer Genuss sondern auch ein ästhetisches Erlebnis. Mit den Essstäbchen kam ich mittlerweile blendend zu recht. Wir tranken wohlschmeckendes japanisches Bier und Saki (Reiswein). Nach einiger Zeit sagte meine Tischnachbarin zu mir: „Wir haben jetzt schon vierzehn Gänge verspeist und es war bisher kein Fleisch dabei." Ich hatte es nicht vermisst.

Zum Abschluss unseres Beisammenseins wurden Geschenke ausgetauscht. Die Kolleginnen präsentierten mir ein aus Metall gearbeitetes Ginkoblatt als Glücksbringer. Ich übergab ihnen einen Bildband aus den USA. Beim Abschied war es mir ein Bedürfnis mich mit einer Verbeugung und mit „omotenashi arigato gosei mashda (ich bedanke mich für Ihre Gastfreundschaft) für so viel kollegiale Fürsorglichkeit und Herzlichkeit zu bedanken. Sie haben mich verstanden und haben sich gefreut.

Im Kyoto University Hospital ließ ich mir deren Computer-System zeigen. Bei einer Patientenwiederaufnahme konnte die vormalige Patientenakte elektronisch aus dem Archiv abgerufen und dadurch die vorhergegangene Behandlung und auch die Röntgenbilder eingesehen werden. Bildschirme standen auf den Stationen. So konnten Pflegepersonen beispielsweise bei Verlegungen Informationen über den Gesundheitszustand der betroffenen Patienten zeitnah an Kolleginnen weitergeben. Die Rote Liste (Medikamentenliste für Ärzte) war voll im System gespeichert. Weiterentwicklungen waren geplant. Ein biomedizinischer Ingenieur betreute die Gesamtanlage. Das war im Jahre 1982, wo im Cedars Medical Center in Miami erste diesbezügliche Gespräche gerade erst anliefen.

Im Frühzug von Tokio nach Kamakura sah ich viele Fahrgäste, die ihr Frühstück mit Essstäbchen aus einem in der Bahnhofshalle gekauften kleinen weißen Pappkarton einnahmen. Es bestand aus Reis und Meeresfrüchten. In Kamakura angekommen, suchte ich ein Schließfach für meinen Koffer. Da ich keines fand, ging ich auf einen in einem kleinen Häuschen sitzenden älteren Bahnbediensteten zu, deutete auf meinen Koffer und macht mit der Hand eine drehende Bewegung. Von seinem klaren, lauten in Deutsch hervorgestoßenen NEIN war ich völlig überrascht. Doch was nun? Ich zog meinen Koffer an den gerade öffnenden kleinen Läden an der Hauptstraße vorbei, wo mehrere Frauen die großen Rollläden an den Geschäftseingängen hochzogen. Bei zwei Frauen gestikulierte ich meine Bitte den Koffer einstellen zu dürfen. Sie gingen jeweils in das Innere des Ladens und fragten ihre Männer. Die verneinten. Langsam wurde es für mich eng. Denn ich wollte zum Hase-Kannon-Tempel und zum großen Buddha. Da konnte ich den Koffer wirklich nicht brauchen. Da sah ich am Ende der Straße ein Hotel. Die Dame am Hotelempfang war sehr freundlich und mein Koffer blieb in einer Ecke deponiert. Erleichtert zog ich mit Umhängetasche und Fotoapparat in Richtung Tempelbereich.

Der berühmte große Buddha von Kamakura, der Daibutsu, hat eine Höhe von dreizehn Meter und fünfunddreißig Zentimeter und ein Gewicht von einhunderteinundzwanzig Tonnen. Allein das Gesicht misst zwei Meter und fünfunddreißig Zentimeter. Diese Bronzeskulptur wurde 1252 n. Chr. errichtet. Ursprünglich war die Figur mit Blattgold überzogen und im Innern eines hölzernen Tempelgebäudes mit einer Grundfläche von vierundvierzig mal zweiundvierzig Meter und fünfzig Zentimeter untergebracht. Dieses wurde jedoch 1492 von einem Tsunami fortgerissen. Seither sitzt die Statue in Meditationshaltung auf einem gemauerten Sockel im Freien. Die Hände des Buddha ruhen in seinem Schoß. Seine Füße sind durch das in weichen Falten von seinen Schultern fließende Gewand verborgen. Sein Blick ist nach innen gerichtet. Die Figur strahlt immense Ruhe und völlige In-Sich-Gekehrtheit aus. Die vielen blühenden Kirschbäume rundum vermittelten eine paradiesische Atmosphäre.

Beim Aufstieg über viele Stufen zum Hase-Kannon-Tempel sah ich rechts und links der Treppen reihenweise zirka zwanzig Zentimeter große Götterstatuen gekleidet in Stoffkimonos und Kappen. Es scheint, dass Menschen unterschiedlicher Religionen greifbare Symbole zur Verehrung des Göttlichen brauchen. Diese Symbole erinnerten mich an die von kubanischen Gläubigen prächtig gekleideten Madonnen mit langen Perlenketten in den katholischen Kirchen in Miami. Die Tempelanlage besteht aus mehreren Gebäuden. Ich war eine der wenigen Besucher und konnte die einzelnen Hallen ungestört durchgehen. Nach einiger Zeit kam ein Mönch auf mich zu, sprach mit mir und führte mich an einen kleinen Tempel. Dort bedeutete er mir zu warten. Er öffnete die Eingangsschranke, ging hinein, kniete auf einem Kissen nieder, ordnete seine Mönchskleidung und begann ein Gebet zu singen, während er mit einer Art Klöppel auf eine Messingschale eine Melodie dazu klopfte. Es war für mich fremdartig und ergreifend. Dieses Gebet sang er für mich allein. Ich war tief gerührt, dankte ihm mit einer tiefen Verbeugung und zündete einige Räucherstäbchen an. Danach begleitete er mich zum Ausgang. Er wünschte mir eine gute Weiterreise und wir winkten zum Abschied. Mit einem immensen Hochgefühl ging unter den blühenden Kirschbäumen zurück meinen Koffer abzuholen.

In Odawara fuhr ich mit der Seilbahn zum nächsten Ort. Mit mir in der Bahn waren mehrere ältere Japanerinnen. Als in der Ferne der Berg Fuji in Sicht kam, schubste mich meine Nachbarin, zeigte in die Richtung des Berges, die anderen schauten auf mich und sagten ehrfurchtsvoll „Fujisan“. Der aus Vulkanaktivitäten entstandene Berg Fuji, auch Fujiama genannt, ist mit seinen 3.776 m der höchste Berg Japans. Sein Gipfel zeigt den typischen Vulkankrater. Das obere Drittel ist ständig mit Schnee bedeckt. Der Berg beeindruckt durch eine perfekte Form und ist für viele ein Symbol der Ästhetik. Für die Japaner ist der Fuji ein heiliger Berg und bis heute Ziel vieler Pilger.

Der älteste, der Sonnengöttin Amaterasu und Ahnherrin des Kaiserhauses geweihte Schrein ist auf der Halbinsel Ise. Dieser Shinto-Schrein ist das höchste Heiligtum Japans. Der Weg zu den Gebäuden führt durch einen Wald uralter Bäume. Die Anlage besteht aus mehreren einfachen Holzgebäuden, die mit einer fünfzig Zentimeter dicken Schicht aus Gemüsefasern bedacht sind. Sie stammen ursprünglich aus dem 8. Jahrhundert und werden alle zwanzig Jahre komplett erneuert. In ihrer schlichten Linienführung wirkten sie auf mich weltfremd und zeitlos.

Bei meinem Besuch auf der Perleninsel lernte ich Interessantes über die Herstellung von Zuchtperlen. Für die Bildung einer Zuchtperle wird ein Transplantat verwendet, das sich zu einem Perlsack auswächst. Das Transplantat besteht aus einem äußeren Mantelgewebe, dem Organ, das die Muschelschale bildet. Transplantate werden einer geopferten Spendermuschel entnommen. Die Empfängermuschel bildet die Zuchtperle meistens in einer Zeit von wenigen Monaten bis Jahren. Der Japaner Mikimoto brachte in den 1920iger Jahren die ersten Zuchtperlen auf den Markt. Eine Ausstellung zeigte, wie vordem viele japanische Frauen berufsmäßig nach Perlen im Meer tauchten.

Auf meiner Rundreise im Süden Japans wohnte ich um Land und Leute kennen zu lernen in so genannten Ryokans, vergleichbar mit unseren Pensionen oder den englischen Bed and Breakfast Einrichtungen. Es waren einfache saubere kleine Zimmer, manchmal mit einem kleinen Balkon. Es gab einen kleinen niedrigen Tisch und Sitzkissen. Im Wandschrank waren ein Kimono und eine dünne Schaumstoffmatratze verborgen. Diese wurde nachts auf den mit Tatamimatten ausgelegten Fußboden gelegt und ein Leintuch darüber gezogen. Ein kleines Kopfkissen mit körnerartigem Inhalt und eine Decke komplettierten das Schlaflager. Selbstverständlich blieben überall die Schuhe vor der Tür. Zum Frühstück wurde ein hübsches Tablett gebracht. Darauf angerichtet waren eine Schale mit Reis, ein gekochtes Ei, Stückchen süßsaurer Meeresalgen und ein Kännchen grüner Tee. Die Inhaber der Ryokans konnten kein Englisch. Trotzdem haben wir uns mit Zeichensprache und mit meinem minimalen japanischen Vokabular verständlich machen können. Das war besonders wichtig, wenn es darum ging, meine Frühstückszeit festzulegen.

Als ich in Hiroshima mein Ryokan bezog, sah ich aus meinem Fenster nahe am Haus einen Fluss. Einige Stunden später kam ich von meinem Rundgang zurück und der Fluss war trocken! Ich fürchtete um meinen Verstand. Dann dämmerte es mir, dass der Fluss Ota Ebbe und Flut unterliegt. Nach einiger Zeit war er wieder mit Wasser gefüllt und ich war beruhigt.

Im Friedensmuseum von Hiroshima (Museum des Atombombenabwurfs) lief es mir mehrmals kalt über den Rücken. Eindringlich vermittelt die Ausstellung den unbeschreiblichen Horror eines nuklearen Krieges. Nach dem mehrere tausend Meter hohen Lichtstrahl entzündeten sich damals gleichzeitig unzählige große Feuer überall in der Stadt. Innerhalb weniger Minuten starben zweihunderttausend Menschen. Die wenigen Überlebenden waren wandelnde Leichen mit grässlichen Verbrennungen. Die Stadt war völlig zerstört. Stahlträger in Gebäuden wurden durch den Druck von mehreren Tonnen pro Quadratmeter wie Streichhölzer verbogen. Seither haben unzählige Politiker aus aller Welt dieses Museum besucht und sich von den Auswirkungen dieser höllischen Waffe überzeugen können. Warum hat die Welt weiterhin Atomwaffen? „Jedoch das schrecklichste der Schrecken, das ist der Mensch in seinem Wahn.“ (Schiller, Das Lied von der Glocke, Reclam, 1982)

Um zum Itsukushima-Schrein zu kommen nahm ich eine Fähre zur Insel Miyashima. Während der Überfahrt stand ich auf Deck und merkte, dass ein freundlicher japanischer Herr öfter zu mir herüberblickte. Auf der Insel angekommen verließ ich die Fähre und ging entlang der Küste zum Schrein. Entlang des Weges waren die typischen Steinlaternen aufgestellt. Ich hatte einen herrlichen Blick auf das große orangerote im Wasser stehende Torii, das größte hölzerne Tempeltor Japans. Plötzlich war der Herr von der Fähre neben mir. Er stellte sich vor und gab mir eine Geschenkpackung mit Kunstkarten, die verschiedene typische Ansichten von Japan darstellten. Er meinte, ich sollte sie mitnehmen als Erinnerung an Japan. Ich war überrascht und bedankte mich. Darauf verabschiedete er sich mit: „Ich muss zurück um nachmittags meine Vorlesungen an der Universität in Hiroshima zu halten.“ Nach meiner Heimkehr habe ich einen Viererblock dieser Karten einrahmen lassen. Das Bild hängt noch heute in meiner Wohnung.

Die verschiedenen Holzgebäude des Itsukushima-Schreins stehen auf Stelzen im Wasser und sind durch Holzstege verbunden. Hier und da sitzen trotzig aussehende Löwen auf Podesten. Dieser Shinto-Schrein wurde im 13. Jahrhundert n. Chr. erbaut. Seine orangeroten Gebäude kontrastieren auf beeindruckende Weise mit den nahe gelegenen grünen Bergen und dem azurblauen Meer.

Bei meinem Rundgang durch den Naturpark der Insel entdeckte ich einige an Wildbächen entlang führende stille Pfade, ein Rudel zahmer Rehe und ein entlegenes Rasthaus. Auf dem Rückweg zur Fähre beobachtete ich zahlreiche Einheimische, die bei Ebbe massenhaft gestrandete Austern einsammelten.

Kyoto war die Hauptstadt Japans vom 8.–19. Jahrhundert n. Chr., bis Kaiser Meiji 1868 die Hauptstadt in das damalige Edo, das heutige Tokio verlegte. Kyoto hat fünfhundert Schreine und eintausendzweihundert Tempel.

Der Unterschied zwischen einem Schrein und einem Tempel ist minimal. Ein shintuistischer Schrein hat ein großes Torii am Eingang. Dieses große Eingangstor hat am oberen Teil meist geschlungene, mit Streifen von weißem Papier geschmückte Reisstrohbänder. Den Weg zwischen Tor und Schrein flankieren zwei steinerne Hunde oder Löwen. Danach kommt das Reinigungsbecken. In der Haupthalle steht eine Art Opferstock, in den Münzen geworfen werden. Durch das Ziehen an einer Schreinglocke macht der Besucher die Schreingottheit auf sich aufmerksam, klatscht dann zweimal in die Hände und verbeugt sich.

Bei einem buddhistischen Tempel kann das riesige Eingangstor im Gegensatz zu dem Torii eines Schreins verschlossen werden. Es ist meist begehbar. Rechts und links des Tores sitzen oft Furcht erregende, aufwändig gestaltete menschliche Wächterstatuen. In einem Tempel wird von Besuchern eine höhere Opfergabe als nur ein paar Münzen erwartet. Vor der Buddha-Statue in der Haupthalle liegen Opfergaben und es werden Räucherstäbchen abgebrannt.

Zwei der bedeutendsten Tempel in Kyoto sind der Kinkaku-ji, der goldene Tempel und der Ryon-ji Tempel mit dem berühmten Steingarten. Der Kinkaku-ji Tempel steht auf einer großen steinernen Plattform in einem See. Das Gebäude besteht aus einem von schlanken Säulen getragenen Erdgeschoss und zwei darauf gesetzten Obergeschossen, wobei das oberste Geschoss kleiner ist als das darunter liegende. Die beiden Obergeschosse haben ähnlich einer Pagode nach außen geschwungene Dächer. Die Außenwände der beiden Obergeschosse sind vollständig mit Blattgold überzogen. Der Tempel wurde 1394 vom Shogun Yoshimitsu als sein Alterssitz errichtet. Nach seinem Tod diente das Gebäude als Reliquienhalle. Heute beherbergt es Statuen des weiblich dargestellten Bodhisattvas sowie zahlreiche Buddha-Statuen verschiedener Zeitperioden hergestellt aus Holz oder Bronze. Bei meinem Durchgehen des dazu gehörenden harmonisch gestalteten Parks fielen mir die zarten Kirschblütenblätter wie Regentropfen ins Haar.

Der Ryoan-ji Tempel ist ein 1499 errichtetes Zen-buddhistisches Gebetshaus. Die Attraktion hier ist der an der südlichen und westlichen Seite von einer zirka zwei Meter hohen Mauer umgebene Steingarten. Die gesamte Fläche des Gartens von dreißig mal zehn Meter ist mit einer feinen Kiesschicht bedeckt, die täglich frisch gerecht wird. Darauf sind scheinbar zufällig dreizehn unterschiedlich große bemooste Steine in Gruppen arrangiert. Auf der nördlichen Seite des Gartens ist das Tempelgebäude, von dessen Terrasse ich den Steingarten betrachten konnte. Der Garten selbst ist für Besucher nicht begehbar. Er dient bis heute den Mönchen zur Meditation. Weltweit ist über die Bedeutung dieses Gartens viel gerätselt und es sind unterschiedliche Theorien aufgestellt worden: Der Garten enthält das Universum, oder auch der Garten verkörpert die Summe des Nichts. Es ist wohl am besten, wenn es dem einzelnen Betrachter überlassen bleibt, das Symbolhafte daran für sich selbst zu interpretieren.

Das Außergewöhnliche in der Nijo Burg, die mit ihren verschiedenen achttausend Quadratmeter einnehmenden Gebäuden auf einer Landfläche von zweihundertfünfundsiebzigtausend Quadratmeter errichtet ist und von zwei konzentrischen Verteidigungsmauern mit Wassergräben geschützt wird, ist die Eingangshalle. Wer in dieser Halle über den Holzfußboden geht, erzeugt Töne wie das Singen einer Nachtigall. Die Töne sollten nicht nur eine liebliche Atmosphäre verbreiten, sondern dienten auch dem Schutz der Bewohner, indem niemand die Halle betreten konnte ohne dadurch die Wachen zu alarmieren.

Im Kimono-Museum sind Dutzende aus kostbaren Textilien hergestellte Kimonos für Männer und Frauen zu sehen, wie sie in alter Zeit am kaiserlichen Hof getragen wurden. Der braune Seidenkimono des Kaisers mit riesigen an den Händen tief geschnittenen Öffnungen und einer langen weiß-roten Schleppe wird durch eine unter dem Kinn gebundene schwarz gelackte Kappe komplettiert. Er wurde und wird bei zeremoniellen Anlässen getragen. Beispielsweise trug der derzeitige japanische Kronprinz bei seiner Vermählung 1993 diese Robe.

Eine Hofdame trug damals einen aus acht verschiedenfarbigen bunten Stoffschichten übereinander gelegten, in einer langen Schleppe endenden, Seidenkimono. Am Haaransatz wurde ein goldfarbener runder mit drei aufgesetzten Zacken versehener Kopfschmuck aufgesteckt.

Bei diesen und den vielen anderen ähnlichen Gewandgebilden fragte ich mich, wie konnten diese Personen eingehüllt in diese Materialfülle, deren Gewicht und deren Länge überhaupt gehen? Sie konnten es sicher nicht. Wahrscheinlich gab es Diener, die dabei halfen.

Ein japanischer General trug im 9. Jahrhundert einen den westlichen Kriegskommandeuren ähnlichen Brustpanzer und Helm aus Gold. Dazu gehörten lange, weite beigefarbene Hosen, die unter den Knien mit hellblauen Bändern abgebunden wurden. Um die Taille kam eine blau-weiß gestreifte Schärpe. Ein kurzes Schwert und eine Lanze vervollständigten die Rüstung.

Dies alles ist eine höchst beeindruckende Bekleidungskultur der gehobenen Gesellschaft aus noch nicht so lange vergangenen Tagen.

Am Kirschblütentanz im Gibon-Theater waren dreißig Tänzerinnen in bunten Kimonos und prächtigem Blütenhaarschmuck beteiligt. Symbolisch wurden die vier Jahreszeiten durch äußerst graziöse Bewegungen tänzerisch vorgestellt. Die typisch japanische Musik dazu kam von Blas- und Saiteninstrumenten und auch vom Schlagzeug. Das Bühnenbild war dem Thema entsprechend ein Meer von hellrosa bis tiefroten Kirschblüten.

In der Nähe des Gibon-Theaters fand ich mein Lieblingsrestaurant. Auf einem rot gelackten Tablett waren mehrere verschiedenfarbig gelackte kleine Schälchen und Tellerchen platziert, auf denen mit Blüten und Blättern verzierte köstliche Fischstückchen, Reisröllchen, kunstvoll geschnittene Gemüseteilchen und Sojasoße angerichtet waren. Ich war mehrere Abende dort und genoss diesen Gaumenschmaus immer wieder aufs Neue.

Da ich allein reiste, hatte ich täglich Gelegenheit mit Menschen aus allen sozialen Schichten in Berührung zu kommen. Auf diese Weise erlebte ich so manche rührend menschliche Situation. Meine wenigen, mir vor Reiseantritt angelernten japanischen Sätze kamen mir dabei entscheidend zugute. Die generelle Hilfsbereitschaft und Gastfreundschaft der Menschen waren für mich beeindruckend. Eine gewisse Sanftmut und eine selbstverständliche Höflichkeit prägte den täglichen Umgang miteinander. Daran habe ich mich ganz schnell gewöhnt. Deshalb stieg ich mit einiger Wehmut ins Flugzeug, um von Tokio über den Pazifik nach Los Angeles zu fliegen. Nach einem Zwischenstopp in Atlanta ging es weiter nach Miami. Nachdem ich vor Antritt dieser letzten Teilstrecke bereits über dreißig Stunden unterwegs gewesen war, konnte ich auf diesem Flug meine Augen kaum noch offen halten, geschweige denn denken. Allerdings saß neben mir eine Kollegin, die gerade von einem beruflichen Kongress über das damals zukunftsorientierte Thema Pflegediagnosen nach Hause flog. Irgendwie hatte sie mir entlockt, dass ich Kollegin war. Folglich ließ sie einen begeisterten Wortschwall über die

Thematik los und hörte nicht mehr auf darüber zu dozieren. In ihrem Enthusiasmus bemerkte sie gar nicht, dass ich kaum in der Lage war zu nicken. Ich war heilfroh, als wir in Miami landeten, ich mit dem Taxi heimfahren und in einen zwanzigstündigen Dauerschlaf fallen konnte.

8.20

Meine Entlassung

Im Sommer 1983 stellte ich im Pflegedienst eine Abteilungsleitung für den Bereich Kardiologie ein. Ich hatte das Erstinterview mit ihr geführt, sie dann an die betreffenden Stationsschwestern zu Detailinterviews weitergeleitet und auch eine Aussprache mit den Abteilungsleitungen der verschiedenen Dienstschichten arrangiert. Sie wurde durchweg als kompetent und daher akzeptabel für die Position befunden. Ich kam nicht auf den Gedanken sie auch dem Herzchirurgen zu präsentieren, denn sie war eine Pflegeperson, die von der Pflegeabteilung eingestellt wurde. Allerdings fühlte sich der führende Herzchirurg Robert R. dadurch übergangen und beschloss, es mir heimzuzahlen. Die Heimzahlung bestand zunächst darin, dass er mich in sein Büro bestellte und mir während eines längeren Dozierens seinerseits zu verstehen gab, dass er aufgrund dieses Vorkommnisses bei der Betriebsleitung meine Entlassung erwirken könnte. Ich gab ihm zu verstehen, dass eine Entlassung für mich keinen „Weltuntergang" bedeuten würde. Ich sei nach wie vor eine sehr gut ausgebildete Krankenschwester und könnte jederzeit wieder direkte Pflege am Krankenbett ausüben. Und wenn ich es recht bedächte, so bekäme ich die Befriedigung für meine Arbeit am Bett direkt von Patienten, indem sie sich durch meine Pflege besser fühlten; während ich in meiner derzeitigen Managementposition oft sehr lange auf die Ergebnisse aufwändig vorbereiteter und intensiv begleiteter Projekte warten müsste. Darauf meinte er: „Sie haben recht, einmal Krankenschwester, immer Krankenschwester." Als endgültige Heimzahlung setzte er jedoch im Herbst 1983 meine Entlassung bei der Betriebsleitung durch.

Es wundert nicht, dass speziell der Herzchirurg, der erfolgreiche Arbeit leistete und dadurch dem Hospital beträchtliche Finanzströme sicherte, großen Einfluss auf die Betriebsleitung hatte. Unter diesen Umständen war es verständlich, dass die Betriebsleitung auch wider bessere Erkenntnis seiner Forderung nachkam. Sie musste dabei darüber hinwegsehen, dass ich siebzehn Jahre lang exzellente Leistungen in verschiedenen pflegerischen Positionen, belegt durch meine jährlich positiven Leistungsbewertungen mit entsprechender Gehaltserhöhung, für den

Betrieb erbracht hatte. Die Peinlichkeit der Situation war den mich entlassenden administrativen Personen klar ins Gesicht geschrieben. Beispielsweise verbarg sich die Leiterin der Personalabteilung hinter einer ausladenden Zimmerpflanze und vermied es mich anzusehen. Der stellvertretende Betriebsleiter kam bei der Begründung für meine Entlassung einige Male ins Stottern. Um einer Klage vor dem Arbeitsgericht vorzubeugen, die ich mit großer Wahrscheinlichkeit gewonnen hätte, musste die Betriebsleitung eine hieb- und stichfeste Begründung für meine Entlassung finden. Sie fand sie darin, dass sie die beiden Positionen der stellvertretenden Pflegedienstleitungen abschaffte. Das bedeutete, dass auch mein lieber Kollege Devan gleichzeitig mit mir entlassen wurde. Als Abfindung wurden mir vier Monate meines Gehalts weitergezahlt.

Nachdem mir bewusst war, dass diese administrative Aktion keinesfalls mit einem dienstlichen Versagen meinerseits zu tun hatte, sondern vielmehr ein Ergebnis meines selbstbewussten beruflichen Handelns war, konnte ich das Ganze ziemlich gelassen annehmen. Für kurze Zeit genoss ich bewusst meinen Garten und seine Tiere. Dabei überlegte ich meine nächsten beruflichen Schritte. Ganz schnell stand für mich fest: Jetzt mache ich aufbauend auf meinem Bachelor meinen Master-Grad an der Florida International University. Ich wählte als Hauptstudienfach die Erwachsenenbildung.

Außerdem machte ich mich auf die Suche nach einer neuen Stelle. In einer solchen wollte ich mich nicht erneut auf eine administrative Position einlassen.

9.

Das Doctors Hospital, Miami

Im Herbst 1983 trat ich meine neue Stelle als Krankenschwester auf einer neu errichteten onkologischen Pflegestation am Doctors Hospital in Miami an. Die Tätigkeit auf der Onkologie kam mir gerade recht, weil ich hier die theoretischen Aspekte meiner Philosophiestudien über Tod und Sterben und meine praktische Erfahrung in der Sterbebegleitung einbringen konnte.

Mit der pflegerischen Leitung dieses Hauses traf ich die Vereinbarung, dass ich Vollzeit in der Nachmittagschicht (fünfzehn bis dreiundzwanzig Uhr dreißig) und jedes Wochenende arbeitete. Im Gegenzug konnte ich meine zwei freien Tage pro Woche an den Wochentagen nehmen, an denen ich die mit meinem Master-Studium zusammenhängenden Nachmittagvorlesungen an der Universität hatte. Dieses Arrangement funktionierte einwandfrei.

9.1

Berufstätigkeit im Hospital

Das zweihundert Betten Krankenhaus war ruhig gelegen, umgeben von vielen Bäumen am Ausgang des Wohnbereichs von Coral Gables, einer Vorstadt von Miami. Gegründet von Belegärzten war es bereits mehrere Jahrzehnte in Betrieb.

Entsprechend war die räumliche Ausstattung veraltet. Aus dem hochmodernen neuen Cedars Medical Center kommend war dies zunächst für mich gewohnheitsbedürftig. Die Stationen hatten alle Zweibettzimmer. Um den Patienten Privatheit zu gewährleisten, konnte, wie in allen Krankenhäusern der USA mit Mehrbettzimmern üblich, ein an der Decke befestigter heller Vorhang zwischen den Betten gezogen werden. Für Schwerstkranke wurde bei Bedarf das zweite Bett entfernt und so ein Einzelzimmer geschaffen. Zwischen zwei Zimmern war jeweils ein Hygieneraum mit einer Toilette und einem Waschbecken. Dieser Raum konnte von beiden Seiten begangen werden. Die onkologische Station hatte sechzehn Betten. Die Personalzuteilung war großzügig, so dass wir uns den Patienten intensiv widmen konnten. In der Früh- und Nachmittagsschicht waren jeweils drei Krankenschwestern und eine Hilfsschwester, in der Nachtschicht eine Krankenschwester und eine Hilfsschwester anwesend.

Mit mir in der Nachmittagsschicht arbeiteten Wayne und Ruth. Wayne war etwa dreißig Jahre alt, mittelgroß, hatte lebhafte braune Augen und ein freundliches Lächeln. Er studierte wie ich an der Florida International University um einen Bachelor-Grad in Pflege zu erwerben. So hatten wir neben unserer pflegerischen Tätigkeit gemeinsame private Interessen. Ruth war zirka fünfzig Jahre alt, etwas rundlich, hatte grau meliertes Haar im Pagenkopfschnitt. Sie war ein mütterlicher Typ, fürsorglich und freundlich. Ihr fehlte ein Vorderzahn. Deshalb nannten wir sie im Spaß „Ruth, the Tooth“. Wenn sie im Arbeitsraum hantierte, hinterließ sie Unordnung pur. Sie darauf hinzuweisen war hoffnungslos. Ich musste immer an eine ältere Operationsschwester denken, die mir einmal sagte: „When you work in clutter you are ineffcient – wenn du in Unordnung arbeitest, bist du uneffizient.“ Es war mir zur zweiten Natur geworden, die von ihr verstreut hinterlassenen benutzten Spritzen, Verpackungen von Medikamenten, abgelegte Gummihandschuhe, Zellstoff und Tupfer zu entsorgen, bevor ich dort arbeiten konnte. Als sie einmal mit verweinten Augen zum Dienst kam, sagte mir Wayne: „Her old man roughed her up a bit – Ihr Alter hat sie ein wenig durchgerüttelt.“ Sie tat uns leid. Timmy, der junge, groß gewachsene, blonde Helfer war der Liebling der älteren weiblichen Patienten. Sie riefen ihn: „Timmy, komm her!“ Nachdem alle Türen der Patientenzimmer stets geöffnet blieben, konnte er sie überall hören, zu ihnen gehen und ein Lächeln auf ihr Gesicht zaubern.

9.2

Pflegemanagement versus Pflege

Beim Übergang von meiner Management-Tätigkeit in einem großen Krankenhaus zur Pflege am Bett habe ich erfahren, dass die berufliche Denkweise in diesen unterschiedlichen Positionen sehr verschieden ist. Als Pflegedirektorin war ich es gewöhnt das große Ganze zu sehen, Verantwortung zu tragen für den pflegerischen Gesamtbetrieb, Initiativen für qualitative Pflegeleistungen zu entwickeln, diese in entsprechende Systeme umzusetzen und deren Wirksamkeit zu kontrollieren, die pflegerische Gesamtbelegschaft zu motivieren und zu fördern, und dies innerhalb bestehender fiskaler Grenzen durchzuführen. Als Pflegende am Bett hatte ich zwar eine nicht unbedeutende Verantwortung für das Wohlergehen einzelner mir zugeteilter Patienten, aber diese Verantwortung war vergleichsweise begrenzt und überschaubar. Und sie war in meiner direkten Kontrolle. Ich konnte Ergebnisse meiner Arbeit direkt erleben und musste nicht wie im Management durch andere wirken und dabei auf positive Ergebnisse hoffen und warten. Als Pflegedirektorin wurden die am schwierigsten zu lösenden administrativen Probleme an mich weitergereicht. Ich war die letzte Instanz und musste eine brauchbare Lösung finden. Als Pflegende am Bett konnte ich betriebsrelevante Schwierigkeiten an meine nächste Vorgesetzte weitergeben. Hier endete meine Verantwortung. So gesehen, war meine jetzige Tätigkeit eine mentale Entlastung, an die ich mich jedoch erst im Laufe der Zeit gewöhnen konnte.

9.3

Die Patienten

Die Patienten, die alle unterschiedliche Krebserkrankungen hatten, kamen regelmäßig, meist alle vier Wochen, für ihre Chemotherapie auf die Station. So konnten wir ein beinahe familiäres Verhältnis mit ihnen aufbauen und aufrecht erhalten. Manche haben wir mit Vornamen angesprochen. Wir achteten auf ihre

Präferenzen, besonders auch in der Zuteilung der von ihnen bevorzugten Pflegepersonen. Diese kannten ihre Gewohnheiten und Verhaltensweisen und konnten individuell auf sie eingehen.

Beispielsweise habe ich eine ältere Patientin, Frau Rodriguez, mehrere Wochen gepflegt. Sie war aus Kuba mit ihrer Familie nach Miami gekommen. Eine ihrer Gewohnheiten war ein großes metallenes Medaillon aus ihrer Zeit als Internatsschülerin in einer katholischen Mädchenschule in Kuba angesteckt auf ihrem Krankenhaushemd zu tragen. Wie jeden Tag bei Dienstantritt um fünfzehn Uhr machte ich die Runde bei den mir zugeteilten Patienten. Als ich zu Frau Rodriguez ins Zimmer kam, schlief sie. Mir fiel sofort auf, dass ihr Medaillon fehlte. Ich war mir gleich ziemlich sicher, was passiert war. Wahrscheinlich hatte die Kollegin in der Frühschicht die Patientin gewaschen, ihr ein frisches Krankenhaushemd angezogen und übersehen das Medaillon vom unreinen Hemd abzumachen und auf das frische zu stecken. Ich berichtete meine Vermutung meiner Abteilungsleitung. Sie stimmte mir zu und ließ daraufhin vom Reinigungsdienst die gesamte Schmutzwäsche des Tages nach dem Medaillon durchsuchen. Es wurde gefunden. Ich habe es wieder an das Hemd von Frau Rodriguez gesteckt. Sie schlief immer noch und hatte keine Ahnung was passiert war.

Bei einigen Patienten stellte sich durch psychische Assoziation der mit der Chemotherapie in Zusammenhang stehende üble Brechreiz bereits beim Betreten des Krankenhauses ein. Bis sie bei uns auf der Station ankamen, hatten wir allerdings schon das verordnete Antiemetikum bereit und konnten es direkt verabreichen.

Die Patienten kannten ihre Diagnosen. So war es selbstverständlich, dass wir auf ihre Gefühlsstimmungen wie Verunsicherung, Angst, Furcht, Trauer oder Depression eingingen. Die Patienten gewährten uns, meist mehr als ihren Angehörigen, Anteilnahme an ihrem Befinden und Zugang zu ihrem „innersten Selbst". Unser emotionales „Mit-ihnen-sein" gab ihnen das Gefühl des Verstandenwerdens und des Begleitetwerdens auf ihrem Weg bis ans Ende. Angekommen am Endpunkt dieser bisher gemeinsam gegangenen Wegstrecke muss der Patient allein, losgelöst von der pflegerischen Begleitung, den Übergang vom „Hier" nach „Dort" vollziehen. Für mich, als die bis hier her begleitende Pflegeperson, war dieser Übergang vom „Sein" zum „Nicht-mehr-Sein" des von mir teilnehmend betreuten Menschen stets ein fundamentales Erlebnis. Indem ich den Patienten emotional bis zur Schwelle seiner Endlichkeit begleitet hatte, wurde ich Zeuge eines mysteriösen Vorgangs, wobei aus einem beseelten Körper mit den letzten Atemzügen das „Sein" eines Menschen ausgehaucht wird. Ich wurde an der Schwelle dieses Geheimnisses zurückgelassen, rätselnd über mein begrenztes menschliches Verstehen metaphysischer Gesetzlichkeiten.

Bei den meisten Patienten konnten wir den nahenden Tod voraussehen. Folglich arrangierten wir ein Einzelzimmer, damit die Angehörigen beim Sterbenden zeitlich unbegrenzt bleiben konnten. Aus rechtlichen Gründen wird in den amerikanischen Krankenhäusern jeder Patient in einem lebensbedrohlichen Zustand reanimiert, es sei denn, der behandelnde Arzt notiert in seinen Verordnungen mit entsprechender medizinischer Begründung „DON = Do not resuscitate = Keine Reanimation". Bei den meisten Patienten unserer Station war dieser ärztliche Eintrag in ihren Akten vorhanden. So konnten sie durch ein ruhiges würdiges Sterben in den Tod gehen.

Nachdem wir die meisten Patienten lange kannten und uns ein vertrauensvolles Verhältnis mit ihnen verband, hat der Tod mancher Patienten einzelne von uns Pflegenden emotional hart getroffen. Glücklicherweise konnten wir uns mit unseren Kolleginnen darüber aussprechen und uns gegenseitig mental unterstützen.

Es musste nicht immer ein Todesfall sein, wobei die mentale Unterstützung von Kolleginnen willkommen und hilfreich war. Beispielsweise habe ich viele Tage eine Patientin gepflegt, die aus einem anderen Bundesstaat in dieses Krankenhaus zur konservativen Behandlung verlegt worden war. Aufgrund von Brustkrebs war bei ihr eine Bestrahlung durchgeführt worden, wobei unglücklicherweise beide Brüste, eine mehr als die andere, stark verbrannt wurden. Sie waren beide steinhart, nekrotisch und sonderten eine mit Blut und Serum gemischte Flüssigkeit ab. Sie mussten mindestens alle acht Stunden verbunden werden. Die Patientin war voll bei Bewusstsein und suchte, während ich die Verbände machte, in meinem Gesicht nach einem Hoffnungsstrahl, der Besserung verkündete. Da war sie wieder die „schauspielerische" Herausforderung in der Pflege. Ich musste meinen Gesichtsausdruck neutral halten, obwohl ich angesichts der nekrotischen Brüste hätte laut schreien wollen. Eine derartige Reaktion meinerseits hätte die Patientin in Verzweiflung gestürzt. Auf ihre Frage: „Wie sieht es aus", habe ich ruhig und wahrheitsgetreu geantwortet: „Unverändert." Danach war ich froh mit Wayne und Ruth, die die Patientin auch gelegentlich pflegten, meine Gedanken austauschen zu können und ihr diesbezügliches Verständnis zu erfahren. Die Patientin ist mehrere Wochen später verstorben.

9.4

Arbeitsorganisation

Den Patienten waren im Zusammenhang mit ihrer Chemotherapie zahlreiche Medikamente verordnet, die zeitlich exakt und in einer bestimmten Reihenfolge verabreicht und deren Vergabe sowie Wirkung genau dokumentiert werden mussten. Als ich sah, wie die Kolleginnen mit verschiedenen Zetteln für die einzelnen Medikamente und die verschiedenen Patienten hantierten, erkannte ich darin ein Fehlerpotential ersten Ranges. Ich habe deshalb ein Rasterformular entworfen, worauf der Name des Patienten, Zeitspalten mit der jeweiligen Eintragung des zu verabreichenden Medikaments über vierundzwanzig Stunden, eine Kolumne zur Dokumentation der Medikamentenverabreichung, Raum zur Beschreibung von Wirkung/Nebenwirkung und Platz für Unterschrift und Titel der verantwortlichen Pflegenden vorhanden waren. Mit einer Ausnahme wurde dieses Formular von allen Kolleginnen als Arbeitserleichterung begrüßt. Daraufhin habe ich das Formular mit entsprechenden beschreibenden Ausführungen in einer Pflegezeitschrift publiziert.

9.5

Freunde

An Sonntagen fuhr ich oft vor Dienstantritt zu Rozie und Herb zum Mittagessen. Sie hatten ein hübsches Haus mit Garten. Rozie war Krankenschwester, lehrte am Dade Community College Pflegewissenschaften und konnte wunderbar kochen. Herb war vor seiner Erkrankung Geschäftsmann gewesen. Jetzt war er aufgrund einer Herzinsuffizienz im Vorruhestand und züchtete die ungewöhnlichsten Orchideen. Wir hatten unterhaltsame Stunden zusammen bei einem köstlichen Mittagessen und ich fuhr gelöst zu meinem Nachmittagsdienst.

9.6

Das Stellenangebot

Die Pflegedirektorin dieses Krankenhauses war eine Mrs. McMullen. Sie war von Kopf bis Fuß eine Lady und bewegte sich sehr getragen. Nie habe ich sie einen Schritt schnell gehen oder gar laufen sehen. Sie trug die weiße Dienstkleidung inklusive Schwesternhaube, weiße Strümpfe und weiße polierte Schuhe stets vorbildlich. Sie grüßte freundlich, wenn man ihr auf dem Korridor begegnete, was selten vorkam. Sie hatte den Pflegedienst des Krankenhauses über fünfundzwanzig Jahre erfolgreich geleitet. Als sie in Ruhestand ging, wurde ihr in Anerkennung ihrer Verdienste von der Betriebsleitung ein Ticket für zwei Personen für eine Weltreise überreicht.

Nachdem ich zirka acht Monate in diesem Krankenhaus gearbeitet hatte und eines Nachmittags auf dem Weg zu meiner Station war, kam mir Mrs. McMullen auf dem Korridor entgegen. Sie grüßte mich freundlich und erklärte mir, dass sie in Kürze in den Ruhestand gehen würde, und fragte mich, ob ich mir vorstellen könnte, ihre Position als Pflegedirektorin zu übernehmen. Ich dankte ihr für das in mich gesetzte Vertrauen, erklärte aber, dass ich aufgrund meiner Studien in der Erwachsenenbildung eine Lehrtätigkeit anstrebte. Damals hatte ich keine Ahnung, wie lange das mit der Lehrtätigkeit noch dauern sollte.

9.7

Der Master Studienabschluss

Meine Master-Studien mit Schwerpunkt Erwachsenenbildung waren inhaltlich nicht so anregend wie das Bachelor-Studium in Philosophie. Die Themen wie Didaktik, Lerninteresse der Zielgruppen, Programmentwicklung und andere waren eher nüchtern und pragmatisch.

Im Frühjahr 1985 hatte ich meine Masterstudien beendet und am 26. April nahm ich an der von der Universität veranstalteten Festlichkeit der Urkundenverleihung teil. Die Veranstaltung fand im riesigen Miami Beach Convention Center statt.

Meine Kollegin Pat holte mich mit dem Auto ab und versäumte es auch nicht, mir das bei solchen Anlässen übliche vom Floristen vorbereitete Orchideengebinde anzustecken.

Bei der Festlichkeit wurden die Urkunden für Bachelor-Abschlüsse und auch die für Master-Abschlüsse überreicht. Entsprechend zogen über tausend Absolvent/innen in ihren schwarzen Talaren und Baretten begleitet von moderner Musik langsam in die Festhalle ein. Die Angehörigen saßen bereits auf den Tribünen. Meine „Angehörigen" waren meine Freundin Maria aus Köln und unser gemeinsamer Freund Arturo. An unseren Stühlen angekommen, warteten wir auf den Einzug der Professoren und des Rektors in ihren traditionellen reich verzierten Roben. Als Gastredner hatten sie den Rektor der englischen Universität Oxford mitgebracht, der sich durch eine besonders prachtvolle Robe aus rotem Samt mit Hermelin verbrämt aus der Menge abhob. Der lange Zug der Professoren nach allen Seiten freundlich grüßend schritt im Mittelgang der Halle zur Bühne. Sie wurden von den Absolventen von rechts und links mit frischen weißen und roten Nelken beworfen. Auf die feierliche Eröffnung der Festlichkeit durch den Rektor der Florida International University folgte die Ansprache des Rektors der

Universität Oxford. Im Anschluss daran wurden die Urkunden überreicht. Dabei wurden die Namen der einzelnen Absolvent/innen in alphabetischer Reihenfolge ausgerufen. Dieser oder diese ging dann auf die Bühne. Dort wurde vom Rektor mit freundlichen Worten die Urkunde in Form einer Pergamentschriftrolle, gebunden mit blauem Bändchen, ausgehändigt. Ein Fotograf hielt die denkwürdige Szene im Bild fest. Diese Zeremonie dauerte bei der großen Anzahl von Absolvent/innen einige Stunden. Für die einzelnen und deren Familien war es ein bewegendes Erlebnis.

Wieder daheim, feierte ich mit vielen Freunden und Nachbarn eine von langer Hand vorbereitete fröhliche Gartenparty unter Orangenbäumen in meinem Garten. Dabei wurden Fotos gemacht und Geschenke an mich überreicht. Sowohl die offizielle Feier als auch die private Party sind für mich bis heute die Höhepunkte dieses denkwürdigen Tages.

Nach diesem Studienabschluss verließ ich den Krankenhausbetrieb um in einer Häuslichen Pflege Agentur das System der Kostenerstattung für Serviceleistungen durch die Kostenträger kennen zu lernen.

10.

Die South Dade Home Health Agency, Miami

Die South Dade Home Health Agency war ihren Service Leistungen nach in etwa mit einer deutschen Sozialstation vergleichbar. Die Agentur war ein privates Unternehmen, geleitet von einer Krankenschwester. Die leitende Schwester, wie auch das Gros der Mitarbeiter waren aus Kuba in die USA emigriert. Von den etwa vierzig Angestellten war der größte Teil Krankenschwestern und Krankenpfleger. Daneben gab es auch Physiotherapeuten, Logopäden und Beatmungsspezialisten sowie Haushaltshilfen. Sie alle gingen zu Patienten ins Haus und führten dort die jeweiligen erforderlichen Behandlungen durch.

10.1

Berufstätigkeit in der Agentur

In der Geschäftsstelle der Agentur gab es ein großes Archiv mit Patientenakten, eine innerbetriebliche Fortbildung und eine kombinierte Dokumentations- und Qualitätssicherungsabteilung. In dieser Abteilung habe ich 1985 ein Jahr lang bis zu meinem Umzug nach Deutschland ein Jahr später im Bereich der Dokumentation gearbeitet. Meine Aufgabe war es anhand der Patientenakten zu eruieren, ob den erbrachten dokumentierten Pflegeleistungen entsprechende Pflegebedürfnisse vorausgegangen waren. Denn es wurden von den Pflegenden die manuellen Tätigkeiten der Pflegeleistung eingetragen, jedoch das Pflegebedürfnis, das zu der Leistung geführt hatte, blieb des Öfteren unerwähnt. Ich hörte von den einzelnen Pflegenden: „Das ist doch klar, ohne Bedürfnis hätte ich doch die Tätigkeit nicht ausgeführt." Jedoch für den Kostenträger war dies nicht klar. Der stand auf dem Standpunkt: „Wenn nichts dokumentiert ist, gab es kein Bedürfnis. Folglich keine Leistungsvergütung." Das bedeutete, dass die Kostenerstattung der Krankenkassen an die Agentur auf der exakten Dokumentation aller Patientenbedürfnisse und entsprechender Serviceleistungen basierte und somit im weitesten Sinn das Bestehen des Betriebes davon abhing. Ich habe deshalb bei meiner Durchsicht der Pflegedokumentationen die mangelhaften Eintragungen schriftlich festgehalten und die betreffenden Kolleg/innen zur Nachbesserung angehalten.

10.2 Zusammenarbeit mit Kolleg/innen

Generell waren die Ergebnisse meiner Durchsicht der einzelnen Pflegedokumentationen zufriedenstellend, jedoch wie überall, gab es auch hier graue Schafe. Beispielsweise waren da der Krankenpfleger Jose und die Krankenschwester Lucy. Mit ihrer kubanischen Mentalität nahmen sie diese Dinge nicht so ernst. Sie waren beide etwa fünfzig Jahre alt, kompetente Pflegende, und fanden dieses schriftliche Drum und Dran neben ihrer Arbeit eher lästig. Betty, die Leitung der Agentur, eine Landsmännin von ihnen, hatte versucht diesbezüglich auf sie einzuwirken. Dennoch blieb der erhoffte Erfolg aus. Deshalb beauftragte sie mich mit den beiden ernsthaft darüber zu reden. Zu diesem Zweck bat ich sie einzeln zu mir. Ich verdeutlichte ihnen, dass ihre bisherige Pflegedokumentation im Hinblick auf Patientenbedürfnisse und darauf folgender Pflegeleistungen mangelhaft sei. Ich schlug ihnen deshalb vor, ihre Dokumentation aus zwei Perspektiven zu sehen. Zum einen war es wichtig, die Bedürfnisse von Patienten im Einzelnen schriftlich darzustellen und die hierfür geleisteten Pflegetätigkeiten zu dokumentieren. Dabei habe ich ihnen eindringlich den Zusammenhang zwischen Dokumentation und Kostenerstattung vor Augen geführt. Zum zweiten habe ich ihnen erklärt, dass sie die exakte Pflegedokumentation nicht als Formsache abtun sollten. Denn durch die Dokumentation könnten sie, ausgehend von den Patientenbedürfnissen, ihre berufliche Entscheidungsfähigkeit, ihre an Standards orientierten Pflegeleistungen, sowie deren Wirkungen, kurz, ihre berufliche Kompetenz, belegen. Zu Beginn unserer Unterredung tendierten ihre Gegenargumente eher ins Negative. Letztendlich meinte Lucy: „Ich will es versuchen." Jose sagte: „Ich tu es für dich." Betty hatte das Ende unserer Sitzungen mit Spannung erwartet und fragte: „Wie ist es gelaufen?" Nach den vormals gescheiterten Versuchen, die beiden von ihren bedeutsamen Aufgaben zu überzeugen, war sie über das Ergebnis erfreut und erleichtert. War es eine Frage der ungleichen Mentalität?

Wann immer mich die beiden in der Agentur trafen, haben sie mich freundlich begrüßt. Ich habe mich nach ihrer Arbeit erkundigt und ihnen, wo angebracht, positive Rückmeldungen über ihre Dokumentation gegeben. Sie wussten, dass ich ihre Akten besonders genau durchsehen würde. Es war ein zähes Vorwärtskommen mit gelegentlichen Rückfällen. Aber sie waren zumindest nicht mehr in ihre früheren Gewohnheiten einer grob mangelhaften Dokumentation zurück gefallen.

In der Agentur herrschte eine kollegial freundliche Atmosphäre unter den verschiedenen Fachspezialisten. Im Foyer gab es einen großen viereckigen Tisch, an dem man sich zu einer Tasse Kaffee traf. Betty war großzügig, wenn es darum ging im Krankheitsfall oder bei speziellen Anlässen einen extra freien Tag zu gewähren.

Als ich mich im Herbst 1985 wieder mal auf eine Heimreise nach Deutschland vorbereitete, schickte mir Gisela aus Würzburg ein Inserat, geschaltet vom Deutschen Krankenhausinstitut in Düsseldorf. Es wurde eine Krankenschwester zur Mitarbeit bei den vom Institut in Krankenhäusern durchgeführten Forschungsprojekten gesucht. Sie schrieb dazu: „Du wolltest doch nach Deutschland zurückkehren. Wäre dies nichts für dich?" Ich bewarb mich halbherzig in dem Gedanken, dass ich aufgrund meiner langjährigen Abwesenheit von Deutschland wohl keine Chance haben würde. Ich bekam die Stelle.

Neben dieser in Aussicht gestellten für mich neuen, interessanten Tätigkeit gab es einen enorm positiven Aspekt, nämlich den, dass ich erst im Sommer 1986, also fast ein Jahr später die Stelle antreten musste. Dadurch blieb mir viel Zeit meine Kernaufgabe bei dieser grundlegenden Veränderung meiner Lebensweise erledigen zu können, nämlich mein Haus möglichst gewinnbringend zu verkaufen.

10.3

Abschied von den USA

Nachdem ich mein Haus günstig verkauft, mein Auto an eine Kollegin abgegeben hatte, kam die Umzugsfirma, packte meinen Hausrat und bestimmte Kleinmöbel in Kartons und Kisten und schickte das Ganze per Schiff über den Atlantik. Die großen Möbelstücke gab ich als Schenkung an die Kirchengemeinde, für die meine Freundin Anne tätig war, die sie dem dort regelmäßig stattfindenden Bazar zuleitete.

Während meiner letzten Tage in Miami ließ ich die zirka zwanzig Jahre meiner beruflichen Tätigkeit in den USA gedanklich Revue passieren: Ich war in all den Jahren beruflich sehr gefordert und auch enorm gefördert worden. Meine Eigeninitiative zur beruflichen Weiterbildung oder zum privaten Studium wurde teilweise vom Arbeitgeber finanziell unterstützt und durch Beförderung anerkannt. Um die von mir eingenommenen diversen, gut dotierten Management-Positionen habe ich mich nie beworben. Sie wurden mir von Vorgesetzten angeboten.

Aufgrund meiner dort erworbenen umfassenden persönlichen und beruflichen Bildung sowie der vielen Jahre professioneller Arbeits- und Verhaltensweise sind die USA zu meiner beruflichen Heimat geworden. Im Arbeitskreis meiner Kolleginnen und Kollegen, gleich welche Position ich inne hatte, fühlte ich mich stets sehr wohl. Die Zusammenarbeit mit ihnen war durchweg angenehm und erfolgreich. Dabei spielte ihre positive „can do“ Mentalität eine wichtige Rolle. Das heißt, die generelle Einstellung der Kolleginnen und Kollegen war: Es gibt keine Probleme, lediglich Herausforderungen. Die jeweilige Herausforderung wird angenommen. Es ist überhaupt keine Frage *ob* die Herausforderung gemeistert wird, sondern nur *wie* sie bewältigt wird. Diese Einstellung gegenüber beruflichen Schwierigkeiten ist mir in all den Jahren zur zweiten Natur geworden. Ich habe deshalb wenig Verständnis für den in Deutschland wohl mentalitätsbedingten weit verbreiteten chronischen Negativismus, der in allem von vorn herein ein schier unüberwindliches Problem sieht.

Nachdem ich viele Jahre in verschiedenen Spezialbereichen am Krankenbett und später im Pflegemanagement tätig gewesen war, haben mir meine nebenberuflich privat durchgeführten akademischen Studien eine ganz neue und andere Welt des Wissens erschlossen. Sie haben mich sozusagen dem beruflichen Alltag entführt und auf eine andere Ebene des Denkens gebracht. Dabei haben mich besonders meine philosophischen Studien menschlich enorm bereichert und zu meiner Persönlichkeitsentwicklung entscheidend beigetragen.

Im privaten wie im beruflichen Umgang habe ich die Amerikaner als entgegenkommend und unkompliziert erlebt. Sie schließen schnell Kontakte und behandeln Fremde wie ihresgleichen. Im Gegensatz zu meinen Erlebnissen in England sind hier Standesdünkel unbekannt. Das Verhalten Mitmenschen gegenüber ist geprägt von dem Motto: „Leben und leben lassen". Sie sind auch auf untersten gesellschaftlichen Ebenen stets höflich. Sie sind hilfsbereit und interessieren sich für das Schicksal von Fremden, die sie mit Herzlichkeit in ihre Behausungen einladen. Viele Amerikaner sind in der zweiten oder dritten Generation Einwanderer und haben nicht vergessen, wie sie durch harten Einsatz das erarbeiten mussten, was sie heute besitzen.

Die Amerikaner kennen keine Obrigkeitshörigkeit. Das zeigt sich beispielsweise im Umgang mit Personen des öffentlichen Dienstes. Sie sind höflich, nehmen aber deren manchmal zweifelhaft erscheinende Aussagen nicht als absolut hin, sondern hinterfragen diese. Überhaupt haben sie die Einstellung diesen Personen gegenüber: Ich bezahle deine Stelle mit meinen Steuern und erwarte deshalb entsprechenden Service. Ähnlich ist ihre Einstellung Ärzten gegenüber. Sie erstarren nicht in Ehrfurcht vor einem weißen Kittel, sondern sehen diesen Beruf wie jeden anderen. Und so wie sie die Ansicht eines Handwerkers hinterfragen würden, haben sie keine Hemmungen die Meinung eines zweiten medizinischen Fachspezialisten einzuholen.

Als äußerst angenehm habe ich es empfunden, dass es in der Bevölkerung allgemein so gut wie keinen Neid gibt. Ob es um den Erwerb eines Hauses, den Kauf eines neuen Autos oder eine Gehaltserhöhung im Beruf geht, stets wird dem Nachbarn oder dem Kollegen mit einem wohlwollenden Lächeln der Daumen nach oben gezeigt. Das will heißen: Du hast es dir erarbeitet, du hast es dir verdient, „more power to you"!

Aufgrund der neuen beruflichen Herausforderung sowie der positiven Umstände im Hinblick auf meine bevorstehende Stelle in Deutschland habe ich meinen Weggang aus den USA selbst beschlossen. Das heißt, die Entscheidung ist mir durch nichts und niemand aufgedrängt worden. Deshalb denke ich mit freudvollen Erinnerungen an diese Zeit zurück und bin bis heute dort eine regelmäßige Besucherin.

11.

Das Deutsche Krankenhaus-institut, Düsseldorf

Als ich im Juni 1986 meinen Dienst beim Deutschen Krankenhausinstitut in Düsseldorf antrat, eröffnete mir der Leiter des Instituts, Dr. Siegfried E., dass sich meine Stelle geändert hätte. Ich sollte nicht, wie ursprünglich geplant, als Krankenschwester in Forschungsprojekte an Krankenhäusern eingebunden sein, sondern die Leitung der Datenbank HECLINET = Health Care Information Network übernehmen. Heclinet war eine Literaturdatenbank in deutscher und englischer Sprache auf dem Gebiet des Krankenhaus- und Gesundheitswesens, ohne klinische Aspekte. Die Abteilung bestand aus drei Personen: Einer Leitung und zwei ausgebildeten Dokumentarinnen.

11.1

Tätigkeit im Institut

Die Tätigkeit beinhaltete in Zusammenarbeit mit einer Zweigstelle in Berlin die monatliche Auswertung der relevanten Inhalte von mehr als vierhundert Fachzeitschriften für das Krankenhaus- und Gesundheitswesen, inklusive Bücher und Schriftenreihen, sowie die Erfassung der Inhalte anhand von festgelegten Schlagworten und deren Speicherung in einem elektronischen System. Personen im Krankenhaus- und Gesundheitswesen, wissenschaftliche Institute, Gesundheitsbehörden auf der Suche nach Fachliteratur konnten diese von unserer Abteilung anfordern. Wir holten die entsprechenden Titel aus dem Computer System und schickten sie ihnen in Papierkopie zu.

Diese Tätigkeit war nicht nur eine grundlegende Änderung meines originär vereinbarten Aufgabengebietes, sondern es bedeutete auch, dass ich mich in die mir völlig fremde Materie von Grund auf einarbeiten musste. Die zwei Kolleginnen waren hilfsbereit, haben mich in das System eingeführt und unterstützt.

Das deutsche Heclinet-System war in engem Verbund mit den europäischen Partnerländern Österreich, Schweiz, Dänemark, Schweden. Das erforderte von mir Reisen in diese Länder zum Zwecke des kollegialen Austausches über arbeitstechnische Vorgehensweisen und der Lösung anstehender Probleme.

Als ich in der Anfangszeit von deutschen Bekannten gefragt wurde, wie ich mich nach meinem langen USA-Aufenthalt in der alten Heimat wieder eingefunden hätte, musste ich passen. Mir blieb gar keine Zeit daran zu denken, ob es mir daheim wieder gefiel. Ich musste mich in ein mir völlig fremdes Fachgebiet einarbeiten, eine Wohnung suchen, und bei den damals restriktiven Ladenöffnungszeiten Möbel beschaffen, um meine Wohnung einzurichten. Das erforderte meine ganze Konzentration.

11.2

Kongress in Dublin

Im Juni 1988 nahm ich an dem von der International Medical Informatics Association in Zusammenarbeit mit der Irischen Pflegekammer veranstalteten „Internationalen Symposium über den Einsatz von Computern und Computerwissenschaften in der Krankenpflege“ in Dublin teil. Die von den internationalen Pflegereferenten und vor allem die von den US-amerikanischen Kolleg/innen vor über tausend Teilnehmern vorgetragenen Referate berichteten über die Nutzung dieser Technologie in der Krankenpflegelehre, der Pflegepraxis und der Pflegeforschung. Besonders beeindruckend waren für mich Praxis bezogene Erfahrungsberichte über die Vernetzung einzelner Computer auf den Pflegestationen mit diversen Serviceabteilungen zu einem integrierten Gesamtsystem eines Krankenhauses. Der pflegepraktische Einsatz dieser Technologie hörte sich für mich damals wie sehr ferne Zukunftsmusik an. Doch wie vieles andere kam auch diese technische Neuerung mit der üblichen Verzögerung von fünfzehn bis zwanzig Jahren von den USA nach Deutschland. In neuerer Zeit scheint die Verzögerungsphase immer kürzer zu werden.

Von der Stadt Dublin habe ich während dieser Tage nicht viel gesehen, wohl aber von der Bibliothek des Trinity College. Das College, gegründet von Königin Elisabeth I im Jahre 1592, beherbergt mit allein 5 Millionen Büchern (ohne Zeitschriften, Drucke etc.) die größte Bibliothek Irlands. Wände und Decken sind durchweg mit einer kunstvoll gearbeiteten Holzverkleidung verziert. Hohe Fenster zwischen den bis zur Decke reichenden Bücherregalen sorgen für Licht. In der Mitte des Hauptganges liegt auf einem Pult das berühmte „Book of Kells“, von dem täglich eine Seite umgeblättert wird (Stand 1988). Das Buch ist eine herrlich bebilderte Bibel, deren Ursprung in das 9. Jahrhundert datiert wird. Es wird gesagt, dass die außergewöhnlichen Farben der überaus reichhaltigen Bemalung von Schalentieren, Käferflügeln und gemahlenen Perlen stammen.

11.3

Kongress in Melbourne

Das drei Jahre später vom gleichen Veranstalter zum gleichen Thema anberaumte Symposium fand in Melbourne statt. Ein von mir eingereichtes Referat mit dem Titel: „Nurses gathering Information for Nurses“ = Krankenschwestern sammeln Information für Krankenschwestern“, wurde von der Jury des Veranstalters zur Präsentation bei einem Workshop akzeptiert. Demzufolge flog ich mit kurzen Aufenthalten in Singapur und Sidney nach Melbourne.

Die internationalen Referenten berichteten generell von der Weiterentwicklung der Computertechnik und verschiedentlich von deren erweitertem Einsatz in Form von Hand gehaltenen Kleincomputern in der Häuslichen Pflege. Von Kolleg/innen in Ländern, in denen die Pflegenden in ländlichen Gebieten enorme Entfernungen zur Behandlung von Patienten zurücklegen müssen, wurde diese Entwicklung als großer Vorteil gesehen. Dadurch konnten nämlich Patientendaten von der Pflegezentrale an Pflegende übermittelt, als auch Zustandsänderungen von Patienten an die Zentrale schnellstmöglich gemeldet werden.

Mein Referat, das vom Deutschen Krankenhausinstitut und unserer Computer gestützten Literaturbeschaffung für Anfrager handelte, wurde von den internationalen Zuhörern mit Interesse aufgenommen. In einer Frage- und Antwortperiode konnte ich bestimmte Punkte, wie beispielsweise die Finanzierung, explizieren.

Beim großen gemeinsamen Abendessen der Kongressteilnehmer wurde zur allgemeinen Belustigung ein lebendiges Schaf auf die Bühne gebracht und geschoren. Wir waren eben im Schafe züchtenden Australien. Meine amerikanische Tischnachbarin meinte dazu: „Wenn demnächst das Symposium in Texas abgehalten wird, was werden die dort tun, einen Stier brandmarken?“

Eine kurze Strecke vom Stadtgebiet Melbourne entfernt konnte ich ein interessantes Naturwunder beobachten. In einer Gruppe von Touristen saß ich an einem Abend am Strand und wartete. Kurz nach Sonnenuntergang erschienen aus dem Meer erst sechs kleine Pinguine, dann eine Gruppe von acht, und das ging so weiter bis sechs solcher Gruppen aus dem Wasser am Strand aufgetaucht waren und langsam zu ihren Höhlen an Land watschelten. Den Einheimischen zufolge gehen die Tiere bei Sonnenaufgang wieder ins Meer zurück. Das Schauspiel würde sich täglich in dieser Weise wiederholen.

11.4

Berufliche Ernüchterung

Bald nach meinem Dienstantritt am Deutschen Krankenhausinstitut lernte ich mehrere deutsche Kolleginnen kennen. Ich sprach mit ihnen über allgemein praktizierte Pflegemethoden und aktuelle Konzepte in der amerikanischen Pflege. Zudem verbrachte ich im Zusammenhang mit einer meiner Veröffentlichungen einige Tage auf einer Pflegestation in einer Großklinik in Köln, wo ich mich diesbezüglich umsah. Ich war aufgeregt und neugierig darauf zu erfahren, was sich in der langen Zeit meiner Abwesenheit in der deutschen Pflege verändert hatte. Die Aufregung wich sehr bald einer tiefen Enttäuschung, als ich feststellen musste, dass sich so gut wie nichts verändert hatte.

Zu dieser Zeit wurde ich von Kolleg/innen und Institutionen zu Vorträgen und Seminaren mit zukunftsorientierten Themen aus meinem Erfahrungsbereich in der amerikanischen Pflege eingeladen. Zudem habe ich über viele mir wichtig erscheinende, aber hierzulande unbekannte pflegerische Inhalte in Fachzeitschriften publiziert. Mit der für alles beruflich Neue aufgeschlossenen Kollegin Ursula habe ich ein Buch über Pflegeplanung und Pflegedokumentation in der Ambulanten Pflege geschrieben. Während unserer Zusammenarbeit meinte sie des Öfteren: „Ich sehe sie an der Universität lehren.“ Ich habe ihre Idee stets heftig abgewehrt. Denn ich konnte mir damals nicht im Traum vorstellen, dass in nicht allzu langer Zeit Ihre Idee Realität werden würde.

11.5

Eine bedenkliche Diagnose

Als bei einer Routine Mammografie der unfreundliche und einen rauen Umgangston an den Tag legende Röntgenologe mir erklärte: „Da ist ein Knoten in der linken Brust. Der muss raus", habe ich genau so typisch reagiert wie viele Patienten, nämlich: Was weiß schon dieser Grobian? Ob diese Diagnose stimmt? Ich will eine zweite Meinung. Ich ging daher privat zu einem anderen Röntgenologen. Dieser war freundlich, zeigte mir das Röntgenbild und meinte: „Ich sehe hier Kalzifikationen. Das sieht nach etwas Bösartigem aus." Diese Diagnose habe ich akzeptiert.

Daheim nahm ich mir mein aktuelles aus den USA mitgebrachtes Handbuch über verschiedene Krebserkrankungen vor und bin die entsprechenden Seiten durchgegangen. Dabei stellte ich fest, dass ich während meiner langjährigen Pflegetätigkeit unzählige Texte über Krebserkrankungen gelesen hatte, aber dabei keinerlei innere Unruhe verspürte. Ich las die Inhalte emotional distanziert als Teil meiner Arbeit oder zu Studienzwecken. Beim jetzigen Lesen schlich sich eine gewisse Unruhe ein. Ich spürte, was da steht, betrifft mich. Ich konnte bestimmte Sätze nicht logisch durchdenken. Ich musste sie zweimal lesen um den Sinn nachvollziehen zu können. Gleichzeitig hatte ich das bestimmte Gefühl, das ist eine rein körperliche Sache. Der Knoten wird operiert und es ist nichts Weiteres. So ging ich beladen mit Lese- und Übersetzungsmaterial ins Krankenhaus. Mein Körper konnte ja meinetwegen da drin sein, mein Geist war woanders. Bei der Großvisite des Chefarztes erklärte ich, dass ich, wenn immer möglich, für eine Brust erhaltende Operation plädiere und dass ich mich keiner Chemotherapie unterziehen würde. Zu meinem Glück waren die entsprechenden Lymphknoten nicht befallen und es konnte eine Brust erhaltende Operation durchgeführt werden. Auf einen Laborbefund wartend wurde ich über zwei Wochen in der Klinik festgehalten (Stand 1989). Während dieser Zeit habe ich mir die Langeweile hauptsächlich durch Übersetzen eines englischen Textes zur Veröffentlichung vertrieben.

Anschließend an den Krankenhausaufenthalt folgten fünf Wochen Bestrahlung. Als ich mich das erste Mal auf den Bestrahlungstisch legte, erinnerte ich mich intensiv an die von mir gepflegte Patientin auf der Onkologiestation in Miami, deren beide Brüste durch Bestrahlung stark verbrannt worden waren. Meine

Bestrahlungszeit war eine Minute. Ich zählte also langsam bis sechzig. Ich war nämlich absolut entschlossen bei nicht rechtzeitigem Erscheinen der Therapeutin vom Tisch zu springen und zur Tür zu laufen. Sie kam Punkt genau.

11.6

Eine herausfordernde Aufgabe

Meine Kollegin Doris regte an, ich sollte promovieren. Dieses Ansinnen habe ich zunächst zurückgewiesen, weil ich die Notwendigkeit des Unternehmens nicht einsehen konnte. Ich dachte: Ich in der Datenbank und promovieren? Ich fragte sie jedoch: „Und zu welchem Thema?“ Sie sagte: „Pflegekammer.“ Da war ich Feuer und Flamme! Demzufolge fing ich an nebenberuflich einschlägige Literatur zu sammeln, auszuwerten und zu kommentieren. In Prof. Dr. Dirk A. an der Universität Osnabrück fand ich einen sehr verständigen und einfühlsamen akademischen Begleiter meiner Arbeit. Die Sitzungen mit ihm waren eine Freude, indem er bestimmte Abschnitte belobigte, andere wohlwollend korrigierte. Deshalb war mein Schock groß, als Doris anrief und mir seinen plötzlichen Tod mitteilte. Es war für mich unfassbar. Ich fühlte mich verloren.

Nach kurzer Zeit entschied ich: Meine Arbeit musste weitergehen und so war ich dankbar, als eine seiner Kolleginnen meine Begleitung übernahm. Allerdings war ich nach unserer ersten Sitzung aufgrund der nicht stimmigen Chemie zwischen uns in einer stillen Ecke der Universität in Tränen aufgelöst. Diese Stimmung währte nicht allzu lange, denn ich sagte mir: Jetzt erst recht! Die Arbeit hat mir viel Freude gemacht. Als ich einen umfassenden Fragebogen an alle US-amerikanischen Pflegekammern (50), an die Pflegekammern der kanadischen Provinzen (8), an die der australischen Territorien (8), an Neuseeland, sowie die von England, Schottland und Irland schickte und gleichzeitig deren Satzungen einholte, konnte ich einen Rücklauf von dreiundsiebzig Prozent verbuchen. Einige Male waren dem Rücklauf handschriftliche Notizen beigefügt, die auf bestimmte Textstellen hinwiesen. Diese erfreulichen Gesten von Kolleg/innen haben mir gezeigt, wie Pflegende sich weltweit gegenseitig verbunden fühlen und fürsorglich helfen. Die Gesamtarbeit, eine vergleichende Studie über Pflegekammern in den angelsächsischen Ländern, sowie die Prüfung einer Übertragbarkeit derartiger Institutionen auf hiesige Verhältnisse, hat eine umfassende Informationsbasis für fundierte innerberufliche Diskussionen im Vorfeld der Gründung von Pflegekammern in Deutschland geliefert.

Während ich im Frühjahr 1992 nebenberuflich intensiv an meiner Dissertation arbeitete, wurde die Dokumentationsabteilung am Deutschen Krankenhausinstitut aufgelöst. Ich war darüber nicht traurig. Denn das bedeutete für mich, dass ich mich ganztägig mit meiner Dissertation beschäftigen konnte. Nachdem mir für den Herbst eine neue Stelle in Düsseldorf in Aussicht gestellt worden war, wollte ich die freien Monate maximal für die Arbeit nutzen.

Zum Zwecke des Bezugs von Arbeitslosenunterstützung wurde ich beim Arbeitsamt vorstellig. Nachdem ich die mir von der Sachbearbeiterin ausgehändigte Informationsschrift gelesen hatte, war ich erstaunt und fragte sie: „Heißt das, sie wollen mich in den Ruhestand schicken?" Sie meinte: „Ja, das heißt es. Sie sind mit achtundfünfzig Jahren nicht mehr vermittelbar." Das Staunen war an ihr, als ich ihr mitteilte, dass ich im Herbst eine neue Stelle antreten und keinesfalls in den Ruhestand gehen würde. Was wir beide zu diesem Zeitpunkt nicht wissen konnten war, dass die neue Stelle ganz anders geartet war, als die von mir zu der Zeit anvisierte, und dass ich in dieser Position sieben Jahre erfolgreich tätig sein würde.

Im Spätsommer 1992 rief mich meine liebe Kollegin Doris an und wies mich auf eine Ausschreibung von der Katholischen Fachhochschule in Mainz hin, wonach eine Professorin für die neu zu errichtenden Studiengänge Pflegemanagement und Pflegepädagogik gesucht wurde. Sie meinte, ich sollte mich bewerben. Ich war unsicher und erwiderte, dass ich mich überfordert fühlte, weil ich bisher nie fortlaufend gelehrt, sondern lediglich Vorträge und Seminare gehalten hätte. Schließlich ließ ich mich von ihr überzeugen, schickte meine Unterlagen ein und hatte ein Bewerbungsgespräch mit den Mitgliedern der Gründungskommission in Mainz, die aus Vertretern des Verwaltungsrates und mehreren Professoren der Fachhochschule bestand. Es dauerte knapp eine Woche, bis die Rektorin Hanneliese S. mich anrief und mir zu meiner Wahl für die Stelle gratulierte. Ich war völlig überrascht! Zum Glück war meine Dissertation zu achtzig Prozent fertig.

12.

Die Katholische Fachhochschule, Mainz

Im November 1992 wurden an der Katholischen Fachhochschule in Mainz die Studiengänge Pflegemanagement und Pflegepädagogik eingerichtet. Sie waren mit die ersten dieser Art in Deutschland. Das heißt, erstmals wurden praxiserfahrene Pflegepersonen zu einem hauptsächlich Pflege orientierten akademischen Studium an den Katholischen Fachhochschulen Mainz und Freiburg zugelassen. In kurzer Folge wurden ähnliche Studiengänge auch an anderen Fachhochschulen und wenigen Universitäten in Deutschland etabliert. Seither ist ihre Anzahl mit teilweise veränderten Studienangeboten auf weit mehr als vierzig angewachsen. Die in jüngster Zeit sich entwickelnden Bachelor- und Masterstudiengänge sowie die Möglichkeit einer pflegespezifischen Promotion werden aus meiner Sicht eine große Bereicherung des Berufsstandes sein.

12.1

Beginn der Studiengänge

Die ersten Studierenden kamen damals aus verschiedenen pflegerischen Fachbereichen und hatten zwischen drei und sechzehn Jahren Berufserfahrung, sowie eine beachtliche Lebenserfahrung, nicht zuletzt durch Ehe und Kinder.

Besonders die erste Gruppe Studierender war bewundernswert dahingehend, dass für sie kein festgelegtes Curriculum einsehbar war, ihre akademischen Titel nicht feststanden, ihre Arbeitsmarktchancen ungewiss und ihre Gehälter unbestimmt waren. Sie kamen zum Studium hoch motiviert und waren fest entschlossen ihre praktischen pflegerischen Fähigkeiten durch den Erwerb von Fachkompetenzen auf akademischer Basis anzuheben. Diese hoch motivierte Einstellung der Studienanfänger wie auch der nachfolgenden Jahrgänge zur Aufnahme von neuem, aktuellem und wissenschaftlich belegtem Wissen in der Pflege machte meine Lehrtätigkeit erfreulich, interessant und befriedigend. Bei meiner inhaltlichen Behandlung pflegerischer Themen standen stets unsere beidseitigen, während jahrelanger Pflegearbeit erlebten, pflegespezifischen Situationen unausgesprochen im Raum. Diese berufliche Grundlage bildete die Verstehens- und Vertrauensbasis, worauf untradierte Inhalte von den Studierenden bereitwillig angenommen und verarbeitet wurden. Im Laufe der Zeit haben sich die Studierenden nicht ausschließlich mit ihren Studien beschäftigt, sondern haben konstruktive Mitarbeit an der organisatorischen und inhaltlichen Fortentwicklung der Studiengänge geleistet.

12.2

Struktur der Studiengänge

Die Struktur der Studiengänge war ausgelegt auf ein achtsemestriges Gesamtstudium. Im Anschluss daran wurde die Diplomarbeit erstellt. Im viersemestrigen Grundstudium wurden zwei Kurzpraktika in einer den Studierenden nicht vertrauten Gesundheitseinrichtung abgeleistet. Am Ende des Grundstudiums wurde die Vorprüfung abgelegt. Im viersemestrigen Hauptstudium waren die Studentinnen und Studenten in unterschiedlichen Gesundheitseinrichtungen angestellt und kamen pro Semester zu einem vierwöchigen Blockunterricht an die Katholische Fachhochschule.

Für die Beschaffung ihrer Anstellung waren die Studierenden selbst verantwortlich. Eine Anstellung bedeutete, dass die Studentinnen und Studenten ein mit der Einrichtung frei ausgehandeltes Gehalt und bezahlten Urlaub bekamen. Die Sozialabgaben wurden vom Arbeitgeber getragen. Das war ein einzigartiges Novum der Pflegestudiengänge an der KFH in Mainz und bedurfte anfangs großer Überzeugungsarbeit seitens der Lehrenden um die Betriebsleiter hierfür zu gewinnen. Letztere haben jedoch schnell erkannt, dass sie den praxiserfahrenen und mittlerweile mit aktuellen pflegerischen und betriebswirtschaftlichen Theorien vertrauten Studentinnen und Studenten mit der Durchführung von speziellen Projekten beauftragen konnten. Projekte wurden von Studierenden konzipiert, Umsetzungsstrategien kreiert, die betreffenden Mitarbeiter instruiert, das Projekt implementiert und auf seinen Erfolg hin evaluiert. Es war deshalb nicht überraschend, dass nach kurzer Zeit mehr Stellenangebote aus den Gesundheitseinrichtungen an der Fachhochschule eingingen als Studentinnen und Studenten zur Verfügung standen.

Die am Ende des Hauptstudiums erfolgreich abgelegte Abschlussprüfung berechtigte zum Führen des Titels „Diplom Pflegewirtin" für Pflegemanagerinnen bzw. „Diplom Pflegewirt" für Pflegemanager und „Diplom Pflegepädagogin" bzw. „Diplom Pflegepädagoge" für Lehrerinnen und Lehrer in der Pflege.

12.3

Ziele des Studiums

Als Ziele des Studiums waren zwei Aspekte von grundlegender Bedeutung:

Erstens sollte ein patientenorientiertes, ganzheitliches Handeln ein gewichtiger Teil des Studiums sein.

Zweitens sollte eine möglichst enge Verknüpfung zwischen wissenschaftlichen Theorien und deren Umsetzung in der Praxis stattfinden.

Generell sollte das Studium zur selbständigen Anwendung fachbezogener wissenschaftlicher Erkenntnisse und Methoden befähigen.

Die Studierenden sollten Pflege in ihren anthropologisch-religiösen, gesellschaftlich-historischen und psychosozialen Zusammenhängen umfassend und vertieft erkennen und dieses Fachwissen in ihre pflegerischen Aktivitäten integrieren können.

Sie sollten auf der Basis wissenschaftlicher Forschung und des christlichen Menschenbildes ein an der Ganzheitlichkeit des Patienten orientiertes Pflegekonzept entwickeln und durchführen lernen.

Sie sollten tradierte Vorstellungen über Pflege, Bildung und Führung gegeneinander abwägen und ein eigenes berufliches Selbstverständnis entwickeln.

12.4

Inhalte des Studiums

Zur Erreichung dieser Ziele waren bestimmte Inhalte in einem breit gefächerten Studienangebot festgelegt. Studienfächer waren: Ethik, Anthropologie, Psychologie, Soziologie, Gerontologie, Recht, Kommunikations- und Wirtschaftswissenschaften, Fachdidaktik der Pflege. Die Studierenden wurden in die theoretischen Grundlagen der Pflege und eine theoriegeleitete Pflegepraxis eingeführt.

Sie wurden besonders angehalten zu kritischem Denken, um sie zu befähigen eigenständig Entscheidungen treffen zu können basierend auf validen Daten. Sie lernten ihre eigene Arbeit zu hinterfragen und zu beurteilen. Sie wurden ermuntert zu kreativem Denken, zur Erstellung zukunftsorientierter Konzepte, zur Beweisführung ihrer Leistungen unter Zuhilfenahme einschlägiger Statistiken. Im Bereich Führung und Management wurden ihnen entsprechende Kooperations- und Verhandlungstechniken vermittelt zur Erreichung optimaler Ergebnisse. Sie lernten professionelle Werte, individuelle Autonomie und Verantwortung, die Würde von Patienten und deren Rechte sowie ökonomische Einschränkungen in ihre pflegerischen Aufgaben zu integrieren. Ein völlig neues Gebiet waren für die Studierenden die diversen Forschungsmethoden, die Interpretation von Forschungsergebnissen sowie Umsetzungsmöglichkeiten in die Praxis.

Eine Reihe pflegerischer Lehrinhalte waren für die Studierenden absolutes Neuland. Die folgenden zwei Beispiele belegen, dass diese Themen nicht nur für die Pflegenden neu waren, sondern dass diese weder Betriebsleitungen noch führenden Personen im Gesundheitswesen bekannt waren.

Das erste Thema ist das Pflegeleitbild – eine schriftliche Erklärung ideeller Werte an denen sich der Pflegedienst bei allen seinen Tätigkeiten orientiert. Heute verlangen die diversen betriebsexternen Zertifizierungskommissionen bei ihren Inspektionen in Gesundheitseinrichtungen ein Betriebsleitbild. Der Erstellung eines Betriebsleitbildes hat in vielen Fällen ein Pflegeleitbild Modell gestanden und ersteres wurde vielfach von Studienabsolventinnen und -absolventen erarbeitet.

Beim zweiten Thema geht es um das dokumentierte Management von Qualität bei der medizinisch-pflegerischen Behandlung von Patienten. Während ihres Studiums befassten sich die Studierenden mit verschiedenen Methoden und Maßnahmen zur Sicherung von Behandlungsqualität. Nachdem ich mich in meiner langjährigen Krankenhaustätigkeit in den USA aktiv mit Qualitätssicherung beschäftigte hatte, war mir daran gelegen, den Studierenden nicht nur theoretische, sondern auch diesbezügliche praktische Erfahrungswerte zu vermitteln. Ende der 90er Jahre formierten sich in Deutschland Qualitätsprüfungsorgane größtenteils nach US-amerikanischem Muster, die bei ihren Visiten in Gesundheitseinrichtungen den Grad der Behandlungsqualität von Patienten ermitteln. Ihr diesbezügliches im Studium erworbenes Wissen konnten die Absolventinnen und Absolventen zur Vorbereitung auf diese Prüfungen effektiv einsetzen. Durch die Beschäftigung der Studierenden mit beiden Themen hatten sie einen erheblichen Wissensvorsprung vor ihren Vorgesetzten und Mitarbeitern und konnten zu gegebener Zeit wissenschaftlich fundiert agieren.

Für diese und viele andere pflegespezifischen Lehrinhalte konnte ich zu Studienbeginn auf keine curricularen Anknüpfungspunkte zurückgreifen. Diese Studien waren ein Novum in Deutschland und es gab deshalb keine Beratungs- oder Austauschmöglichkeit mit Kolleg/innen. Auch die Heranziehung einschlägiger für diese Studien geeignete Fachliteratur war nicht möglich, da es diese nicht gab. Zur Zeit der Einführung der Studiengänge war außer einem unbrauchbar aus dem Amerikanischen ins Deutsche übersetzten Pflegehandbuch kein einziges Buch in deutscher Sprache und nur wenige Fachartikel zu diesem Themenkreis vorhanden. So musste ich mir auf umständliche Weise zweckmäßige Literatur für meine Vorlesungen größtenteils aus den USA besorgen und diese übersetzen. Dabei konnte ich meine Phantasie diesbezüglich spielen lassen und die mir wichtig erscheinenden Studienthemen bestimmen, sowie deren zeitliche Platzierung in den einzelnen Studiensemestern festlegen.

Im Verlauf weniger Jahre wurden vielfach exzellente Haus, Seminar- und Diplomarbeiten von Studierenden produziert. Ich habe die Betreffenden zur Veröffentlichung ihrer Arbeiten ermutigt. Nach anfänglichen Selbstzweifeln der Einzelnen: „Wie, ich kann publizieren?“ ist ihr diesbezügliches Selbstvertrauen gewachsen und es entstand bald eine lange Liste des von ihnen und Studierenden anderer akademischen Einrichtungen in Büchern und Fachartikeln behandelten Themenspektrums. Generell ist seit Einführung der Pflegestudiengänge der deutsche Pflegefachbuchmarkt erfreulicherweise explodiert. Derzeit gibt es kaum ein pflegerisches Thema, wofür nicht Publikationen mehrerer Autorinnen und Autoren verfügbar sind.

Im Zuge der fortschreitenden Internationalisierung der Pflege, sowie der von mir des Öfteren aus meiner pflegerischen Erfahrung vorgestellten Beispiele der auf Pflegetheorien basierender amerikanischen Pflegearbeit war es mir ein Anliegen, Studierende für ein Praktikum in die USA zu bringen. Sie sollten durch eigene Beobachtungen dort lernen und dadurch beruflich und nicht zuletzt auch persönlich wachsen können. Im Vorfeld wurden sie, sowie Studierende mit Ziel in andere angelsächsische Länder, von mir in englischer Fachterminologie instruiert. Die in die USA Reisenden habe ich mit der allgemeinen Lebensweise der dortigen Bevölkerung vertraut gemacht. Sie bekamen einen Überblick über die Strukturen amerikanischer Krankenhäuser, sowie die des Pflegedienstes und der Patientenstationen. Sie befassten sich mit dem Aufbau der unterschiedlichen pflegeberuflichen Bildungswege. Ich verdeutlichte ihnen auch die Hintergründe des von unserem abweichenden anders gearteten professionellen Selbstverständnisses der amerikanischen Kolleginnen und Kollegen.

Bald bekam ich aus den USA Ansichtskarten mit Texten wie: „Ich denke täglich an Sie", oder „Es stimmt alles, was Sie uns vermittelt haben". Diese Aussagen waren für mich die Bestätigung, dass diese Einsätze für die Einzelnen wichtig und lohnend waren.

Neben den USA-Reisenden absolvierten zahlreiche Studierende ein Kurzpraktikum in europäischen Ländern aber auch in Übersee, beispielsweise in Australien, Brasilien, Kolumbien. Generell haben die Studierenden nach absolvierten Auslandspraktika in Umfragen die hohe Bedeutung speziell der persönlichen und beruflichen Horizonterweiterung bestätigt.

12.5
Ergebnisse des Studiums

Sieben Jahre nach Einrichtung der Studiengänge war es für mich wichtig zu erfahren welche Erfolge das Studium aufzuweisen hatte. Zu diesem Zweck befragte ich einhundertsechsundsiebzig Studierende und Absolventinnen und Absolventen inwieweit die anvisierten Studienziele ihrer Einschätzung nach erreicht worden waren.

Die Frage nach der gewonnen größeren beruflichen Selbständigkeit wurde mit vierundneunzig Prozent überdurchschnittlich positiv beantwortet.

Die Fähigkeit pflegewissenschaftliche Forschungsergebnisse in die Praxis umsetzen zu können wurde mit einundsiebzig Prozent positiv angegeben.

Zur kritischen Hinterfragung tradierter Vorstellungen über Krankenpflege sahen sich zweiundneunzig Prozent in der Lage.

Neunundachtzig Prozent fühlten sich befähigt Pflegewissenschaft mit anderen Wissenschaften (beispielsweise Anthropologie, Psychologie) in Bezug zu bringen.

Erkenntnisse aus anderen Wissensgebieten in ihre pflegerischen Aufgabenbereiche situativ zu integrieren hielten sechsundachtzig Prozent für möglich.

Auf die Frage nach den gewonnenen Fähigkeiten den Pflegeberuf neu zu bewerten und dem Pflegeberuf eine höhere Wertschätzung anzuerkennen beantworteten achtundachtzig Prozent respektive achtundsiebzig Prozent positiv.

Im Hinblick darauf, dass wenige Studierende vor Studienbeginn in Leitungspositionen waren und demzufolge mit ökonomischen Rahmenbedingungen in den Institutionen nicht in direkte Berührung gekommen waren, erschienen ihnen derartige Inhalte ungewohnt und zumindest emotional „mit Pflege schwer vereinbar“. Dennoch wurde die erworbene Fähigkeit sich mit ökonomischen Rahmenbedingungen von Gesundheitseinrichtungen auseinandersetzen zu können von sechsundsiebzig Prozent positiv beantwortet.

Die Umsetzung der Maxime der Pflegestudiengänge an der KFH „der Pflegebedürftige ist Mittelpunkt aller pflegerischen Aktivitäten trotz finanzieller Einschränkungen“ erschien sechsundfünfzig Prozent durchführbar.

Zusammenfassend konnte ich den überdurchschnittlich positiven Angaben zufolge feststellen, dass die bei Schaffung der Studiengänge festgelegten Studienziele zu meiner großen Freude weitgehend erfüllt worden waren. Im Hinblick darauf, dass diese Ziele gleichzusetzen sind mit Ergebniskriterien, war ein beachtliches Maß an Ergebniserfolg zu verzeichnen.

Für die Absolventinnen und Absolventen bedeutete dies: Sie verließen das Studium bereichert durch eine Vielzahl pflegerischer wie auch interdisziplinärer Kompetenzen. Der Erwerb dieser wissenschaftlich fundierten Kompetenzen manifestierte sich bei ihnen durch ein gesundes berufliches Selbstbewusstsein. Sie haben gelernt tradiertes Wissen kritisch zu hinterfragen und aus ihren diesbezüglichen Analysen das Begehen neuer, effektiver Wege einzuleiten. Sie haben durch ihre Auseinandersetzung mit diversen anderen Wissenschaften eine beachtliche Anhebung ihres Bildungsniveaus erreicht, das lebenslange Auswirkungen auf ihr persönliches und berufliches Tun haben wird. Sie haben sich die Fähigkeit erworben eigenständig bestimmte Wissenselemente situativ zu kombinieren und effektiv einzusetzen. Diese Fähigkeit ermöglicht es ihnen in bestimmten Situationen agieren zu können und nicht reagieren zu müssen. Sie kennen einerseits die finanziellen Einschränkungen der Institutionen, wissen aber andererseits um die Notwendigkeit einer menschenwürdigen Pflege und trauen es sich größtenteils zu, die dabei auftretenden Widersprüche zu überwinden.

Ausgestattet mit den angegebenen Kompetenzen hatten die Absolventen sehr gute Chancen auf dem Arbeitsmarkt. Vierundvierzig Prozent der Studienabgänger und -abgängerinnen wurden direkt nach Studienabschluss in eine Festanstellung übernommen. Diese hohe Übernahmequote hatte wahrscheinlich damit zu tun, dass die betreffenden Absolventinnen und Absolventen während ihres vorausgegangenen zweijährigen Praktikums in der anstellenden Institution durch ihre Leistungen den Arbeitgeber von der Qualität und Effektivität ihrer Arbeit überzeugen konnten. Demnach war eine Übernahme von Absolventinnen und Absolventen in eine Festeinstellung im Vergleich zu einer Neueinstellung für den Betrieb ohne Risiko.

Einer Übernahme und speziell einer freien Bewerbung war ein Einstellungsgespräch vorgeschaltet. Dabei ging es darum, dass die einzelnen sich nicht wie früher einem routinemäßigen Einstellungsinterview für Pflegepersonen zu unterziehen hatten, sondern sie mussten sich, für sie ungewohnt, regelrecht vermarkten. Um einen größtmöglichen Erfolg bei einem Einstellungsgespräch zu erzielen, habe ich mit den Studierenden einen simulierten Ablauf einer solchen Maßnahme durchgeführt. Dabei wurde unter anderem besonderes Augenmerk auf eine entsprechende geschäftsmäßige Kleidung (Anzug, Kostüm, Hosenanzug) sowie der Einhaltung allgemein gebräuchlicher Höflichkeitsformen gelegt.

Außerdem lernten die angehenden Bewerber dem Interviewer gegenüber ihre neu erworbenen speziellen Fähigkeiten herauszustellen. Dabei ging es neben ihrer pflegerischen Berufserfahrung hauptsächlich darum glaubhaft aufzuzeigen, dass sie wissenschaftlich fundierte Konzepte erstellen konnten. Zudem war es wichtig zu verdeutlichen, dass sie Projekte konzipieren, planen, die Mitarbeiter entsprechend informieren und mit einbeziehen, die Projektinhalte umsetzen und deren Ergebnis beurteilen konnten. Erst nach der Präsentation ihrer Kompetenzen und darauf basierend sollten die Bewerber ihre Gehaltsansprüche darlegen und aushandeln.

Was die dreiunddreißig Prozent der Nichtübernahmen betraf, war zu bedenken, dass die Auflösung des Arbeitsverhältnisses sowohl vom Arbeitgeber als auch seitens der Absolventinnen und Absolventen hätte getroffen werden können. Möglicherweise hatten sich andere reizvollere Aufgaben für letztere ergeben. Ähnliches konnte für die zweiundzwanzig Prozent „weiß noch nicht“ vermutet werden.

Seit Studienabschluss des ersten Studiengangs 1997 haben sich den Absolventinnen und Absolventen neben den tradierten Arbeitsplätzen zahlreiche neue Tätigkeitsfelder aufgetan. Sie sind in Forschungsinstituten und Bildungseinrichtungen, als Public Health Spezialisten, Gesundheitsberater, Qualitätskontrolleure, DRG-Koordinatoren (DRG = Diagnosebezogene Fallgruppen) und vielen anderen gesundheitsrelevanten Positionen tätig. Diese Entwicklung weist darauf hin, dass die akademische Bildung das frühere Sackgassenmodell des Pflegeberufes eliminiert und den Weg frei gemacht hat für vormals undenkbare, herausfordernde und interessante pflegerelevante Arbeitsbereiche.

12.6

Persönliche Aktivitäten

Zurück zu meinen persönlichen Anfängen an der KFH in Mainz. Im Oktober 1992 fuhr ich mit zwei Koffern von Düsseldorf nach Mainz, kurz vor dem zeitlich ungewöhnlichen Semesterbeginn im November. In diesem ersten Semester war naturgemäß nur eine Gruppe von Studierenden an der Fachhochschule. Entsprechend war die Anzahl meiner Vorlesungsstunden begrenzt.

Ich fand eine hübsche kleine Wohnung in Untermiete bei einer freundlichen Schauspielerin, die häufig auf Tournee unterwegs war. So hatte ich absolute Ruhe und konnte an den Wochenenden meine Dissertation zu Ende bringen. Nach Abgabe meiner schriftlichen Arbeit legte ich im Oktober 1993 an der Universität Osnabrück mein mündliches Examen ab. Vor ihrer Benotung gratulierten mir die drei Prüfer zu meinem „runden Geburtstag" (sechzig).

Ich habe mich über diese Aufmerksamkeit gefreut. Gleichzeitig dachte ich mir, wäre ich nicht im allgemeinen Notstand der Nachkriegszeit aufgewachsen, hätte ich sicher wie viele heutige junge Menschen im Alter von dreißig Jahren oder früher promoviert. Aber wahrscheinlich habe ich in meinem jetzigen Alter eine mehr von Lebenserfahrung geprägte Arbeit erstellen können, als mir das in jungen Jahren gelungen wäre. Jedenfalls war ich froh über die daraus gewonnenen brauchbaren Ergebnisse, die in Berufskreisen mit Interesse aufgenommen wurden.

Im Sommersemester 1993 wurde ich zur Dekanin des Fachbereichs Pflege gewählt. In dieser Position konnte ich in Zusammenarbeit mit weiteren drei Kolleginnen und Kollegen strukturelle und organisatorische Weichen für den Fachbereich Pflege, bestehend aus den Studiengängen Pflegemanagement und Pflegepädagogik, stellen. Nachhaltige Unterstützung kam dabei von der an den neuen Studiengängen sehr interessierten Rektorin, Hanneliese S., auf deren unkonventionelle Entscheidungen und kreativ problemlösende Ideen stets Verlass war.

Zu meinen administrativen Aufgaben als Dekanin gehörten zahlreiche hochschulinterne wie externe Tätigkeiten. Hochschulinterne Gremienarbeiten waren beispielsweise der Vorsitz im Prüfungsausschuss, Teilnahme an Fachbereichskonferenzen, Mitgliedschaft im Senat mit terminlich festgelegten wie auch ad hoc Sitzungen, Mitglied in der Arbeitsgruppe während einer annähernd zweijährigen Revision der Studien- und Prüfungsordnungen.

Hochschulexterne Aktivitäten waren beispielsweise meine Mitgliedschaft im Lenkungsausschuss von EUROQUAN, einem europäischen sowie deutschen Netzwerk zur Qualitätsentwicklung in der Pflege, in der Sektion Hochschullehre Pflegewissenschaft und der nationalen Dekanekonferenz. Außerdem war ich Mitglied der Ethik-Kommission der Caritas Trägerschaft Trier und in der Jury der von der Robert Bosch Stiftung durchgeführten Vergabe von Förderpreisen für Kranken-, Kinderkranken- und Altenpflegeschulen.

Bei jeder sich bietenden Gelegenheit habe ich Öffentlichkeitsarbeit betrieben, um sowohl die Berufsangehörigen als auch potentielle Arbeitgeber mit den Zielen und Chancen einer akademischen Ausbildung in der Pflege bekannt zu machen.

Nachdem Studierende im fünften Semester begonnen hatten ein zweijähriges Praktikum in Gesundheitseinrichtungen abzuleisten, habe ich jährliche Treffen mit Arbeitgebern veranstaltet um ihre Begutachtung studentischer Leistungen einzuholen. Selbstverständlich habe ich mich gefreut über deren üblicherweise hoch positiven Bewertungen.

Nebenbei habe ich auf Anforderung von Verlagen oder aus Eigeninitiative zahlreiche Artikel zu aktuellen oder zukunftsweisenden Themen veröffentlicht. Zudem war ich Mitherausgeberin und Mitautorin eines umfangreichen vom Thieme Verlag, Stuttgart, verlegten Pflegehandbuchs. Dabei war es für mich besonders reizvoll, dass ich mehrere Absolventinnen und Absolventen der KFH als Autorinnen und Autoren in dieses Werk mit einbinden konnte.

Nachdem mehrere Studierende und Absolventinnen und Absolventen eigene Veröffentlichungen durchführten, wurde ich von ihnen um die Niederschrift eines Vorworts für ihre Werke gebeten. Dieser Bitte kam ich, wenn auch oft im Zeitdruck, gerne nach. Häufig wurde ich zu Referaten, Festvorträgen und positionsbezogenen Feierlichkeiten eingeladen.

Das bedeutete, dass ich die Texte für meine schriftstellerische wie auch meine Vortragstätigkeit an Wochenenden neben der Lehrvorbereitung, den Korrekturen von Seminar- und Prüfungsarbeiten und fachspezifischen Übersetzungen erstellen musste, und dass damit nicht selten unterschiedlich lange Reisen im In- oder Ausland verbunden waren. Folglich waren freie Wochenende und Freizeit generell dünn gesät. Aber darin hatte ich schon früher während meines mehrjährigen nebenberuflichen Studiums reichlich Erfahrung gesammelt.

12.7

Rückblick

Rückblickend waren meine sieben Jahre an der KFH für mich eine aufregende und stimulierende Zeit, und zwar dahingehend, dass ich in meiner Position alle meine studiumsfördernden Ideen – auch unkonventionelle – einbringen und realisieren konnte. Nachdem ich die Gesetzlichkeiten einer Hochschule nicht kannte und mich erst im Laufe der Zeit mit diesen anfreundete, konnte besonders in der Aufbauzeit vieles ad hoc implementiert und später auf die entsprechenden institutionellen Vorschriften ein Blick geworfen werden.

Während meiner Lehrtätigkeit ist mir der Unterschied zwischen Management und Lehre klar geworden. Im Management kann bei sorgfältiger Planung, umfassender Information der Mitarbeiter, sowie entsprechender Betreuung von Maßnahmen/Projekten eine gewisse Kontrolle über deren Ablauf behalten werden.

In der Lehre ist trotz intensiver Vorbereitung und thematischer Planung der Ablauf der Lehrveranstaltung meist anders als antizipiert. Das heißt, durch die Interaktion mit Studierenden kommt es zu zeitlichen oder inhaltlichen Verschiebungen, die eine unmittelbare Umstellung oder Anpassung des Ablaufs an die aufgetretene Situation erfordern. Dabei kam mir meine in der Pflege jahrelang praktizierte mentale und arbeitstechnische Flexibilität zugute.

Die Jahre meiner Lehrtätigkeit an der Fachhochschule waren unter anderem deshalb für mich so aufregend, weil die Studierenden in den Lehrveranstaltungen motiviert mitgearbeitet und im Umfeld der Lehre einfallsreich mitgedacht haben. Von ihnen bekam ich immer wieder neue Gedanken und Anregungen. Gemeinsam diskutierten wir Ideen und brachten sie in konkrete Form. Auf diese Weise sind so manche interessante Seminare sowie erfolgreiche Fachtagungen zustande gekommen. Meist führte ich dabei lediglich Regie. Die Studierenden spielten das Programm ab. Durch diese Art der Zusammenarbeit fand gegenseitig eine kontinuierliche, intellektuelle Befruchtung statt.

Was die Entwicklung des Pflegeberufes in Deutschland generell betrifft, glaube ich anhand meiner Beobachtungen ohne Übertreibung mit Freude sagen zu können, dass der Beruf in den vergangenen zwanzig Jahren aufgrund der Implementierung akademischer Bildung einen Quantensprung der Entwicklung gemacht hat verglichen mit der diesbezüglichen Stagnation im davor liegenden halben Jahrhundert.

Zum Abschluss meiner aktiven Zeit an der KFH verfasste ich eine Chronik über die Implementierung und Entwicklung der Pflegestudiengänge von 1992–1999. Dabei war es mir ein Anliegen, dem Verwaltungsrat der Hochschule für seine damalige Weitsicht zu danken den Pflegeberufen die Chance einer akademischen Bildung gegeben zu haben, obwohl Erfolge daraus einigen Mitgliedern zum damaligen Zeitpunkt zweifelhaft erschienen. Durch den unter anderem in dieser Schrift dokumentierten Leistungsnachweis konnte ich aufzeigen, dass diese Entscheidung des obersten Gremiums der Fachhochschule richtig gewesen war, nachdem durch die hierfür eingesetzten finanziellen Mittel die festgelegten Studienziele erreicht wurden und somit sich eine befriedigende Kosten-Nutzen-Balance aufweisen ließ. Eine mit einhundertsechsundsiebzig Studierenden, Absolventen und Absolventinnen durchgeführte Studie belegt, dass die Studienteilnehmer ihr persönliches und berufliches Bildungsniveau anheben, und basierend darauf wissenschaftlich fundierte sowie theoriegeleitete qualitative Pflege für Patienten in diversen Pflegebereichen erbringen oder für deren Erbringung sorgen können. Und schließlich sollte diese Chronik die historischen Anfänge der akademischen Bildung der Pflegeberufe in Deutschland für kommende pflegeberufliche Generationen festhalten.

12.8

Jubiläum in London

Im letzten Jahr meiner Tätigkeit an der KFH feierte der ICN – International Council for Nurses – Weltbund der Krankenschwestern und Krankenpfleger – im Juni 1999 sein einhundertjähriges Bestehen in der Stadt seiner Gründung, in London. Der ICN ist der Dachverband aller Pflegeverbände weltweit. Derzeit sind Pflegeverbände aus zirka einhundertzwanzig Ländern Mitglied im ICN.

Meine Bewerbung für die Präsentation eines Posters bei diesem fünftägigen Kongress war von der entsprechenden Fachjury angenommen worden. So reiste ich am 26. Juni 1999 nach London. Als ich so in der U-Bahn vom Flughafen Heathrow in die Innenstadt nach London saß mit einem großen Koffer, einer Umhängetasche und einer einhundertzwanzig Zentimeter langen Plakatrolle kam ich mir reichlich albern vor. Nicht so am Tag der feierlichen Eröffnung des Kongresses, die in der Royal Albert Hall stattfand. Dieser riesige Rundbau war bei einer Teilnehmerzahl von zirka sechstausend Personen bis auf den letzten Platz gefüllt. Viele Teilnehmerinnen trugen ihre bunten traditionellen Nationaltrachten. Das Motto des Kongresses war: „Die Vergangenheit feiern, die Zukunft einfordern." Nach den einführenden Worten der Geschäftsführerin des ICN wurden Grußworte von Königin Elisabeth II und Prinz Charles an die Kongressteilnehmer verlesen. Darin zeigte sich symbolhaft die hohe Wertschätzung, welche die Krankenpflege in Großbritannien genießt, und die anlässlich dieses Jubiläums auf die internationale Pflegegemeinschaft von diesen gesellschaftlich hoch stehenden Personen übertragen wurde. Diese Wertschätzung geht zurück auf die bedeutenden Verdienste von Florence Nightingale, die nicht nur in der Krankenpflege Grundlegendes geschaffen, sondern sich auch durch ihre Arbeit in der britischen Armee, speziell durch diverse Hygienemaßnahmen sowie statistische Beweisführung über Krankheitsursachen und deren Vermeidung, große Anerkennung erworben hat. Offensichtlich konnte sich die britische Krankenpflege diese berufliche Anerkennung bis heute erhalten.

Die Präsidentin des ICN gab in ihrer Festrede einen Rückblick über die vergangenen einhundert Jahre und explizierte die Vision der internationalen Pflegegemeinschaft für die Zukunft. Kernpunkt dieser Vision war die berufliche Zusammenarbeit, geleitet von einer gemeinsamen Philosophie zum Wohle aller den Pflegenden anvertrauten Menschen.

An den fünf Kongresstagen wurde eine schier unüberschaubare Fülle von Referaten mit berufsspezifischen Themen präsentiert.

Zur Posterpräsentation wurde den Vorstellenden die Methodist Central Hall zugewiesen, wo auf Stellwänden die Poster montiert wurden. Das generelle Thema der Posterausstellungen war: „Education in Nursing – Bildung in der Pflege". Entsprechend hatte ich für meinen Poster den Leitsatz „The Academisation of Nursing in Germany – Die Akademisierung der Pflege in Deutschland" gewählt. Zur bildhaften Verdeutlichung des Themas listete ich auf meinem einhundertzwanzig mal achtzig Zentimeter großen Poster links die deutschen Studienorte mit akademischen Studienmöglichkeiten für Pflegende auf. Auf der rechten Seite zeigte ich die neu erschlossenen Arbeitsgebiete für Absolventinnen und Absolventen. Zentral zwischen den beiden Kolumnen stellte ich die zu erwerbenden Qualifikationen dar. Ich war größtenteils von Kolleg/innen aus Asien umgeben, die ihre Visionen von Pflegebildung durch Einsatz unterschiedlicher Techniken bildhaft zur Schau stellten. Große Ströme von interessierten Kolleg/innen aus aller Welt, darunter auch Deutsche, schlenderten an mir und meinen Nachbarschaustellerinnen vorbei. Viele blieben vor den Postern stehen und es ergaben sich interessante Gespräche über Pflegebildung und Pflegetätigkeit.

In den Pausen zwischen den internationalen Referaten herrschte eine kollegiale, auf einander zugehende Hochstimmung. Man lernte sich schnell kennen und war interessiert an beruflichen Arbeitsweisen, berufsrelevanten technischen Entwicklungen und modernen Ausbildungsmöglichkeiten.

Der Kongress wurde mit einem Gottesdienst in der ehrwürdigen und geschichtsträchtigen Westminster Abbey abgeschlossen. Die Tausende von Teilnehmern wurden von sogenannten Ushers (Platzanweisern) in Morning Dress (schwarzgrau gestreifte Hose mit Cutaway, Frack und Amtskette) in ihre Plätze eingewiesen. Der Lord Bürgermeister vom Stadtteil Westminster (mit Amtskette) und Gattin wurden vom Usher zu ihren Plätzen begleitet. Es folgte der in anglikanischen Kirchen übliche feierliche Einzug der beim Gottesdienst fungierenden Personen, wie Kreuzträger, Kerzenträger, Chormitglieder, Diakone, Priester und Bischöfe. Anhand eines vor uns liegenden Programms konnten wir die Zeremonie mitverfolgen und die von grandiosem Orgelklang begleiteten Hymnen auch mitsingen. Der Bischof von Stepney, ein Afrikaner, hielt eine emotional sehr anrührende Predigt, in der er die monatelange hingebungsvolle Arbeit von englischen Krankenschwestern und -pflegern an einer der englischen Sprache unkundigen Afrikanerin aus seiner näheren Heimat schilderte. In seiner gefühlvollen Darstellung symbolisierte er das Wesen der Krankenpflege und zollte gleichzeitig dem Berufsstand weltweit seine immense Wertschätzung.

Als wir die Westminster Abbey nach dem Gottesdienst verließen, läuteten alle Glocken dieser Kathedrale und bereiteten uns ein emotionales Farewell.

Zusammen mit deutschen Kolleginnen hatte ich anschließend das Privileg im vorderen Teil des Gotteshauses, wo sonst nur gesellschaftlich hoch stehende Personen hin kommen, und wo auch die Krönungszeremonie der englischen Könige stattfindet, das herrlich geschnitzte gotische Chorgestühl und den prächtigen Altar aus nächster Nähe sehen zu können.

Epilog

In der Rückschau auf mein Leben empfinde ich Freude und Dankbarkeit über die vielen Chancen, die sich mir für meine persönliche und berufliche Entwicklung boten, und die ich erfolgreich nutzen konnte. Die dabei gelegentlich aufgetretenen Schwierigkeiten sehe ich heute als Prüfsteine, durch deren jeweilige Bewältigung ich mir selbst beweisen wollte, dass ich sie bezwingen konnte. In der Folge bin ich erfahrungsreicher und dadurch besser gewappnet für die nächste Herausforderung daraus hervorgegangen.

Den Beruf der Krankenschwester würde ich wieder wählen. Der Beruf bietet zum einen zahllose Möglichkeiten bedürftigen und leidenden Menschen effektiv zu helfen und dadurch große persönliche Befriedigung zu erleben. Zum anderen birgt der Pflegeberuf eine solide materielle Lebensgrundlage und damit die persönliche Selbständigkeit, worauf sich sowohl berufliche als auch persönliche Wünsche erfüllen lassen. Auf der Basis meines lebenslang praktizierten Lernens habe ich beruflich unterschiedliche, facettenreiche und verantwortungsvolle Positionen eingenommen. Ich war an faszinierenden internationalen Schauplätzen tätig und habe dabei neben meiner beruflichen Erfahrung einheimische Kulturen und Lebensweisen kennen und schätzen gelernt. Auf meinen großen Reisen habe ich meine theoretischen Vorkenntnisse über die jeweiligen Länder durch Besichtigungen und Erlebnisse vor Ort praktisch vervollständigt. Dabei habe ich überall liebenswerte Menschen getroffen, die mich mit ihrer Lebensweisheit bereicherten.

Mit zunehmendem Alter habe ich festgestellt, dass Älterwerden entgegen manchen gegenteiligen Behauptungen nicht nur schlecht ist. Ich jedenfalls erlebe zunehmend positive Aspekte davon. Ich bin weniger impulsiv in meinem gedanklichen und verbalen Urteil Personen und Situationen gegenüber, und bilde mir erst nach Wissen von Fakten eine abschließende Meinung. Das erspart mentale Korrekturen und verhindert unnötige Frustration.

Die während meines ganzen Berufslebens auftretenden extrem intensiven und sehr belastenden Kopfschmerzen sind seit dem Klimakterium verschwunden. Welch eine Befreiung!

Im Gegensatz zu früher kann ich heute einen entspannten Umgang mit Männern pflegen. Früher musste ich, besonders auf meinen großen Solo-Reisen, ihnen gegenüber stets wachsam sein, um nicht durch ein zu verbindliches Verhalten bestimmte Begehrlichkeiten zu wecken. Heute kann ich fremde Männer gelassen anlächeln oder mich in Gespräche mit ihnen einlassen ohne gleich auf innere Warnsignale reagieren zu müssen. Die bestimmten Begehrlichkeiten bestehen vermutlich größtenteils nicht mehr.

Ich nutze weiterhin die Gelegenheit beruflich tätig zu sein. Dabei macht mir unter anderem besonders die Vermittlung von Pflegestudent/innen für berufliche Praktika in den USA besondere Freude.

Meine derzeitigen internationalen Reisen verbinde ich meist mit beruflichen Aktivitäten und treffe dabei auf interessante, kompetente Berufskolleg/innen, mit denen ich begonnen habe ein über Kontinente hinweg reichendes Netzwerk aufzubauen.

So werde ich weitermachen und beziehe den Ausspruch der Schauspielerin Lotti Huber auf mich, die im hohen Alter von sich sagte: „In dieser Zitrone ist noch viel Saft."